AU
AU

GESICHT ZEIGEN

Erkennen - Verstehen - Handeln

12 AUTOREN - EINE MISSION

GESICHT ZEIGEN

ERKENNEN - VERSTEHEN - HANDELN

proSport GmbH, Aiblinger Straße 6, D-83104 Maxlrain

www.thomaseglinski.de

Aus Gründen der besseren Lesbarkeit wird auf die gleichzeitige Verwendung der Sprachformen männlich, weiblich und divers (m/w/d) verzichtet.
Sämtliche Personenbezeichnungen gelten gleichermaßen für alle Geschlechter.

Druckabwicklung Auflagendruck & Verlagsauslieferung:
One World Distribution, Remscheid

Druck »Print-on-Demand«: Druckerei und Druckort siehe letzte Seite

Lektorat: Bianca Weirauch, www.lektorat-weirauch.de
Satz: Hartmut Paschke

Cover-Design & Fotos: Florian Lustig, www.purefilms.co

Consulting & Projektmanagement:
Hartmut Paschke, www.hartmutpaschke.com

ISBN Hardcover: 978-3-910964-03-7
ISBN eBook: 978-3-910964-04-4

Bibliografische Information der Deutschen Nationalbibliothek:
Die Deutsche Nationalbibliothek verzeichnet diese Publikation in der Deutschen Nationalbibliografie; detaillierte bibliografische Daten sind im Internet über http://dnb.d-nb.de abrufbar.

Die Druckausgaben werden kombiniert sowohl als Auflagendruck als auch im Print-on-Demand-Verfahren hergestellt.
Damit vermeiden wir unnötigen Papierverbrauch, Lieferstrecken und Lagerkosten.
Gleichzeitig sichern wir die Aktualität und dauerhafte Verfügbarkeit des Buches.

Lieferbar weltweit über Amazon, im D-A-CH-Raum und Norditalien auch über Zeitfracht Medien: www.zeitfracht-medien.de.

Die eBook-Version ist weltweit lieferbar über Amazon Kindle (Geräte & Apps), die tolino-Allianz und zahlreiche weitere Distributoren.

3. Juni 2024

*Wir widmen dieses Buch all jenen Menschen,
die fein, klar, mutig und bereit sind –
zu erkennen, zu verstehen und zu handeln!*

INHALT

PROLOG

Thomas Eglinski

Ich persönlich glaube nicht an Zufälle. Vielmehr habe ich die Erfahrung gemacht, dass uns zufällt, wofür wir fällig sind. Du hältst dieses Buch daher nicht ohne Grund in deinen Händen. Dieses Buch fällt dir gerade jetzt zu, weil du fällig bist für eine große Portion Mut und Tatkraft. Du hältst dieses Buch just in diesem Augenblick in Händen, weil du fällig bist für mehr Ur-Vertrauen in deine eigenen enormen Fähigkeiten. Die wunderbaren 11 Autoren, die du auf den nächsten Seiten kennen- und schätzen lernen wirst, treten gerade zu diesem Zeitpunkt in dein Leben, weil du fällig bist für mehr Glück, Erfüllung und Zuversicht. Und ich setze noch eins drauf: Dieses Buch ist speziell für dich geschrieben, weil du fällig bist für unsere gemeinsame Mission; für unsere Freiheit, für einen dauerhaften Frieden und für die Zukunft unserer Kinder einzutreten und Gesicht zu zeigen!

Und ja, ich bin mir durchaus bewusst, Gesicht zu zeigen und seine Meinung zu äußern, das ist in den vergangenen Jahren deutlich schwieriger geworden. Möglicherweise wird es angesichts einiger irrwitziger Gesetze in nächster Zeit noch schwerer, den Staat und seine Handlungen zu kritisieren. Denn das sogenannte Demokratieförderungsgesetz lässt Kritik sehr schnell als Delegitimierung des Staates einordnen. Doch mit dem Lesen dieses Buches und dem Wissen, das du erhältst, wirst du eines deutlich spüren: Auch in dir steckt die unbändige Stärke und die Fähigkeit, für das Wohl der Menschheitsfamilie einzutreten. Du wirst nach wenigen Kapiteln geradezu ein brennendes Verlangen empfinden, dich uns anzuschließen, um mit uns gemeinsam unsere Werte zu verteidigen. Und du wirst ebenso wie wir – die Autoren – feststellen: Diese Werte zu verteidigen ist keine Option, es ist vielmehr eine Selbstverständlichkeit und unser aller Pflicht. Und dieser mittlerweile überstrapazierte Spruch „Nie wieder ist jetzt" gehört auf den Müllhaufen der Geschichte.

Denn

„Nie wieder ist immer! Zu jeder Zeit!"

Und schließlich fällt dir dieses Buch auch zu, weil du fällig bist für mehr Ruhe und Gelassenheit. Trotz all der Herausforderungen, die auf dich warten, trotz all der irrsinnigen Nachrichten, die tagein, tagaus auf dich eindringen, und trotz aller Sorgen und Ängste, die du möglicherweise hin und wieder verspürst, versichere ich dir: Alles wird gut. Mit jedem Kapitel, das du lesen wirst, wird dein Wissen zunehmen und dadurch deine Zuversicht stärker werden. Mit jedem Autor, den du nun sehr bald in dein Herz schließen wirst, wird dir eines immer klarer werden: Wir sind viele! Verdammt viele! Und gemeinsam ist es möglich, die Dinge zu unseren Gunsten zu verändern.

Ein weiser Mann wurde einst von seinem Schüler gefragt: „Meister, kann ein einzelner Mensch die Welt verändern?" Der Meister lächelte und antwortete: „Wer denn sonst!"

Du hast sicherlich auch noch die furchtbaren Bilder vor Augen, als friedliche Menschen von brutal agierenden Polizisten geschlagen, zu Boden geworfen und malträtiert wurden. Und vielleicht hast du wie Tausende andere angesichts der Polizeiattacken gerade auch auf ältere Mitbürger vor Wut die Fäuste in den Taschen geballt und dich gefragt, wie so etwas nur möglich ist? Dies ist möglich gewesen, weil die Masse der Menschen weggesehen und kein Gesicht gezeigt hat. Statt Mut zu zeigen und sich gegen dieses unmenschliche Vorgehen zu wehren, das mittlerweile auch von Gerichten als rechtswidrig erklärt wurde, haben viele nur verschämt weggesehen. Doch das wird sich mit diesem Buch ändern.

Du kennst sicherlich auch jene Nachrichten, in denen die Regierenden Einschränkungen in deinem Leben als groben Unfug und krude Verschwörungstheorie abgetan haben, nur um zwei Tage später den ersten Lockdown in der Geschichte deines Landes zu verhängen. Dies ist möglich gewesen, weil sich das Gros der Menschen von der Politik und den Systemmedien in Angst und Panik versetzen ließ. Dass dies kein weiteres Mal mehr durchsetzbar sein wird, dafür sorgen die wertvollen Ausführungen der Autoren dieses Buches.

Dir klingen sicherlich auch noch die eindringlichen Worte der Politiker in den Ohren, dass die sogenannte Impfung vor Ansteckung, schwerem Verlauf und gar vor dem Tod schützen wird. Fakt ist jedoch – und das hat die Offenlegung der Pfizer-Verträge mit den Mitgliedsländern der EU zutage gefördert –, dass zum Zeitpunkt der Unterzeichnung dieser Verträge darin festgehalten war, dass über die Wirkungen und die Nebenwirkungen der Spritzen rein gar nichts bekannt ist. Mich machte das nahezu fassungslos, als ich das recherchierte. Einen Monat vor der Zulassung der mRNA-Spritzen unterzeichnen unsere Volksvertreter einen Vertrag mit einem solchen Passus und wollen ihr Volk in eine Spritze zwingen, von der niemand weiß, was sie tatsächlich bewirkt? Ich bezeichne das als einen Skandal, wie ich ihn noch nie in unserer Geschichte erlebt habe.

Heute, insbesondere nach Offenlegung der sogenannten RKI-Files (Sitzungsprotokolle des Robert Koch-Instituts) weißt du, dass wir beim Thema Impfung von Desinformationen geflutet wurden und noch werden. Viel schlimmer noch, wir wurden von den Politikern wider besseres Wissen schamlos belogen. Was sich viele Menschen nicht vorstellen konnten, ist heute bewiesen, Ministerpräsidenten haben ihren Bürgern Masken aufgezwungen, obwohl es dafür keine wissenschaftliche Evidenz gab. Ministerpräsidenten haben Schulen und Kindergärten geschlossen, obwohl sie wussten, dass die dadurch verursachten Schäden deutlich höher sein würden als ein eventueller Nutzen. Und noch heute stellt sich ein Gesundheitsminister hin und heißt nahezu alle Maßnahmen für richtig, weil man es ja nicht besser wissen konnte!

Das Gegenteil ist der Fall. Es gab jede Menge Menschen, die es besser wussten. Doch die ließ man nicht zu Wort kommen, man gab ihnen keine Plattform und kein Medium. Dies war möglich, weil sie, die unabhängigen, zuvor anerkannten und mit renommierten Preisen ausgezeichneten Experten, Mediziner und Wissenschaftler, die anderer Meinung waren und die vor dem Einsatz all dieser Maßnahmen und insbesondere vor der Gen-Therapie warnten, mundtot gemacht, massiv diskreditiert, diffamiert und zum Teil gar in Haft genommen wurden.

Und dies war auch möglich, weil die Medien – Zeitungen, Radio- und Fernsehsender – in den vergangenen Jahren von Parteien und „Nichtregierungsorganisationen" gekapert wurden. Statt kritischer Berichterstattung sehen und hören wir nur simple Regierungspropaganda. Obwohl mir ehemalige Radio- und Fernsehkollegen in privaten Gesprächen durch die Bank bestätigen, dass sie genauso denken wie ich und dass sie mich für mein öffentliches Engagement und meinen Mut bewundern, haben sie selbst nicht den Mumm, ihre Stimme zu erheben und Gesicht zu zeigen. Und wenn ich sie dann auf ihre Kinder anspreche und an ihr besonderes Verantwortungsbewusstsein appelliere, dann schauen sie nur verschämt auf den Boden, stammeln was von Verpflichtungen und Existenz und spüren dabei tief in ihrem Innern, dass sie im Grunde genommen feige sind – zu feige, um ihre Stimme zu erheben und Gesicht zu zeigen. Und obwohl mir ein ehemaliger Medienkollege erzählte, er könne gar nicht so viel essen, wie er beim Verlesen der Nachrichten speien müsste, war auch er nicht bereit, die richtigen Schlüsse und Entscheidungen zu ziehen.

Für die geschätzte Milena Preradovic haben diese Mainstreamer einfach nur Angst und die Hosen gestrichen voll. Für mich ist es mehr. Für mich haben diese Damen und Herren keinen Charakter. Sie haben keine Mentalität, zu der insbesondere Verantwortungsbewusstsein, Tatkraft, Respekt und Selbstvertrauen zählen. Exakt diese Eigenschaften lassen sie zur Gänze vermissen.

Stattdessen fällt die Meute der Journalisten über einen Papst her, der sich für Frieden in der Ukraine ausspricht. Und eine deutsche

Ministerin erdreistet sich in ihrer ideologischen Verblendung doch tatsächlich, den Papst daraufhin zu diffamieren.

Doch auch hier sehen wir einen Silberstreif am Horizont, haben doch erst vor Kurzem einige Mitarbeiter der Systemmedien in einem Manifest erklärt, dass auch sie mit der Entwicklung bei ihren Arbeitgebern nicht glücklich seien und eine Reform forderten. Eine Reform, die vor allem die freie Meinungsäußerung wieder möglich macht. Wenn es nicht so ernst wäre, müssten wir an dieser Stelle lachen. Medienschaffende wünschen sich, dass sie wieder ihre Meinung frei äußern dürfen.

Mein unerschütterlicher Optimismus lässt mich glauben, dass auch Journalisten, Reporter und Kommentatoren sowie Moderatoren beim Lesen dieses Buches spüren werden, wie der Drang, endlich aufzustehen, Gesicht zu zeigen und objektiv aufzuklären, zunehmend größer wird. Und ich bin überzeugt davon, der eine oder andere von ihnen wird sich uns anschließen und in Kürze ebenfalls sicht- und hörbar sein.

Immer die Wahrheit zu sagen, bringt einem nicht viele Freunde – aber definitiv die richtigen!

Dass auch ehemalige bekannte Journalisten der Systemmedien zur Aufklärung und zur Veränderung beitragen können, zeigt der einstige ARD- und ZDF-Frontmann Wolfgang Herles. In seinem Buch „Mehr Anarchie – die Herrschaften“ spricht er offen aus, was auch eine Botschaft dieses Buches ist. Herles ruft die Bürger zum Widerstand gegen einen Staat auf, der zunehmend reguliert und gängelt.

Doch Regulieren und Gängeln ist das eine – Vertuschen, Lügen und Betrügen das andere. Auch die sogenannten Habeck-Files zeigen auf, wie perfide das Vorgehen mancher Politiker ist. Obwohl nahezu alle Fakten für eine Laufzeitverlängerung der Kernkraftwerke und eine andere Energiepolitik sprachen, wurden diese Tatsachen exakt ins Gegenteil verdreht. Hohe Beamte vertuschten die Fakten und verdrehten sie so lange, bis Habeck seine Ideologie verkünden konnte. Ob dieser Betrug – nichts anderes ist es meiner Meinung nach – mit dem Wissen des Ministers oder ohne erfolgte, ist völlig unerheblich. Habeck ist für den immensen Schaden persönlich verantwortlich. Doch während Politiker früher aufgrund des öffentlichen Drucks schon zurücktreten mussten, wenn sie sich nur auf ein Essen einladen oder sich ein Bobby Car für die Enkelkinder schenken ließen, tragen die Systemmedien heute zur Vertuschung der mittlerweile unzähligen Skandale bei und decken einen Mantel des Schweigens darüber. Doch das ist typisch für unsere Zeit.

Geschwiegen wird auch, wenn es um mögliche Nebenwirkungen der mRNA-Spritzen geht. Du kennst sicherlich auch einige der furchtbaren Leidensgeschichten der mit den Pharmaprodukten behandelten Opfer, die von der Politik schändlich im Stich gelassen werden. Keiner von uns kommt an den täglichen Meldungen von plötzlichen und unerwarteten Sterbefällen vorbei. Selbst wenn jemand nicht so genau hinsieht, lassen sich die Schäden, die durch die unverhältnismäßigen Maßnahmen entstanden sind, nicht verheimlichen. Und die stetig ansteigende Übersterblichkeit ist ein weiteres Indiz für ein Vorgehen der Regierenden, das der großartige Arzt Dr. Gunter Frank als Verbrechen bezeichnet. Und dies war und ist möglich, weil sich kaum jemand vorstellen kann, dass Politiker so gewissen- und skrupellos zum Nachteil ihrer Bürger handeln können. Doch auch diese Zeiten sind in Kürze vorbei, weil wir von Tag zu Tag mehr werden. Und weil dieses Buch dazu beitragen wird, dass immer mehr Menschen Gesicht zeigen und ihren wichtigen Beitrag zur Aufklärung und Aufarbeitung leisten werden.

Eine Aufarbeitung ist insbesondere auch bei jenen Maßnahmen zwingend notwendig, die unseren Kindern in den vergangenen Jahren massiven Schaden zugefügt haben. Doch was schreibe ich, die Maßnahmen nehmen nicht nur kein Ende, sie werden stattdessen immer abstruser und irrsinniger. Denn wenn ein Schulleiter eine 16-jährige Schülerin mit der Polizei aus der Schule abführen lässt, weil diese in den sozialen Medien einen Post abgesetzt hat, der dem Direktor nicht gefallen hat, dann wissen wir, es gibt sehr viel zu tun. Seltsam ist es jedoch schon, dass bei Messerattacken in Schulen von unseren Politikern nichts zu hören und zu sehen ist. Doch wehe, eine 16-Jährige erklärt Deutschland nicht nur für ein Land, sondern für ihre Heimat. Dann rücken gleich drei Polizeibeamte an. Diesem Irrsinn ein Ende zu bereiten, dafür setzen wir uns ein.

Kinder sind unsere Zukunft!
Und so geht man mit seiner Zukunft nicht um!

Wir treten auch dafür an, unseren Kindern wieder bessere und vor allem sichere Schulen zu verschaffen. Und auch dafür findest du in diesem Buch großartige Lösungen. Diese werden ebenfalls dazu beitragen, dass du nach dem Lesen vor Optimismus regelrecht strotzen wirst. Und mit diesem Optimismus wirst du dein Umfeld anstecken, inspirieren und motivieren. Du wirst am Ende ebenso wichtig sein wie jeder einzelne Autor, der Gesicht zeigt.

Ich werde oft gefragt, woher ich meinen unerschütterlichen Optimismus beziehe. Ich erkläre das gerne mit meinem Glauben an die Menschheitsfamilie. Wohlwissend, dass es eine kleine Gruppierung von Menschen gibt, die uns nichts Gutes und ihre Macht stetig ausbauen wollen, glaube ich fest daran, dass wir am Ende die Oberhand behalten. Und dazu wird auch dieses Buch beitragen.

Auf den folgenden Seiten verschaffst du dir all das Wissen, das du benötigst, um ein wichtiger Teil unserer Aufklärungsbewegung zu sein. Und das Besondere ist, wir nehmen dich dabei an die Hand, sofern du das möchtest.

Auf der Webseite www.gesichtzeigen.info findest du viele weitere Informationen zum Buch, zu den Autoren und zu deren öffentlichen Auftritten. Darüber hinaus verkünden wir dort auch die Termine für unsere gemeinsamen Aktivitäten, wie zum Beispiel eine Lesung, ein Vortrag oder ein Kongress. Diese sind uns sehr wichtig. Wir wollen dich bei diesen Veranstaltungen persönlich kennenlernen. Wir wollen uns im Kreise von Gleichgesinnten austauschen und die weiteren Schritte auf dem Weg zu einem Leben in Freiheit, Frieden und Demokratie besprechen.

Dies alles vorausgeschickt, darf ich dir an dieser Stelle eine Frau ankündigen, die dich mit Sicherheit sogleich in ihren Bann ziehen wird. Und dabei spielt es keine Rolle, ob du Männlein oder Weiblein bist.

Einst war sie eine gefeierte Sängerin mit einer begnadeten Stimme. Sie hat Hunderttausenden von Menschen Gänsehautmomente bereitet, ehe Corona dieser Karriere ein jähes Ende bescherte. Doch wer meint, dass sie das in irgendeiner Weise in ihrer Fröhlichkeit und Lebenslust getroffen hätte, der hat sich getäuscht. Das Gegenteil ist der Fall: Corona hat ihre wahre Berufung offenbart, das wirst du sofort beim Lesen der ersten Zeilen feststellen. Ich wünsche dir viel Spaß mit dem Kapitel der wunderglaublichen Sara Bennett.

WO WIR SIND, IST OBEN!

Sara Bennett

Sämtliche Intellektuelle und sogenannte selbst oder/und neu ernannte Experten greifen sich wohl in diesem Moment verzweifelt an den Kopf und stellen sich die allumfassende Frage nach dem Warum und wie zum Himmel ihr Weltbild sich innerhalb der letzten zwei Minuten – vom Griff zu diesem Buch bis zum Erkennen meines Kopfes auf dem Hardcover – so massiv verändern konnte. Jetzt verewigt sich die Bennett auch noch in einem Buch. Brauchen wir das?

Nein, wir brauchen das wahrscheinlich tatsächlich nicht. Was brauchen wir denn schon? Wir fordern ja ohnehin nicht mehr viel ein. Wir sind ja schon froh, dass wir die Kleidung, die wir am Körper tragen, noch unser Eigen nennen dürfen und die letzten vier Jahre ohne aufgezwungene genetische Metamorphose halbwegs unbeschadet überstanden haben. Um in dieser Zeit aufrecht und standhaft unseren Weg zu gehen, brauchen wir eigentlich nichts weiter als die Luft in unseren Lungen, Synapsen, die funktionieren, und die richtige Frequenz, auf der wir schwingen, um diese im richtigen Moment richtig zu empfangen. Die Fähigkeit, die verwursteten Daten effektiv zu nutzen, und den Mut, die daraus resultierende Konsequenz auch richtig gefasst mit Fassung richtig nach außen zu transportieren. Das Ganze in der unumstößlichen Hoffnung, dass man uns trotzdem lieb hat. Und zwar richtig.

Nachdem ich nun also diese mir wichtige Überzeugung die letzten vier Jahre wie ein wohlbehütetes Geschenk durch die Welt getragen habe und mein Ruf in der Branche mittlerweile komplett ruiniert ist, bleibt mir also nichts anderes übrig, als mich letztendlich auch noch schriftlich zu verewigen. Ist das nicht wundervoll? So schnell geht das! Auf einmal ist man beziehungsweise in meinem Fall Weib Autorin! Das Leben ist ein (Mani-)Fest!

Ist der Ruf erst ruiniert, lebt es sich ganz ungeniert. Wobei ich nicht sagen kann, dass ich mich vorher in irgendeiner Art und Weise für irgendetwas geniert hätte.

Noch vor vier Jahren kannte mich kein Mensch. Manchmal denke ich, dass nicht mal ich selbst mich wirklich kannte. Damals war ich, abgesehen von einem unruhigen Ego mit Ambitionen und einem von Gott gegebenen Talent mit mannigfaltigen Möglichkeiten, eigentlich nur irgendeine Sängerin auf irgendeiner Bühne, die in irgendeinem viel zu engen, roten Kleid mit irgendwelchen zigtausend offenen Lebensfragen auf irgendeinem oberflächlichen Event für irgendwelche Leute, die mir selbige auch nicht wirklich beantworten konnten, ihre Seele zumindest im jeweiligen Zeitrahmen des jeweiligen abendlichen Ablaufs für Geld regelmäßig auf Urlaub geschickt hat.

Ich erinnere mich an Zeiten, in denen ich zum Jahreswechsel um Mitternacht auf der Bühne stand, alleine mit meinem Sektglas, tieftraurig über all das, was mich aktuell umgab und was mir innewohnte, alleine und verlassen, weit weg von zu Hause, von den Menschen, die ich liebte, aber dennoch strahlend nach außen, wasserfeste Mascara, damit es niemand bemerkte. Auf der Bühne sind niemals Tränen gekullert. Ein Indianer kennt keinen Schmerz. Eine Gala-Sängerin verkauft keine Tränen, eine Gala-Sängerin verkauft die Illusion. Diverse Tränen leben ihre Berechtigung dann erst viel später, wenn alles wieder abgebaut ist, Bühne, Kabel, Kleid und Make-up. Wenn man sich eigentlich selber nicht mehr erkennt, plötzlich ohne Clip-in-Extensions und falsche Wimpern im Snoopy-Schlafanzug vor dem Spiegel steht und sich die Frage stellt, was man hier eigentlich macht und ob sich das alles noch richtig anfühlt.

Bevor ich mich der eigentlichen Thematik dieses Kapitels nähern möchte, ist es mir an dieser Stelle wichtig zu bemerken, dass es einen ganz klaren Unterschied gibt zwischen einem Künstler und einem Künstler. Das ist für den Konsumenten wichtig zu wissen. Nicht überall, wo Künstler draufsteht, ist auch Künstler drin.

Ein Künstler ist ein Mensch, der seinen Seelenplan lebt, liebt und ihm intuitiv folgt, dem die eigene Kunst alles bedeutet, selbst wenn der Rest der Welt so gar nicht in Resonanz geht mit dem eigenen Geisteswerk. Es ist ihm egal. Ein Künstler würde sogar Geld mitbringen, nur um seine eigenen Werke präsentieren zu dürfen. Ein Künstler liebt, was er tut.

Und dann gibt es den Dienstleister. So jemand war ich.

Ein Dienstleister leistet Dienst. Er dient. Er ist ausgerichtet auf den Markt und die Marktschreier. Ein Dienstleister ist jemand, der vergessen hat, wie es sich anfühlt, ein Künstler zu sein. Der Ursprung ist zwar derselbe, das andersartige Kind, das seine Andersartigkeit lebt und liebt. Aber irgendwann auf dem Weg der Glückseligkeit hat selbiger sich auf wundersame Weise geteilt und der Dienstleister ist an Menschen geraten, die ihm geraten haben …

Und zwar zu diversen Dingen. Ähnlich wie bei Pinocchio, dem der Fuchs von dem Geldbäumchen erzählte, das aus der Erde wachsen würde, wenn man nur all sein wertvolles Hab und Gut dort hineinlegt.

Auf einmal ist dein Wertvollstes weg. Das Gold, das dir innewohnte, aus dem Herzen von Mutter Erde entnommen, der du entspringst. Und plötzlich hält es jemand anderes in der Hand. Die erste Zeit bemerkst du das nicht. Es dauert ein bisschen, denn der Erfolg verwöhnt dich. Es geht ein bisschen Zeit ins Land, bis du bemerkst, dass du am langen dicken Arm der Entertainment-Maschinerie zwar immer fetter wirst, aber dennoch emotional verhungerst. Es geht niemals um dich. Es geht immer nur um die Illusion. Und Geld ist ein Teil davon. Viele Künstler zerbrechen daran. Ich muss hier sicherlich keine Namen nennen. Und ich war auf dem besten Wege.

Warum erzähle ich dir das?

Ich erzähle dir das, weil ich glaube, dass sich mein Beispiel auf dein wertvolles Leben übertragen lässt. Wo bist du noch in der Kunst des Lebens verhaftet, wo und in welchem Bereich deines Seins lebst du dein von Gott gegebenes inneres Gold nach außen? Wo bist du in diesen Zeiten noch aufmerksamer Zuhörer der Lebensmelodie, die dir innewohnt? Ist sie laut oder leise? Hörst du sie noch? Oder bist du vielleicht noch Dienstleister? Diener? Jemand, der dient? Wem dienst du und warum? Wo liegt dein Profit? Und warum glaubst du, dass du das musst? Bist du schon ein Wissender oder glaubst du noch? Wer nichts weiß, muss alles glauben.

In diesen Zeiten dürfen wir alle uns diese Fragen stellen. Wir haben sie viel zu lange umgangen. Das Bild, das sich im großen Ganzen im Außen abzeichnet, wenn man einmal unsere moderne Welt mit all ihren Dramen und Errungenschaften von oben betrachtet, so mit allem Drum und Dran, wer glaubst du, hat es, ungeachtet der Schöpfung, die ja als solche bereits ein Kunstwerk darstellt, gezeichnet? Der Künstler oder der Dienstleister?

Ich erinnere mich noch an die ersten, von den augenscheinlich wohlwollenden Mainstreammedien mühsam zusammengestellten Bilder. Menschen fielen um, einfach so. Mitten auf der Straße, am helllichten Tage, die Medienlandschaft war in heller Aufregung, und ich hatte wie immer viel zu viel um die Ohren, während sich in Italien offenbar die Eichensärge stapelten und die Chinesen händeringend 24 Stunden am Tage damit beschäftigt waren, irgendwelche Aufnahmen aus irgendwelchen Überwachungskameras für das bürgerliche Auge medienwirksam bereitzustellen.

Angela Merkel trat in gewohnt leicht gebückter Haltung düster aus dem Dunkel ins nationale Scheinwerferlicht und verkündete die frohe Botschaft, dass jeder von uns jemanden kennen würde, den es dann nun also die nächste Zeit dahinraffen würde und dass wir uns so schnell wie möglich vorbereiten müssten auf eine neue Normalität.

Von dieser neuen Normalität hatte ich natürlich in der Tat schon vorab einige Male gehört und gelesen. Die Neue Weltordnung war mir wohlbekannt, beobachtete ich das politische Entertainment ja bereits seit 9/11 und wusste, dass aufgrund geopolitischer Veränderungen und verzögertem, aber sicher bevorstehendem Finanzcrash ein Event anstand, war aber in diesem Moment noch nicht so ganz auf Zack und aufgrund unseres familiären Alltagstreibens zu dieser Zeit nicht in der Lage, die Entwicklung als auch die Zusammenhänge des Ganzen richtig einzuordnen.

Stattdessen beobachtete ich das unheilige Gemache aus dem Augenwinkel, war ich aufgrund meines Entertainment-Jobs ja seit jeher ständig auf der Hut, dass ich mir keine Keime einfange, um meine Verträge mit diversen Agenturen nicht zu verletzen. Für das, was ich damals auf der Bühne machte, gab es meiner damaligen Meinung nach keinen Ersatz. Ich durfte nicht krank werden. Grippe ging gerade gar nicht und der Kalender war voll.

In diesen Zeiten erschien mir, ungeachtet des beruflichen Drucks, alles in meinem Leben dennoch eigentlich viel zu schön, um wahr zu sein. Ich fühlte mich endlich angekommen, hatte ich gerade ein Jahr zuvor endlich den Mann meines neuen Lebens getroffen, sein Junggesellenschloss bezogen, diesem liebevoll und nicht ganz uneigennützig die übliche weibliche Note verpasst, mich mit seinen hübschen Kindern angefreundet und war händeringend damit beschäftigt, Beruf und Karriere möglichst effizient unter einen (Alu-)Hut zu bekommen. Und nun, wo alles so perfekt war, das neue Leben durch die rosa Brille Gestalt annahm, sollte also einer aus unserem lustigen Haufen dann die nächste Zeit das Zeitliche segnen. Na Halleluja. Das waren ja Aussichten.

Das Märchen von der bösen Fledermaus lief anfangs zunächst aufgrund mannigfaltiger, selbst initiierter Ablenkungsmanöver ein bisschen an mir vorbei. Trotzdem war mein erster verwirrter Impuls nach diesem Bericht aus Italien, der uns die vermeintliche Letalität der augenscheinlich chinesischen Mikrobe durch das Stapeln von Eichensärgen so eindrucksvoll näherbringen sollte, jede einzelne verfügbare Maske aufzukaufen, die aktuell in Luxemburg zu bekommen war, und die gesamte verkeimte Welt für eine bis zwei Wochen erst mal draußen zu lassen. Und zwar die ganze Welt, war es ja nun von dringlichster Bedeutung, die Lieben und auch meine strapazierten Stimmbänder zu schützen vor einem nervigen Bazillus, den scheinbar irgendwelche asiatischen Investoren im Geldkoffer von irgendeinem schmuddeligen Fischmarkt in Wuhan eingeschleppt hatten. Da kann einem ja schon mal angst und bange werden.

Aber in ein paar Wochen ist die Sau regulär ja bekanntlich durchs Dorf und alles wieder in schönster Ordnung. Bei der Schweinegrippe, an deren zugehörigen Impfkomplikationen beziehungsweise Impfschäden zwei Jahre zuvor ein lieber Freund und Musikerkollege von mir das Zeitliche gesegnet hatte, nachdem ihm zuvor alle Nerven in Händen und Füßen abgestorben waren, ist es ja auch nicht anders gewesen.

Mein Mann schien von der großen Initiierung, all den Toten, panischen Menschen in Fernsehen, an Tankstellen, im Biomarkt und diversen Ladenlokalen von Anfang an wenig beeindruckt. Ich erinnere mich an einen Nachmittag, an dem ein alter, sehr guter Freund meines Mannes in unserer keimfreien Zone zu Hause anrief und uns mitteilte, dass also kein Arzt in irgendeinem Luxemburger Krankenhaus dazu bereit wäre, ihn von seinem derzeitigen Gipsbein zu befreien. Er war verzweifelt und bat meinen Mann um Hilfe, der natürlich sofort zusagte.

Nach anfänglichem Genörgel willigte ich dann aber dennoch ein, wenn man denn das ganze Unterfangen in Hinsicht auf meinen vollen Kalender rücksichtsvollerweise in den Garten an die frische Luft verlegen würde.

So hangelten wir uns die erste Woche von Tag zu Tag und informierten uns artig, wie der Rest der gutgläubigen Bürger-schaf-t, in den nachgerichteten Mainstreamnachrichten darüber, womit man uns sorgsam rund um die Uhr formierte, für alles, was da folgen sollte. Ich freute mich über jeden neuen Tag, den wir vier heil überlebten, und auf jeden seligen Morgen, an dem wir unsere Kulleräuglein aufs Neue öffneten.

Nebenbei plante ich eine Kreuzfahrt, zu der ich seit einem Jahr vertraglich verpflichtet war, die nun immer näher rückte und auf die ich so gar keine Lust hatte. Es ging mir alles auf die Nerven. Ich war das einfach nicht mehr. Ich wollte nicht mehr Show sein. Ich wollte nicht mehr weg sein von zu Hause. Das Leben war jetzt ein anderes, die Zeiten der Einsamkeit vorbei und das beinahe gekenterte Schiff doch noch in einem sicheren Hafen eingelaufen.

Da ich trotz meines jahrelangen, doch sehr turbulenten Lebenswandels Zeit meines Lebens immer jemand war, der sich sehr verbunden fühlte mit allem, was ist, durchweg eigentlich immer intuitiv Entscheidungen traf, mit dem göttlichen Funken betraut, und auch durch ihn getragen wurde, war ich seit jeher eine Meisterin des Manifestierens. Und ich wusste, wenn ich dieses Leben wirklich komplett neu gestalten möchte, muss ich mir das Leben, das ich leben will, zum Greifen nah vorstellen. Und so manifestierte ich tapfer, dass diese bescheuerte Kreuzfahrt, warum auch immer, ausfallen möge ...

Ich bin nach wie vor dennoch der festen Überzeugung, dass die darauffolgenden Lockdowns, die uns ihrem Namen entsprechend im wahrsten Sinne des Wortes nach „unten locken" sollten, nicht alleine meine Schuld waren.

Wie dem auch sei, als mir dann Bill Gates im April 2020, einen Monat nach Beginn des ersten Lockdowns, in meinem Wohnzimmer praktisch unter vier Augen im Rahmen der Tagesschau erzählte, dass es nun wichtig sei, die gesamte Weltbevölkerung durchzuimpfen, und dass wir, wenn wir uns dabei gut anstellten, in der glücklichen Lage seien, die Weltbevölkerung dramatisch reduzieren zu können, war für mich das Märchen von der alles vernichtenden Fledermaus definitiv als solches entlarvt.

An dieser Stelle möchte ich die Zeituhr meines Lebens gerne ein wenig zurückdrehen und dir von einem Gespräch erzählen, das ich vor 26 Jahren mit meinem damaligen Hausarzt führte.

Ich erinnere mich noch. Ich war gerade 21 Jahre jung, als ich meinen Hausarzt aufsuchte, um mich gegen Grippe impfen zu lassen. Ja, du hast schon richtig gelesen. Kaum zu glauben, oder? Ich saß da in meiner Angst vor allem und jedem, denn ich war seinerzeit ein sehr ängstlicher Mensch. Durchgeimpft gegen alles Mögliche, resistent gegen Eigenverantwortung, der felsenfesten Überzeugung, der Arzt sei mein Retter, und überhaupt noch nicht sensibel für das allumfassende Thema „Mein Körper – mein Tempel". Und auch noch nicht ganz fertig mit dem sogenannten „Erwachsenwerden". Ich hatte Angst um mich, ich hatte Angst vor dem Leben, Angst vor dem Tod, Angst vor allem, was ich damals noch nicht verstand, ich befand mich regelrecht in einem Kreislauf, aus dem ich nicht herausfand und auch nicht herauswollte, weil ich ihn gewohnt war.

Ich sprach mit meinem Arzt über diverse Beweggründe und dass es mir darum ging, nicht an irgendetwas Tuberkulösem zu erkranken, an irgendeiner unberechenbaren Seuche, da ich ja bereits damals mit Bands unterwegs war und meine Termine uneingeschränkt wahrnehmen wollte.

Er unterbrach mich und schaute mir ganz tief in die Augen. Und dann rettete er mir das Leben mit folgenden Worten: „Kind, lass dich niemals wieder gegen irgendwas impfen."

Er erzählte mir ausführlich, dass bereits damals auf Ärztekongressen darüber diskutiert und philosophiert wurde, wie man also kleinste Mikrochips auf effektive Weise in den menschlichen Körper hineinbekommt. Und das würde man über Impfungen veranlassen.

Des Weiteren unterrichtete er mich darüber, dass auf dieser Erde reptiloide Wesen lebten, die aktuell versuchten, das Zepter der Macht an sich zu reißen. Der Tod von Prinzessin Diana vor einem Jahr sei ein Ritualmord gewesen, kein Unfall.

Ich bin der felsenfesten Überzeugung, gottgeführt zu sein. Und ich sehe seine Wunder. Das hier war eins davon.

Meine Mutter, eine ganz unglaubliche Frau, sehr stark und äußerst belesen, hat uns Geschwister von frühesten Kindesbeinen an bereits in vielerlei Hinsicht in diesem Sinne informiert und sensibilisiert, für eine Zeit, die uns bevorstehen würde. Eine Zeit, in der die Menschen alle in eine Richtung laufen würden, ein Zeichen verpasst bekämen, ohne dass sie weder kaufen noch verkaufen können würden. Das Verrückte an der Tatsache war meines Erachtens, dass die Menschen dieses Zeichen, laut Aufzeichnung, gerne annehmen würden. Das habe ich damals nie verstanden. Wer könnte so etwas freiwillig annehmen wollen? Was für eine unglaubliche List wäre hierfür notwendig? Für mich war nur eines wichtig: Ich wollte diese Zeit unbedingt miterleben. Ich musste es einfach mit eigenen Augen sehen. Ich wollte dabei sein. Es war mir so wichtig. Tja, und hier bin ich nun … mittendrin. Meisterin des Manifestierens halt. Sorry noch mal …

Heute frage ich mich manchmal: Was genau ist Gottes Werk und was ist Teufels Beitrag? Es wird immer schwieriger, das zu unterscheiden.

Als die Anfrage kam, an diesem Buch mitzuwirken, habe ich nicht lange gezögert und sofort zugesagt. Nicht aus dem Ego heraus, sondern ganz allein aus Dankbarkeit. Ich bin so dankbar für die letzten vier Jahre. Sie waren die wichtigsten in meinem ganzen Leben. Und wenn ich dazu beitragen kann, diesen Irrsinn für die Nachwelt zu beleuchten, auf dass selbige niemals in Vergessenheit geraten möge, dann will ich das unbedingt tun.

Denn nichts anderes war es. Irrsinn. Der verirrte Sinn.

Es ist nicht an mir, Zahlen, Daten und Fakten aufzuführen. Das machen andere besser, und sie sind ja eifrig dabei. Mir geht es darum, die Menschen emotional zu erreichen. Dort, wo sie sich alleine fühlen. Da, wo ihre Ängste sie quälen und der Mut sie verlässt. Hätte ich nur einen einzigen Wunsch frei, ich würde mir wünschen, alle Menschen seien angstfrei. Wären sie dies, hätten wir global das Paradies auf Erden. Keine Angst davor, was der Nächste denkt. Keine Angst davor, sterblich zu sein. Keine Angst, nicht geliebt zu sein. Keine Angst, nicht genug zu sein. Keine Angst, nicht genug zu haben. Keine Angst vor der Angst. Keine Angst … vor sich selber. Die Liste ist lang. Glücklicherweise habe ich, aufgrund meines von Gott gegebenen freien Willens, in diesem Leben, so wie wir alle, unzählige Wünsche frei, und so schwirren einige von ihnen als freie Energie bereits irgendwo im Universum herum und sind in diesem Augenblick dabei, sich nach und nach zu manifestieren. Unter anderem der Wunsch nach der kollektiven Angstlosigkeit. Ihr bemerkt auch, dass sie sich langsam, aber sicher durchsetzt? Nun ja, ich bin eben eine regelrechte Wunschmaschine.

Aber dennoch, wohin haben wir uns verirrt, dass dieser Irrsinn überhaupt möglich war? Fakt ist: Alles ist Entwicklung. Was uns nicht umbringt, macht uns stärker.

Wir Menschen sind wie Hornhaut. Gute, alte Hornhaut. Je mehr die gemachten Mächtigen an uns als G-esel-l-schaf-t herumkratzen, desto mehr wachsen wir nach. Immer mehr Menschen wachen auf und erkennen, was lange verborgen war. Wie wundervoll ist all das.

Es ist jetzt an der Zeit, die neuen Wege, die sich vor uns auftun, zu unseren Wegen zu machen. Alles, was es braucht, ist Mut und die tiefe Gewissheit, dass es unser unbedingtes von Gott gegebenes Geburtsrecht ist.

Ich erinnere mich noch an das allererste Video, das ich in meinem damals noch funkelnagelneuen Telegram-Kanal postete. Es war ein Video, das Neugeborene in ihren kleinen Bettchen zeigte, in irgendeinem Krankenhaus, irgendwo auf dieser verrückten Welt. Man hatte ihnen Masken und Faceshields auf die kleinen Gesichtchen gesetzt und sie weinten bitterlich. Ich weinte mit. Wenn ich daran zurückdenke, könnte ich gerade wieder weinen.

Bis dato hatte ich von der Online-Plattform Telegram, die nachfolgend die nächsten vier Jahre mein zweites Wohnzimmer darstellen sollte, noch nie gehört. Mein Schwiegervater, damals im 80. Lebensjahr, erzählte meinem Mann und mir davon und hielt uns dazu an, sich doch einfach mal mit der Materie zu beschäftigen. Ich wusste gar nicht so genau, was ich da eigentlich erreichen wollte. Ich glaube, in erster Instanz ging es mir darum, meine Fassungslosigkeit und auch Trauer über die vorherrschende Situation mit irgendjemandem teilen zu können. Mit irgendjemandem, der dieses Horrorszenario vielleicht als genauso unmenschlich und gestört empfand wie ich. Ich fühlte mich wie ein Gestrandeter auf einer einsamen Insel, voll mit Krokodilen, der verzweifelt per Funk versucht, mit Gleichgesinnten in Kontakt zu treten.

Wenn die Menschen mich heute auf der Straße oder auch auf meinen Konzerten ansprechen und sich bedanken für meine Arbeit, dann kann ich diesen tiefen Dank nur zurückgeben. Alles, was ich in dieser Zeit an Energie und Hilfe geben konnte, habt ihr an mich zigfach zurückgegeben. Wir haben uns gegenseitig getragen. Es war die ganze Zeit über ein gegenseitiges Senden und Empfangen. Ich möchte, dass ihr das wisst. Das eine funktioniert nicht ohne das andere.

In den Anfangszeiten meiner Aufklärungsarbeit erhielt ich bereits nach ein paar Tagen die ersten Anrufe etwaiger Agenten und Kunden, die mir allesamt ans Herz legten, diesen rechtsradikalen Coronaleugner-Unsinn doch zu unterlassen. Schließlich sei ich professionelle Sängerin, und sie könnten mir weitere Engagements nicht mehr garantieren, wenn ich mich nicht systemkonform verhalte. Eine Agentin versicherte mir sogar, sie würde dafür sorgen, dass mich auch kein anderer mehr bucht. Im ersten Moment riss mir diese Info förmlich den Boden unter den Füßen weg, war mein Beruf ja lange Zeit alles, worüber ich mich definiert hatte.

Ich sehe mich noch heute, wie ich weinend und untröstlich in den Armen meines Mannes liege, der mir immer wieder versicherte: „Warte ab, mein Herz. Deine Bühne kommt wieder. Und dann ist es eine ganz andere."

Heute bin ich all diesen Menschen, die mich damals aus Unwissenheit boykottierten, mehr als dankbar. Es war ihre Aufgabe. Sie mussten das tun, genau das war der Plan. Ich wäre nicht da, wo ich heute bin, hätte ich mich weiter ihrer langsam, aber stetig sterbenden Struktur angepasst. Diese Menschen haben sich ihren Vergewaltigern ergeben. Ich habe das nicht getan. Ich empfinde Mitgefühl. Es ist keine Frage von Schuld, es ist eine Frage persönlicher Stärke.

Mein Mann war in dieser Zeit mein Fels. Ich habe oft darüber nachgedacht, wie das Leben meine Wege so wundersam gelegt hatte, dass ich ihm begegnen durfte. Er hat mir im Grunde genommen mein Leben gerettet.

Wäre er nicht gewesen, hätte ich meine Aufklärungsarbeit in diesem Ausmaß niemals tätigen können. Und ich weiß, dass sie für viele Menschen eine wichtige Stütze war.

Wir leben das Leben vorwärts, aber begreifen können wir es erst, wenn wir rückwärtsschauen.

Hätte ich mich nicht damals nach langjähriger Zusammenarbeit von meinem Management getrennt, wäre ich niemals der Agentin begegnet, die mich an den Kunden aus Luxemburg vermittelte, weil das ursprünglich gebuchte Whitney-Houston-Double mit Angina im Bettchen lag. Ich war der Ersatz für eine Kollegin und tat auf diesem Wege unbewusst meinen ersten Schritt in mein neues Leben. Und hätte ich damals nicht schon das Gefühl gehabt, dass es mit Deutschland bergab geht, wäre ich niemals nach Luxemburg ausgewandert.

Wenn ich dann nicht ausgewandert wäre, hätte ich niemals das Engagement auf diesem Kreuzfahrtschiff ergattert, auf dessen Tour ich meine erste Luxemburger Freundin kennenlernte. Die mich dann wiederum auf diese widerliche Kirmes mitschleppte, mit den Worten: „Da gibt's montags die schönsten Jungs." Und hätte ich auf dieser Kirmes nicht auf einmal große Lust gehabt auf fiese, fettige Pommes, hätte sie mich niemals meinem Lebensretter vorstellen können, der sich nebenan an der Kaffeebude gerade seine Milch in den Kaffee goss. Ich wäre dem großartigsten Menschen auf dieser Welt niemals begegnet. Ist das nicht wundervoll? Lief doch alles wie geschmiert.

Ich liebe ihn sehr. Ich sehe für ihn und er hört für mich. Ich bin ja nach all den Bühnenjahren gleich vor der Trompete auf dem rechten Ohr so gut wie taub. Und auf dem linken warnt mich mein heiß geliebter Tinnitus.

Wir ergänzen uns wunderbar. Ich und mein Tinnitus, und natürlich auch ich und mein Mann.

Die Luxemburger „Freundin" hat sich übrigens im Laufe des Impf-Szenarios der letzten Jahre ziemlich zügig aus meinem Leben verabschiedet und mir die vermeintliche Freundschaft gekündigt.

Wie wunderbar das Leben der letzten vier Jahre von sich aus Entscheidungen in aller Konsequenz eigenmächtig provoziert hat. Du kennst das? Ich bin immer wieder aufs Neue begeistert. Das Leben weiß genau, was gut für einen ist. Wie verhält sich das in deinem Leben so? Hast du schon einmal auf diese Weise resümiert? Das ist oft so heilsam.

Wenn ich nun nach vier Jahren „neue Normalität" zurückblicke auf alles, was war, ohne die Dramatik schmälern zu wollen, und sämtliche Eindrücke vor meinem inneren Auge noch einmal ablaufen lasse, kann ich definitiv nichts anderes sagen, und ich kann mich da nur wiederholen, als dass es die beste und wichtigste Zeit in meinem Leben war. Zu keiner Zeit dieses Erdenseins fühlte ich mich dem großen Ganzen, der Schöpfung, den Menschen und mir selber so nah und so verbunden.

Natürlich habe auch ich Freunde verloren, Menschen, von denen man dachte, sie sehen auch ... Aber was für ein großes Geschenk, dass sich gerade die, bei denen man immer so ein kleines bisschen das Gefühl hatte: „Kaffee ja – tiefgründige Gespräche nein", ganz von alleine aussortiert haben. Diese Aufgabe hätte mich Monate gekostet, hätte ich sie selber erledigen müssen.

Einen Liebesbrief ans Universum! Danke für die freundliche Unterstützung!

Ich habe in meinem Leben niemals wirklich Freundschaften pflegen können. Mir fehlte immer die Zeit. Heute nehme ich sie mir. Und was haben wir nicht alle im Laufe der letzten Jahre wunderbare neue Menschen hinzugewonnen, die nun gemeinsam mit uns diesen ganz neuen, zwar noch unsicheren, aber zielstrebigen Weg gehen.

Alle, dank Eigeninitiative und Engagement aus der anfänglichen Not heraus, mittlerweile halbe Ärzte und Rechtsanwälte. Noch nie zuvor wussten wir so viel! Man erkennt sich auf der Straße, ohne dass man sich jemals zuvor traf. Es bedarf nicht vieler Worte.

Während man noch vor ein paar Jahren manchmal widerwillig auf eine Party ging, weil man nicht sicher war, wen man da so alles trifft, ob man demjenigen überhaupt begegnen möchte und über was man sich da eigentlich unterhalten soll, weiß man hingegen heute ganz genau, selbst wenn du keine Menschenseele kennst, dass man sich mit jedem im Gespräch die Nacht um die Ohren hauen könnte. Das ist doch wundervoll!

Um nichts in der Welt würde ich in mein altes Leben zurückgehen wollen.

Alles ist gut, wie es ist. Und es war nie zuvor besser.

In Zeiten des Lockdowns habe ich mich treiben lassen. Zum ersten Mal in meinem Leben fühlte ich mich wirklich frei. Ich habe gelesen, ich habe geschrieben, ich habe unzählige Videos aufgenommen. Ich habe mich gefreut über die Anzahl der Menschen, die mit meinen Worten in Resonanz gingen. Ich war im ständigen Austausch mit Menschen aus euren Reihen, Menschen in Angst, Menschen ohne Angst, Bühnenkollegen, die sich bedankten für meinen Mut, die sich gleichzeitig entschuldigten für ihre Unfähigkeit, jetzt in dieser Phase des Geschehens Gesicht zeigen zu können ...

Nun ja, um Gesicht zeigen zu können, muss man das eigene erst mal wirklich erkennen. Und das erfordert Mut.

Ich erzähle den Menschen in diesem Zusammenhang gerne über die unendliche Geschichte – dieses wunderbare Buch von Michael Ende, das inhaltlich unsere Challenge, hier auf dieser Erde als spirituelles Wesen menschliche Erfahrung zu machen, meines Erachtens ziemlich genau auf den Punkt bringt.

Vielleicht kennst du diese Geschichte oder hast den gleichnamigen Film schon einmal gesehen. Wenn du sie nicht kennst, lege ich sie dir ans Herz, denn genau dieses Buch erklärt dir ganz genau, worum es im Leben eigentlich geht. Nur zu deinem Verständnis gebe ich dir ganz kurz das Wichtigste wieder.

Das Land Phantasien ist von dem unheilvollen Nichts bedroht, das im Begriff ist, die gesamte Welt zu zerstören. In ihrer Not lässt die in Zusammenhang mit dem Nichts an einer todbringenden Krankheit erkrankte Kindliche Kaiserin nach einem Krieger schicken, der dieses alles vernichtende Nichts besiegen soll. Die Wahl fällt auf einen kleinen Indianerjungen, der natürlich aufgrund seiner Jugendlichkeit für großes Gelächter in der Bevölkerung sorgt. Man hat einen gewaltigen Krieger erwartet mit Schwert und Schild.

Mit von der Partie sind diverse Fabelwesen, als da wären ein Steinbeißer, ein Nachtalb, eine Rennschnecke und noch ein paar andere Figuren, die sich allesamt darüber lustig machen, dass dieser kleine Junge es überhaupt versuchen will. Wir alle kennen diese Sorte Menschen. Auch wir haben sie in unserem Umfeld. Sie lachen, sie schimpfen, ihre Vorstellungskraft, ihr Wissen und auch ihr Glaube an sich selbst reichen nicht aus, als dass sie sich selber oder auch ihr Umfeld bestärken könnten.

Und so ziehen wir los. Wir sind dieser kleine Junge. Jeder Einzelne von uns. Und wir reiten in die Welt, auf der Suche nach der Ursache für die Existenz dieses furchtbaren sogenannten „Nichts“, in dem unbedingten Bestreben, es so schnell wie möglich aufzuhalten und zu eliminieren. Wir haben erkannt, wie wichtig es ist.

Der kleine Junge, Atréju ist sein Name, wird im Laufe des Buches einige Hürden überstehen, um seinem Ziel näher zu kommen. Unter anderem muss er die Sümpfe der Traurigkeit überwinden, die aber wiederum nur dann zu überwinden sind, wenn er sich von der Traurigkeit nicht übermannen lässt. Er verliert auf diesem Weg sein Pferd, muss also seinen tierischen Freund unter großer Trauer gehen lassen und verliert beinahe selber sein Leben. Es ist wie im richtigen Leben. Wir haben alle unsere ganz persönlichen Sümpfe der Traurigkeit irgendwo tief in uns drin. Der eine hat sie bereits bezwungen, der andere befindet sich noch mittendrin.

Wo sind deine Sümpfe der Traurigkeit? Bist du schon hindurchgegangen auf deinem Weg zu dir selber? Was hast du loslassen müssen? Freunde? Familie? Hab und Gut?

Unterwegs trifft Atréju, so wie auch wir in unserem Leben, auf sonderbare Menschen und Kreaturen, die zu wissen scheinen, was wir gerne wissen würden. Weise Menschen, spirituelle Lehrer, hier im Film dargestellt als uralte Morla, eine riesige Schildkröte. Atréju fragt sie, ob sie wisse, wie er das unheimliche „Nichts" aufhalten könne. Und in diesem Moment sagt sie etwas sehr Wichtiges. Sie sagt: „Es spielt zwar keine Rolle, aber wir wissen es."

Und genauso ist es. Das Wissen ist da. Wir sind alle wissend. Wir bräuchten nur auf unser Wissen zurückgreifen, das uns innewohnt. Aber im Endeffekt spielt es keine Rolle. Denn es ist, wie es ist. Das Leben ist unendlich. Was soll passieren?

Atréju schreit sie an, dass sie sterben und das unheimliche „Nichts" sie vernichten wird. Und hier sagt sie noch etwas sehr Eindrückliches. Sie sagt: „Sterben. Das wäre doch mal was." Und genau hier liegt eine ganz große Information.

Wir sind. Das Leben ist. Alles ist – unsterblich. Wovor fürchten wir uns?

Wir sind alle schon so oft gestorben und haben es immer überlebt. Und ich sage das aus einer tiefen Gewissheit heraus.

Jedenfalls trifft Atréju auf seinem Weg zum Schlüssel des Rätsels auf wunderbare Zeichen des Himmels, einen Glücksdrachen, der ihn trägt, Menschen, die ihn pflegen ... Er erreicht eine alte verlassene Ruinenstadt, in der Wandgemälde angebracht sind, die seine ganze Geschichte, die ganze lange Reise in Stein gemeißelt aufzeigt. Alles war schon immer da. Seine Geschichte war bereits geschrieben, sehr lange Zeit bevor er losgeritten ist.

So ist es auch in unserem Leben. Jeder von uns hat einen Seelenplan. Wir haben ihn mit unserer Inkarnierung bereits unterschrieben und im Gepäck. Wenn du ihm folgst, erkennst du rückwärts den roten Faden und wirst dir bewusst darüber, dass es immer so sein sollte, wie es jetzt ist. Und dass es noch niemals anders war. Es wird erst ungemütlich, wenn du von ihm abweichst, weil du an dir selber zweifelst.

Am Ende erreicht Atréju, und auch du, das südliche Orakel, das nichts anderes darstellt als einen Spiegel. Wer in diesen Spiegel hineinschaut, erkennt sein wahres Selbst. Viele Krieger vor dir sind bereits daran gescheitert, besonders innerhalb der letzten vier Jahre.

Was Atréju nicht wusste, ist, dass in einem Paralleluniversum, das in unserem modernen Leben stattfindet, ein kleiner Junge durch das Lesen des Buches seine ganze Geschichte mitverfolgt hat. Ein kleiner Junge, der eben nicht an sich glaubt und sich seiner eigenen Fähigkeiten nicht bewusst ist. Und genau dieser Junge ist der Schlüssel.

Nur er ist in der Lage, durch den Glauben an sich selber Phantasien zu neuem Leben zu verhelfen, indem er der Kindlichen Kaiserin einen neuen Namen schenkt. Die Kindliche Kaiserin in uns selber dürfen wir neu benennen. Unsere Kreativität, unsere Eigenverantwortung, unsere Liebe zu allem, was ist, braucht einen neuen Namen. Sie hat es verdient.

Am Ende des Films ist Phantasien augenscheinlich zerstört.

Die Schlussszene zeigt den kleinen Jungen aus der modernen Welt, dem die Kindliche Kaiserin gegenübersteht. Sie hält ein Samenkorn in der Hand. Es ist alles, was von ihrem großen Reich übrig geblieben ist. Sie legt es dem kleinen Jungen in die Hände und sagt im übertragenen Sinne, dass dieses Samenkorn der Anfang sein kann von einer ganz neuen, noch viel schöneren Welt. Dass alles neu erwachsen kann, wenn er nur den Glauben an sich selber, die eigene Kreativität und den von Gott gegebenen freien Willen lebt.

Ein gewaltiger Gedanke!

Ich bin der festen Überzeugung, dass sich jeder Einzelne von uns gerade jetzt in seinem ganz eigenen Phantasien befindet. Jeder von uns bemerkt, der eine langsamer, der andere schneller, wie das „Nichts“ ihm stetig immer mehr den Boden unter den Füßen wegzieht, und dass es nun unbedingt notwendig geworden ist, die Ursache für dieses unglaubliche „Nichts“, das uns zuweilen aus dem Sattel wirft, in unserem Leben zu erkennen und zu eliminieren. Und es ist ja ganz einfach, denn es zeigt sich mittlerweile ganz klar und deutlich. Es versteckt sich nicht mehr. Das ist ein großer Vorteil!

In meinem Leben gab es viele Sümpfe der Traurigkeit. Manchmal war das „Nichts“ allgegenwärtig. Auch wenn das der eine oder andere nicht glauben mag.

An dieser Stelle meines Textes gehe ich in eine Zeit meines Lebens zurück, die ich näher beleuchte, weil ich weiß, dass die Thematik gerade auch im Zusammenhang mit dem heutigen Geschehen wichtig sein kann für den einen oder anderen unter uns, der noch an seiner eigenen Kraft zweifelt.

Eben in dieser Zeit, als mein Erdenleben das 13. Jahr erreichte, schickte man mich nach Frankreich auf einen Schüleraustausch. Obwohl ich normalerweise über ein Gedächtnis wie ein Walfisch verfüge und jederzeit Zugriff habe auf jede winzige Kleinigkeit, die in den tiefsten Kurven meines menschlichen Gehirns abgespeichert ist, erinnere ich mich an diese Reise kaum noch. Heute weiß ich, warum, und ich bin dankbar dafür, dass mein Unterbewusstsein mich vor manchen Dingen im Leben so wunderbar beschützt hat. Heute ist das nicht mehr nötig, ich verstehe das Leben und das Lernen jetzt und schaue mir all das Ganze liebend und gerne mit Abstand an.

Was für eine Reise ... An dieser Stelle noch ein inniges Dankeschön an den Schöpfer und alles, was ist.

Als ich aus Frankreich nach Hause zurückkehrte, war ich todsterbenskrank. Kein Arzt wusste, was mir fehlte. Mehrere Wochen versorgte man mich im Krankenhaus, dennoch konnte mir niemand helfen. Es war mir nicht möglich, Nahrung bei mir zu behalten. Sobald ich etwas aß, ganz gleich, was es war, musste ich mich übergeben.

Ich erinnere mich an einen gänzlich verzweifelten Kinderarzt, der mit fragendem Blick vor mir steht und mich fragt: „... und dass du schwanger bist, kann nicht sein?“ Das war der Moment, in dem ich feststellte, dass Ärzte auch nur mit Wasser kochen und im Endeffekt oft auch nicht mehr wissen als man selbst. „Ich bin 13“, habe ich ihm entsetzt geantwortet.

Das Nährstoffdefizit hatte natürlich zur Folge, dass ich rapide an Gewicht verlor und in der Konsequenz bei einer Größe von 170 Zentimetern lediglich noch ein Gewicht von 30 Kilo auf die Waage brachte.

Ich bin fast gestorben. Und so fühlte es sich auch an. Ich sehe noch heute, wie ich in meinem Krankenhauszimmer liege, in Kommunikation mit Gott bin und ihm sage, dass es okay sei, wenn er mich jetzt zu sich nimmt. Seit ich denken kann, war da immer diese Sehnsucht nach dem Ort, von dem ich kam – und die kindliche Neugierde darauf, zurückzukehren und alles wieder zu wissen, was ich einmal wusste, bevor ich im Laufe der Zeit vergaß ...

Eine tiefe Gewissheit, dass dort drüben viele geliebte Seelen auf mich warten würden, um mich zu umarmen und zu küssen. Da war keine Angst. Ich bin nicht gestorben. Ich weiß heute, es ging meiner Seele nur um die Lernerfahrung.

Niemand, außer mir selbst, hat jemals herausgefunden, was mich damals fast das Leben gekostet hätte. Es war ein Trauma. Heute, viele therapeutische Ausbildungen weiter, weiß ich das. Ein Trauma, gepaart mit einem parasitären Befall, Letzteres ausgelöst durch rohes Fleisch, das man mir in Frankreich als Mahlzeit vorgesetzt hatte. Leider ist das damals weder vermutet noch jemals in irgendeiner Weise untersucht worden. Das sollte noch einige Jahre dauern.

Mein Vater entließ mich, weil er den Ärzten nicht mehr vertraute, auf eigene Verantwortung irgendwann aus diesem Krankenhaus und nahm mich nach zwei Wochen Siechtum wieder mit nach Hause. Unbehandelt – das hatte natürlich Folgen, die niemand absehen konnte.

Von meinem 13. bis zu meinem 22. Lebensjahr litt ich in der Konsequenz an einer Angsterkrankung und war nicht fähig, mich meinem persönlichen „Nichts" entgegenzustellen. Einige unter euch wissen vielleicht, wovon ich spreche. Unendliche Sümpfe der Traurigkeit, Angst, mich jemandem mitzuteilen. Weder meinen Eltern noch meinen Freunden ... Aber da waren eh keine. Ich hatte keine echten. Da war eigentlich niemand. Da war nur ich, ganz allein in meinen ureigenen „Sümpfen der Traurigkeit". Ich, meine Gedichte, mein Füllfederhalter und der Wunsch, mich von meiner unglaublichen Lebensangst, die sich zunächst als Todesangst tarnte, zu befreien.

Ich konnte nichts mehr. Ich war nicht in der Lage, in die Schule zu gehen, ich konnte nicht mehr mit Menschen kommunizieren, ich war nicht fähig, drei Sätze geradeaus zu sprechen. Das stelle man sich mal vor. Heute undenkbar! Wenn ich mal angefangen habe, kann ich gar nicht mehr aufhören. Sogar mein Mann winselt manchmal um Gnade.

Warum erzähle ich dir das?

Ich weiß um all die vielen Menschen mit all ihren mannigfaltigen Ängsten und Nöten, nicht gehörten Wünschen, ihrer zehrenden Traurigkeit und all dem, was die Seele nicht braucht, im Gepäck, um ihren Weg auf dieser Erde zu gehen, um zu wachsen. Gerade die letzten vier Jahre haben mit uns allen etwas gemacht. Und ich habe die Erfahrung gemacht, dass es erst besser wird, wenn man sich dem Ganzen stellt und Gesicht zeigt. Wir dürfen das. Es ist unser Recht. Und von diesem sollten wir unbedingt Gebrauch machen.

Und die Menschen wissen das auch, daher befinden wir uns auch in diesem Moment in einem Prozess des Erwachens und des Aufklärens der dunklen Suppe, die uns all die Jahre untergraben und umgeben hat.

Wir dürfen begreifen, dass es im Außen immer Energien gibt, die uns beeinflussen. Sie umgeben uns. Manchmal nehmen wir sie wahr, manchmal sind sie uns verborgen. Aber dennoch haften sie an uns. Sie begleiten uns und sind immer auf Senden und Empfangen ausgerichtet. Wir sind letztendlich der Sender und auch Empfänger, der damit in Resonanz geht oder nicht.

Ich beschreibe das kurz an dem Beispiel einer Stubenfliege. Sie ist mit ihren Sinnen ja lediglich auf ihren kleinen Mikrokosmos ausgerichtet, den sie persönlich sicherlich, genau wie wir, als Makrokosmos beschreiben würde, wenn sie es könnte. Sie sieht uns Menschen nicht, sie kann uns nicht hören. Ihre Sinne sind dafür nicht ausgerichtet. Dennoch nimmt sie unsere Schwingungen wahr. Unsere Bewegungen, unsere Energie und Frequenz. Und so in etwa verhält es sich bei uns Menschen in Hinsicht auf die Wesenheiten, die uns umgeben.

Und diesen diversen, teilweise recht unfreundlichen Wesenheiten bin ich im Laufe meiner Angsterkrankung begegnet. Und zwar jeden Tag und jede Nacht. Ich hatte manchmal das Gefühl, sie stehen vor meinem Bett und schauen mich an. Ich hatte fürchterliche Angst und die Depression war groß.

Das ging viele Jahre so. Ich weiß nicht, wie oft ich mir selbst die Frage gestellt habe, ob es nicht besser ist, dem Ganzen einfach ein Ende zu setzen.

Heute weiß ich, es war ein Test. Nichts weiter als ein Geschenk des Lebens an mich. Die Königsdisziplin sozusagen. Es war die Vorbereitung auf alles, was da noch kommen sollte. Unter anderem die heutige Zeit. Und wenn ich zurückblicke, dann glaube ich mich zu erinnern, dass ich das damals auch geahnt habe.

Jeder von uns, der ins Licht gehen will, muss es vom Dunkel unterscheiden können. Das Göttliche will erkannt werden. Und viele von uns, die im Licht stehen, haben die Dunkelheit hinter sich gelassen. Weil sie erkannt haben. Bewusst – weil sie die Erfahrung gemacht haben, dass die vermeintliche Macht der Angst im Endeffekt genauso schwach ist wie die Frequenz, auf der sie schwingt. Sie ist für mich nicht mehr existent.

Heute habe ich vor gar nichts Angst. Es kann mir nichts geschehen, was mir nicht schon zigmal geschehen wäre.

Die Menschen dürfen verstehen, dass unsere Welt im Außen nur eine Reflexion unserer diversen inneren Welten darstellt. Es leben derzeit acht Milliarden Menschen auf diesem wunderschönen Planeten, den wir Heimat nennen. Jeder dieser Menschen lebt ein ganz eigenes Leben. Kein Leben ist gleich. Jeder lebt seine ganz eigene innere Welt aus Ängsten, Wünschen, Träumen und Hoffnungen. Das heißt, es gibt mindestens acht Milliarden unterschiedliche Möglichkeiten, ein Leben zu gestalten. Und nun stelle man sich einfach mal vor, keiner dieser Menschen hätte

Angst. Wo kämen wir da hin? Es wären alle glücklich! Nicht auszudenken! Wenn Kontrolle nicht mehr funktioniert.

Spaß beiseite, es gibt nur zwei grundlegende Gefühle. Liebe und Angst. Alles andere sind Variationen. Sogar der Hass entsteht aus der Angst heraus.

Der größte Coup des Teufels neben der Tatsache, dass er die Menschen glauben gemacht hat, er würde nicht existieren, ist das Märchen vom Tod. Aufgrund der daraus resultierenden Angst ist er in der glücklichen Lage, alles mögliche Gerödel und sämtliche Obligationen verkaufen zu können. Versicherungen, Immobilien, Waffen, Shampoo gegen dünnes Haar, Operationen, Medikamente, Impfungen ... Die Liste ist lang. Mittlerweile gibt es sogar die Chemotherapie für Hunde. Ich hab' neulich gedacht, ich höre nicht richtig.

Der Teufel erzählt uns über seine sogenannten selbst ernannten Experten, was gut für uns ist, und wir schlucken die Pille – oder auch nicht. Im Übrigen pflegt mein Schwiegervater immer zu sagen: „Wenn einer nix kann, wird er Experte." Und wenn ich mir das Chaos der letzten vier Jahre anschaue, dann lässt es sich doch ganz stark vermuten, dass der Mann recht behält.

Der Tod sowie auch die Zeit sind nichts weiter als eine Erfindung niedrigschwingender Menschen. Das Leben ist ein Kreislauf. Energie geht niemals verloren.

Für mich hat diese ganze Inszenierung „System" komplett die Glaubwürdigkeit und auch den Schrecken verloren. All das ist so transparent. Ich sehe förmlich die Wesenheiten, die dahinterstecken. Sie sind den teilnehmenden, zu scheinbar allem verpflichteten Protagonisten ins Gesicht geschrieben.

Deswegen bin ich auch niemandem böse. Ich nehme das Drama für mich in meinem Leben komplett da raus.

Sämtliche politischen Akteure, sämtliche Befürworter des derzeitigen Systems, das nachweislich nicht dem höchsten und besten Wohle aller dient, sind wichtig. Sie machen ihren Job und handeln im eigentlichen Sinne nach dem göttlichen Plan.

Die Menschheit erwacht. In aller Konsequenz. Ich bin dankbar, dass sich alle so wunderbar an ihr eigens zu diesem Zweck verfasstes Drehbuch halten. Nur dadurch ist das große globale Erwachen möglich und eine nachhaltige Veränderung in Sicht. In uns und auch im Außen.

Wir dürfen uns nun langsam, aber konsequent von unseren Parasiten befreien – auf der geistigen und auch auf der körperlichen Ebene. Denn nicht anders wirken diese Entitäten an den Schalthebeln der gemachten Macht.

Ich habe ein paar Seiten zuvor von meinem damaligen parasitären Befall nach meinem Frankreichaufenthalt gesprochen. Ich behandle jeden Tag in meiner Praxis in Luxemburg, die letztendlich auch ein wundervolles Resultat der letzten vier Jahre darstellt, Menschen mit Parasiten. Ich finde sie in jedem einzelnen Patienten. In unterschiedlichster Ausprägung und mannigfaltigster Form. Dieses Thema ist mir sehr wichtig, und ich will es hier kurz erwähnen.

Ich rate dringend jedem Leser an dieser Stelle, sich mit dem Thema zu befassen, denn die meisten Ärzte zählen das nicht zu ihrem Aufgabengebiet. Zumeist aus Unwissenheit, vermute ich. Im Übrigen lässt sich mit Wurmmitteln natürlich auch nicht wirklich der große Reibach machen. Ivermectin hatte man ja zwischenzeitlich eben genau aus diesem Grund kurzfristig sogar vom Markt genommen.

Noch vor 100 Jahren ging man mit dem Thema ganz selbstverständlich um, in die heutige moderne Zeit möchte man das Ganze am liebsten gar nicht mehr integrieren und für die Menschen ausschließen. Ist ja nun auch nicht ganz so appetitlich.

Es ist wichtig zu wissen, dass unsere Erde von Parasiten nur so wimmelt, und gerade in einem menschlichen Körper und auch einem menschlichen Geist fühlen sich diese kleinen Kerlchen ganz besonders wohl. Es ist durchaus möglich, mit seinen diversen Parasiten in Symbiose zu leben. Doch oftmals ist es so, dass sie beteiligt sind an unzähligen Krankheitsverläufen, chronischen degenerativen Erkrankungen und auch unsere Psyche maßgeblich beeinflussen.

Parasiten stellen meiner Meinung nach das Hauptleiden unserer gesamten Weltbevölkerung dar.

Wenn man nun um die Verbindung von Körper, Geist und Seele weiß und wie Krankheiten eigentlich entstehen und dass Krankheiten eigentlich keine Krankheiten sind, sondern nur irgendwelche gewinnmaximierenden, namentlichen Bezeichnungen für unterschiedliche Energiemangelzustände, dann erkennt man ziemlich schnell den Zusammenhang zwischen dem körperlichen Befall durch Parasiten und der parasitären Energie im Außen, die unter anderem in den Akteuren unserer Zeit natürlich wirkt.

Jede Krankheit entsteht zuallererst im Energiefeld.

Wer oder was saugt an mir? Wer oder was raubt mir die Kraft? Durch wen oder was bin ich fremdbestimmt? Wer oder was arbeitet im Verborgenen und frisst mich auf? Wer raubt mir die Nahrung? Durch wen oder was verhungere ich bei lebendigem Leib?

Wenn wir nun wissen, dass nahezu alle Menschen unter Parasitenbefall leiden, dann ist die logische Schlussfolgerung, dass in gewisser Weise eine Fremdsteuerung stattfindet. Und diese ist meiner Meinung nach nicht zu unterschätzen.

Klingt spooky? Ist aber so.

Jedem unter euch, der an folgenden Symptomen beziehungsweise Erkrankungen leidet, empfehle ich, sich einfach mal auf parasitären Befall untersuchen zu lassen: Müdigkeit und Ausgelaugtsein, scheinbar ohne Grund, Burn-out, Depressionen, Herzrasen, Herzschmerzen, Schweißausbrüche (unabhängig von den Wechseljahren), plötzliche Gewichtsveränderungen (nach oben sowie auch nach unten), plötzliche Nahrungsmittelunverträglichkeiten, Temperatur-Missempfindungen ohne Grund, Gefühlsstörungen in Händen oder Füßen, plötzliches Auftreten von Allergien, Sehstörungen, Juckreiz auf der Haut, Ekzeme auf der Haut, Juckreiz im Ohr, ein Organ spielt plötzlich „verrückt", steigender Blutdruck oder starke Blutdruckschwankungen, Zwischenblutungen außerhalb der Periode, Neigung zu Zystenbildung, Schwindelanfälle, Atemnot, plötzlicher Leistungseinbruch bei Kindern, Jugendlichen oder Sportlern etc.

In der Regel ist es so, dass die genannten unklaren Symptome plötzlich auftreten, dann wieder verschwinden, um später erneut in Erscheinung zu treten. Oft gibt es auch Symptomverschiebungen. Zusätzlich gibt es eine ganze Reihe von Krankheiten, die oftmals mit einem parasitären Befall in Zusammenhang stehen und mit einer entsprechenden Behandlung rasch Besserung erfahren: Gelenkschmerzen, Wirbelsäulenschmerzen, Tennisarm-Syndrom, Migräne, Hexenschuss ohne Grund, Fibromyalgie, Polyneuropathie, Bauchschmerzen, Magen-Darm-Krankheiten wie Geschwüre, Divertikulitis, Divertikulose, Colitis ulcerosa, Morbus Crohn, Reizdarm, Verstopfung, Durchfälle, Heißhunger, Appetitlosigkeit, Allergien, Laktose-, Fruktose-, Glutenunverträglichkeit, Blutarmut, Fieberkrämpfe, ADHS, Müdigkeit, Nervosität, neurologische Krankheiten, Infektanfälligkeit, Blässe, Otitis, Afterjucken, nächtliches Erwachen und Schreien, Schlaflosigkeit, Haarausfall, Angst, chronische Ekzeme (Kopfhaut, Gehörgang), Neurodermitis, Abszesse und Ekzeme am After, Angst- und Panikattacken und etliches mehr.

Wenn sich jemand in einem der Krankheitsbilder wiederfindet, rate ich ihm liebevoll, sich mit dem Thema Parasiten als solchem und dem Thema der energetischen Parasiten auseinanderzusetzen. Viele Leidenswege können so gestoppt und im Idealfall umgekehrt werden.

Erkenne deine Parasiten! In diesen Zeiten dürfen wir an die Substanz gehen und aufräumen. Innerlich als auch äußerlich. Reinige deinen Tempel. Denn erst, wenn in dir Frieden herrscht, erfährst du den Frieden im Außen. Wer Krieg im Inneren trägt, erfährt den Krieg im Außen. Alles ist eine Frage von Frequenz und Resonanz. Du bist immer Sender und Empfänger zur selben Zeit. Richte deine Antenne aus. Die Zeit ist reif!

Wir steuern nun auf eine Zeit zu, in der viele Dinge, die gesehen werden wollen, ihren Weg ans Tageslicht finden. Es ist wichtig, dass die Menschen wieder zueinander finden, den einstmals erzwungenen Abstand verringern, Bruder und Schwester sich versöhnen und Heilung stattfindet. Im Innen und im Außen. Es ist wichtig zu verstehen, dass jeder Mensch in seiner seelischen Entwicklung auf einer anderen Position steht. Wo du vielleicht in einigen Bereichen bereits in den Meisterschuhen läufst, ist dein Bruder, Vater, Sohn vielleicht noch in den Kinderschuhen und umgekehrt.

Es macht keinen Sinn, die Schuldfrage zu stellen. Es ist von großer Bedeutung, die Stärken eines jeden jetzt herauszustellen, sie zu nutzen und die vermeintlichen Schwächen liebend zu akzeptieren. Es geht nur augenscheinlich um die Dinge im Außen. Sie sind nur der Spielplatz für viele kleine Seelen auf ihren vielen kleinen Missionen.

Das alles hier ist nur Geschichte. Das dürfen wir in diesen Zeiten glücklicherweise drehbuchgerecht und medienwirksam eindrucksvoll erfahren und in aller Konsequenz auch verstehen. Ist das nicht wundervoll? Es ist nichts anderes als primitive, unendliche Geschichte. Live und in Farbe! Primaten-TV. Der eine laust den anderen. Das Dschungelcamp lässt grüßen. Staatlich indoktriniert und teilweise zwangsfinanziert. Weil man sich nicht mehr anders zu helfen weiß, lässt man sich, als regelrechte und ganz offensichtliche Beleidigung an die menschliche Intelligenz, das ganze „Inszenario“ selbstverständlich richtig was kosten, damit wenigstens die Kulisse als halbwegs glaubhaftes Lügengerüst standhält. Und die Menschenskinder kosten ... einige von der roten Pille, andere von der blauen ... Jeder Einzelne von uns wird seinen ganz persönlichen Bedürfnissen, postnatalen Traumata und Ansprüchen entsprechend medienwirksam rund um die tickende Uhr bespaßt. Und wenn wir die eine Geschichte geschluckt haben, gibt es immer noch eine obendrauf. Und noch eine ...

Und ab und an, wenn sich der eine oder andere würgende, bürgende Bürger erdreistet zu fragen, warum und wieso ignoranterweise möglichst zügig gleich noch eine: damit nicht aus Versehen irgendein politischer Protagonist oder selbst ernannter Experte im Affekt eine dumme Antwort raushaut und der ganze Schwindel auffliegt! Bereits über viele Hunderte Jahre zieht sich dieses Schauspiel nun hin. Immer und immer wieder. Scheinbar endlos und augenscheinlich heillos. Selbst unsere Märchenbücher, die man uns als Geschichtsbücher verkauft, sind voll mit unendlicher Geschichte. Schicht für Schicht. Es hat sich auf die Dauer bewährt. Ein sehr lukratives und effizientes Erfolgsrezept der Geschichtenerzähler! Gottes Werk, zugemüllt durch Teufels Beitrag über viele Jahrhunderte, bis nicht mehr viel da war von dem, was einst so liebevoll und vielversprechend innerhalb der Menschheitsfamilie von Zeit zu Zeit an kollektivem göttlichen Funken durch die allgemeine Oberflächlichkeit an der Obrigkeit vorbei an der Oberfläche keimte und spross.

Man hielt uns lange Zeit bedeckt im Garten Eden.

Nun gilt es freizulegen, was lange verschüttet war. Schnappen wir uns ein Schippchen, schlagen dem Teufel ein Schnippchen und beginnen die wertvolle Saat wieder aufzudecken. Arbeiten wir uns selbstbewusst und konsequent langsam, aber sicher durch den schmierigen Morast jeder einzelnen Geschichte der Geschichtenerzähler, frei nach dem Motto: Der Mist der Vergangenheit ist der Kompost für die Zukunft.

Noch nie zuvor wussten wir so viel! Noch nie zuvor waren wir so viele! Wer in diesen Zeiten erwacht, schläft nie wieder ein. Ein solches weltweites, kollektives Erwachen hat es, wenn man zumindest dahingehend unseren offiziell genehmigten „Geschichtsbüchern“ Glauben schenken mag, niemals zuvor gegeben. Ist das nicht alles ganz zauberhaft? Es könnte doch nicht besser sein!

Ein herzliches Dankeschön möchte ich an dieser Stelle noch einmal all jenen aussprechen, die sich gerne aus der Verantwortung herausnehmen, aber dennoch als durchaus verantwortliche Protagonisten, Beteiligte, sogenannte Experten, Politiker, Beamte, Journalisten, Medienanstalten und etwaige Handlanger für diesen beispiellosen umfassenden und weitreichenden globalen Weckdienst für viele mühsam und recht kostspielig eingeschläferte Menschen fungieren. Stünde es in meiner Macht, würde ich noch heute das „Menschheitsfamilienweckverdienstkreuz“ ins Leben rufen.

Ich bedanke mich an dieser Stelle auch bei dir. Dafür, dass du einen Teil meiner wertvollen Lebensgeschichte und etwaige Schöpfergedanken mit mir geteilt hast. Wir sind Geschwister, du und ich. Wir beide sind von derselben Art. Unsterblich und frei. Zuallererst und zu guter Letzt. In aller Konsequenz.

Und entsprechend dem Titel dieses Buches „Gesicht zeigen" stehen wir uns heute gegenüber und reichen uns die Hand. Wir sind miteinander verbunden. Wir sind es, wir waren es und wir werden es immer sein.

Wir gehen gemeinsam in eine neue Zeit. Es gibt keine Alternative. Wo wir sind, ist oben.

Von Herzen, deine Sara

Von unerschütterlichem Optimismus zu aufklärenden Einsichten

Mich hat die Zusammenarbeit mit Sara vom ersten Moment an begeistert. Egal, welche Herausforderungen zu meistern und welche Probleme zu lösen waren oder welche Hindernisse aus dem Weg geräumt werden mussten, Sara tut dies stets mit einem unerschütterlichen Optimismus. Ihre Art ist hochgradig ansteckend, sie ist quasi ein Bazillus für gute Laune. Und das, lieber Leser, können wir in turbulenten Zeiten wie diesen wahrlich gut gebrauchen. Wenn du Sara bei ihren Aktivitäten folgen möchtest, dann empfehle ich dir den Sara-Bennett-Lightfight-Telegram-Kanal. Hier veröffentlicht sie nicht nur täglich brandaktuelle Nachrichten, Sara lädt in ihren großartigen Selfmade-Videos auch hin und wieder zu einem Dinkelkäffchen ein. Und eines ist dabei immer garantiert: Fröhlichkeit und Optimismus!

Auch du kannst zu einem Menschen werden, der sein Umfeld mit seiner Zuversicht ansteckt und seine wertvollen Erkenntnisse mit anderen teilt. Und möglicherweise machst du dann ähnliche Erfahrungen wie ich. Ich persönlich habe festgestellt, dass Wissen dazu beiträgt, dass ich mich besser fühle. Mich lassen schlechte Nachrichten nicht ins Frustloch fallen, geschweige denn bereiten sie mir Sorgen. Im Gegenteil, je mehr ich über diesen Planeten und das Vorgehen darauf in Erfahrung gebracht habe, desto größer wird meine Zuversicht, dass alles gut wird. Früher hatte ich zahlreiche irrtümliche Vorstellungen von dem, was auf der Welt geschehen ist, und manches versetzte mich tatsächlich in Angst und Schrecken. Doch je mehr ich hinter die Kulissen blickte, desto besser konnte ich verstehen, was für ein abgekartetes Spiel gespielt wird. Und wenn du weißt, was und wie es läuft, kann dich keiner mehr in Angst und Panik versetzen.

In aller Regel bedarf es eines großen Ereignisses, um wach zu werden, wie man so schön sagt. Durch Corona beispielsweise spürten und entdeckten Millionen von Menschen, dass da etwas nicht stimmen kann. Andere vermuteten bei den Ereignissen um John F. Kennedy oder das unfassbare Attentat 9/11 schon weitaus früher, dass wir in einer Art „Truman Show" leben, in der nicht immer alles so ist, wie es auf den ersten Blick scheint.

So hatte auch der nächste Autor sein persönliches Hinter-den-Kulissen-Aha-Erlebnis. Und dieses veränderte sein Leben um 360 Grad, pardon, natürlich nur um 180 Grad. Und nie zuvor hätte er es für möglich gehalten, dass er – ausgestattet mit enormem Vorwissen – so hinters Licht geführt werden konnte.

Heute ist er ein begnadeter Journalist und Aufklärungspraktiker, der zusammen mit dem tollen Team von NuoViso-TV Woche für Woche spannende Interviews führt und aufwendige Dokumentationen ausstrahlt. Dass er diese für die Gesellschaft so wichtige Arbeit heute leistet, hätte er vor einigen Jahren nicht zu träumen gewagt. Doch wie heißt es so schön: Erstens kommt es anders und zweitens ...

Bitte weiterblättern zum großartigen Robert Stein.

STOLPERSTEINE UND DIE KUNST, LOSZULASSEN

Robert Stein

Irgendwann um das Jahr 2013 oder 2014 herum ging ich während des Kongresses des legendären Regentreffs zum großen Büchertisch und wollte mir die Neuerscheinungen des Osiris-Buchversands anschauen. Ich stand etwas abseits und war in ein Buch vertieft, als ich plötzlich einen Gast die Frage stellen hörte: „Wo ist denn das Buch von Robert Stein?“ Oliver Gerschitz, der Kongressveranstalter und Gründer des Osiris-Buchversands, fragte nach, was der Herr denn genau meine. Die Antwort war für mich etwas verblüffend, denn der Argumentation nach ging dieser Herr davon aus, dass so ein Werk ja schon längst existieren müsste. Nachdem ich seit vielen Jahren beim Regentreff diese großen Vorträge abhalte, müsse es ja wohl auch ein Buch von mir zu diesen ganzen Themen geben.

Schon vorher und spätestens seit diesem Moment erinnert mich Oliver Gerschitz in regelmäßigen Abständen daran, dass dieses Werk schon lange überfällig sei. Bisher sind alle Anläufe dazu jedoch im Sande verlaufen. Warum sollte die Welt auch gerade jetzt auf ein Buch von mir warten, wenn doch jedes Jahr so viele tolle neue Bücher von brillanten Analysten und Kommentatoren des Zeitgeschehens auf den Markt kommen. Und jedes Mal, wenn ich dann einen Anlauf dazu unternahm, sah ich kurz danach ein Buch genau mit diesem Thema auf dem Büchertisch bei Oliver. Warum sich also diese Mühe machen?

Hinzu kommt, dass es meine Lehrer im Gymnasium recht erfolgreich geschafft haben, mir einzureden, dass ich nie wirklich Großes verfassen könnte, denn dazu seien meine Gedanken einfach nicht tief genug und auch sonst werde aus mir wohl nichts werden. So sah die moderne Pädagogik in Bayern in den 1980er-Jahren aus. Ein seltsames Konzept.

Wenn ich aber auf mein Leben zurückblicke, dann denke ich, sie lagen da alle ziemlich daneben. Dennoch sind diese Programmierungen aus früher Kindheit und auch die damit verbundenen Demütigungen (so jedenfalls war meine Wahrnehmung damals) erstaunlicherweise immer noch sehr wirkmächtig. Mehr dazu findest du im Kapitel des großartigen Ricardo Leppe und der wundervollen Katja Jäger.

Aber wie heißt es in dem alten Sprichwort: „Wenn der Prophet nicht zum Berg kommt, dann muss der Berg eben zum Prophet kommen." Weit davon entfernt, auch nur ansatzweise davon etwas in mir zu sehen, fühle ich mich dennoch sehr geehrt, in diesem Kreis meiner Mitautoren aufgenommen worden zu sein, und es ist mir Ansporn und Verpflichtung zugleich, mit meinen bescheidenen Gedanken zu diesem Werk beizutragen.

Als ich über mein Thema nachdachte, war schnell klar, dass ich nur die wichtigsten Wegmarkierungen und Kreuzungen meiner eigenen Reise skizzieren könnte, denn darin liegt möglicherweise schon eine der wichtigsten Lektionen im Leben. Es geht um die Fähigkeit, loslassen zu können, auch wenn es einem noch so schwerfällt. Loslassen von alten Glaubenssätzen, von falschen Vorstellungen im Leben, aber auch von toxischen Menschen, die einem den letzten Tropfen Lebenssaft aussaugen können. Und, das vielleicht wichtigste Thema, erkennen zu können, dass das gesellschaftliche System um uns herum auf ganz falschen Prämissen aufgebaut ist. Wir müssen uns trauen, umzudenken, auch wenn der Sprung in den blauen Dunst für viele eine kaum zu überwindende Hürde darstellen mag.

Aber warum ist das so? Wieso können wir so schwer loslassen, obwohl wir doch oft schon seit langer Zeit erkannt haben, wie unrund so manches im Leben läuft beziehungsweise wie falsch es sich anfühlt?

Vielleicht hilft ein Blick zurück an den Anfang dieser Geschichte namens Mensch.

Wer hat schon einmal versucht, allein ein Haus zu bauen, eine Brücke oder einen Brunnen? Sind Mammuts von einzelnen Urmenschen erlegt worden? Wie konnte sich unsere Spezies letztendlich entwickeln und ihren Siegeszug über diese Erde antreten? Die Antwort ist so naheliegend wie einfach: zusammen. Immer im Verbund mit anderen. Die Familie, die Gruppe, der Stamm, die Sippe haben uns geholfen, den Widrigkeiten der Urzeit zu widerstehen. Und wer ausgestoßen wurde, war mit großer Wahrscheinlichkeit dem Untergang geweiht. Ohne die Zugehörigkeit zu einem Kollektiv ist das Individuum kaum überlebensfähig, sonst sind wir im wahrsten Sinne des Wortes auf uns allein gestellt.

Diese archaischen Grundmuster sind meiner Wahrnehmung nach noch immer sehr prägend in unseren Gesellschaften. Und wenn es eine große Erkenntnis aus der Corona-Zeit geben mag, dann die, dass Menschen fast alles mitmachen, nur um nicht bei den Ausgestoßenen zu landen. Wir erinnern uns, die Pandemie der Ungeimpften. Da war doch was.

So schleppen wir uns oft durch die Widrigkeiten und Mühen unserer modernen Zeit, wohl wissend, dass vieles falsch läuft, aber wir trauen uns nicht, das alte Muster und die damit verbundenen Verhaltensweisen loszulassen. Das jahrzehntealte Abo für die Süddeutsche Zeitung wird nicht abbestellt, wo kämen wir da hin? Die Tagesschau wird stoisch um 20:00 Uhr eingeschaltet, denn wo sonst sollte man so gut informiert werden? Prof. Leschs Kosmos gibt es gleich hinterher, und wer im Kollegenkreis mitreden will, sollte den Spiegel gelesen haben.

Winston Churchill wird sinngemäß folgendes Zitat zugeschrieben: „Irgendwann im Leben wird jeder Mensch einmal über die Wahrheit stolpern. Aber anstatt sich umzudrehen und zu schauen, worüber man gerade gestolpert ist, klopfen sich die meisten Menschen den Staub von den Schultern und gehen weiter ihres Weges, so als wäre nichts geschehen."

Auf meinem eigenen Weg durch dieses Leben lagen einige solcher Stolpersteine. Über den ersten fiel ich 1991 im Kino, als Kevin Costner im Film JFK von Oliver Stone den Staatsanwalt Jim Garrison spielte – in seinem stoischen Kampf gegen übermächtige Gegner. Das legendäre Plädoyer im Gerichtssaal am Ende des Films und seine Darstellung der magischen Kugel brachte mir zum ersten Mal das Konzept eines Tiefen Staates nahe, einer dunklen Kraft im Hintergrund. Ein kurzer, noch diffuser Blick hinter den Vorhang auf die versteckten Machtverhältnisse auf dieser Welt.

Doch ich war gerade damit beschäftigt, Soldat zu spielen, und hatte keine Zeit für tiefere Gedanken rund um die Ereignisse des 22. November 1963. Aber ein plötzliches Grundrauschen an Skepsis war ab diesem Zeitpunkt vorhanden, denn zu groß war dieser „Grassy Knoll", der wohl berühmteste Grashügel der Geschichte an der Dealey Plaza in Dallas.

Durch eine Laune des Schicksals sollte ich genau zu der Zeit in Uniform über diesen Planeten laufen, als die Welt unmittelbar vor dem Frieden stand. Im Januar 1990, wenige Wochen nach dem Mauerfall, bekam ich den ersten Dienstgrad des Lebens verpasst (Stichwort Schulterglatze) und wenige Wochen nach dem 11. September 2001 zog ich diese Uniform wieder aus. In der Rückschau schon fast ein ironisches Timing, sich diese Dekade für so ein Abenteuer auszusuchen. Der Kalte Krieg war vorbei, der Warschauer Pakt löste sich auf, eine Kaserne nach der anderen wurde geschlossen, ein Regiment nach dem anderen wurde aufgelöst. Friedensdividende war das geflügelte Wort, Schwerter zu Pflugscharen. Der Dienst und das Gefühl der damaligen Zeit ist nicht ansatzweise mit heute vergleichbar, in der Rückschau wie aus der Zeit gefallen.

Seit ich als fünfjähriger Bub zum ersten Mal in einem Flugzeug saß und sich beim Start so langsam der Boden unter mir entfernte, war klar: Ich wollte unbedingt Pilot werden. Nachdem es aber mit dem Gymnasium nicht ganz bis zum Ende geklappt hatte und der Traum damit ausgeträumt war, suchte ich als junger Mensch den richtigen Weg im Leben.

Durch einen Freund meiner Familie, der in meiner Heimatstadt Dillingen an der Donau Berufssoldat war, erfuhr ich von den verschiedenen Ausbildungsmöglichkeiten als Zeitsoldat bei der Bundeswehr. Als Pazifist ein nicht ganz bedenkenloser Gang, aber mit den Rahmenbedingungen von damals gar nicht so schlimm wie zunächst gedacht. Mein Ziel, die Bundeswehr nach vier Jahren und mit vielen Ausbildungen bewaffnet wieder zu verlassen, verlief jedoch nicht ganz nach Plan, denn plötzlich und vollkommen unerwartet öffnete sich eine goldene Tür, nein, die goldene Tür schlechthin und mein eigentlicher Kindheitstraum sollte sich erfüllen.

Eines Tages landete ein Hubschrauber in meiner Kaserne. Ich ließ alles stehen und liegen und nach zehn Minuten hatte ich dem Piloten mindestens schon 20 Fragen gestellt. Von meiner Neugier und Begeisterung überrascht, fragte mich dieser Oberfeldwebel, warum ich denn nicht selbst fliegen wolle. „Tja, ohne Abi wohl unmöglich", war meine Antwort. Doch mit der Mittleren Reife (10. Klasse bestanden) und einer abgeschlossenen Berufsausbildung beim Bund als Funkelektroniker hätte ich wohl jetzt die Voraussetzungen, wie mir dieser Heeresflieger in seiner schicken Fliegerkombi erklärte. Kurz danach startete die BO-105 wieder und in meinem Kopf begann ein großes Licht zu leuchten, heller als je zuvor. Noch bevor der Klang der Rotoren am Horizont verschwand, war mir klar, dass ich alles tun würde, um durch diese Tür gehen zu können.

Der Wechsel vom Heer zur Luftwaffe und die vermeintlich größte Erfüllung im Leben, der Traumberuf Pilot, wurde trotz aller Unkenrufe tatsächlich Realität, inklusive aller dazugehörigen Klischees. Flieger sind einfach Sieger. Wer in Fliegerkombi durch diese Welt läuft, wird verstehen, was ich meine. Die ständige Extra-Portion Wertschätzung und Bewunderung. Die kleinen und großen Vorteile, gerade finanziell.

Doch so seltsam es auch klingen mag, von Anfang an war der Wurm drin, von der ersten Flugstunde bis zum Abschluss der Lufthansa-Schule in Bremen. Es dauerte sehr lang, bis ich es wirklich verstand, und es war wohl eine der schmerzhaftesten Erkenntnisse im Leben: Es gibt nichts, was ich mehr liebe als Flugzeuge, doch ich musste mir selbst eine furchtbare Diagnose stellen, denn ich habe tatsächlich ... Flugangst.

Was für eine Ironie des Schicksals und ein wirklich schlechter Witz des Universums, oder? Der Kampf, zur Luftwaffe zu kommen, die Vorauswahlverfahren in den USA, die Offiziersausbildung, die Verkehrsfliegerschule, der ganze Stress. Und dann entpuppt sich dieser große Traum als totaler Albtraum. Ich suchte Rat bei Fliegerärzten und Psychologen, die mir alle zu diesem Schritt und dieser schmerzlichen Erkenntnis gratulierten, denn besser so, als die Transall C-160 irgendwann in einen Berg zu semmeln. Aber es gab auch einige Leute im Kommandostab der Luftwaffe, die mein großes Coming-out auf gänzlich andere Art interpretierten.

Der Weg aus dem System Bundeswehr hinaus würde diesen Rahmen jetzt sprengen, aber in einer Zeit, in der der Begriff toxische Männlichkeit noch gar nicht existierte, versuchten einige höhere Offiziere, mein Leben zur Hölle umzugestalten. Doch plötzlich, nach langem Kampf und ungewisser Zukunft, kam eine ganz besondere Frau wie aus dem Nichts und bog alles wieder gerade. Die Geschichte der damals einzigen Pilotin und meiner eigenen Fliegerärztin bei der Bundeswehr, Frau Dr. Christine Bauer, muss jedoch an anderer Stelle erzählt werden. Der Neid und Hass und das unsägliche Mobbing ihrer männlichen Vorgesetzten, die sich nie mit ihrer unnachgiebigen und menschlichen Art abgefunden haben, hatte sie gebrochen, mit den schlimmsten Folgen. Mein Leben wollte sie 1999 noch retten, doch dann, aus purer Verzweiflung, als man sie von ihrem Posten als Fliegerärztin absetzte, nahm sie am nächsten Tag Tabletten und schlief für lange zwei Jahre, bevor sie endlich diese Welt verlassen durfte. Ihr Fall sorgte damals für viel Aufmerksamkeit und Bestürzung auch über Deutschland hinaus.

Viele Monate kämpfte ich damals mit einem durch und durch verkorksten System von Bürokraten in Uniform und Menschen mit viel zu viel Macht in ihren Händen. Doch durch eine Fügung des Schicksals, genau am 11. August 1999, ein paar Minuten nach der großen Sonnenfinsternis, löste sich durch einen einzigen spontanen Anruf ein großer gordischer Energieknoten und ein neuer Weg tat sich auf. Ein Weg, der ohne dieses vermeintliche Scheitern nie eine Option gewesen wäre.

Mit einem Schlag war eine kurz vorher noch schier unmögliche Situation in das genaue Gegenteil verkehrt worden. Ich sprang in den blauen Dunst, und in der Rückschau war es sicherlich eine der wichtigsten Entscheidungen im Leben, auch wenn es sich zuerst nicht danach angefühlt hatte. Dieser riesige Stolperstein, der mich so richtig ins Straucheln brachte, konfrontierte mich mit meiner ganz persönlichen Wahrheit. Sich ihr zu stellen, war die große Aufgabe, um sogar den ganz großen Lebenstraum loslassen zu können. Der Verlust von Karriere, Geld und Prestige war letztendlich nichts im Vergleich zum Gewinn eines neuen und befreiten Lebens jenseits dieses engen Korsetts eines Militärpiloten. Allein die Vorstellung, heute als NATO-Pilot aktiv an diesem kollektiven Wahn beteiligt zu sein, lässt mich schaudern.

Aber befreit von uniformen Gedanken und uniformen Menschen im Geiste, konnte ich die Welt mit Anfang 30 ganz neu entdecken. Das Internet-Zeitalter begann mit all seinen gigantischen Möglichkeiten der Informationsgewinnung. Damit fanden auch viele neue Bücher plötzlich ihren Weg zu mir, darunter ein paar verbotene. Ich war gerade fertig mit dem Lesen von „Geheimgesellschaften – Teil 1" eines gewissen Jan van Helsing, als an einem schönen Sommertag im September 2001 eine Verkäuferin an der Kasse zu ihrer Kollegin diesen einen mir unvergesslichen Satz sagte: „Du, der zweite Turm ist jetzt auch eingestürzt!"

Es war der späte Nachmittag des 11. September. Bis dahin hatte ich noch nichts mitbekommen von den Ereignissen dieses für uns alle so einschneidenden Tages, der innerhalb von nur 15 Minuten die ganze Welt veränderte. Der Schock der Bilder und die Wucht der Geschehnisse hat mich, wie viele andere auch, anfangs komplett aus der Bahn geworfen. Doch bereits wenige Tage danach las ich einen Text eines mir bis dahin unbekannten Journalisten namens Mathias Bröckers, seines Zeichens Mitbegründer der TAZ und wortgewandter Beobachter dieser Zeit. In kurzen Worten listete er schon damals mindestens ein Dutzend rätselhafter Beobachtungen und Merkwürdigkeiten rund um die Anschläge auf. Eine sehr weitsichtige Analyse. Und noch bevor Osama bin Laden und seine 19 Räuber als ultimative Bösewichte aufgebaut werden konnten, war mir klar, dass an der offiziellen Version nichts, aber auch gar nichts stimmen kann. Wer die Vorträge und Bücher von Daniele Ganser dazu studiert, kann heute in epischer Breite sehen, wie groß diese Täuschung von Anfang an war.

Spätestens ab diesem Moment war klar: 9/11 war und ist bis heute für viele Menschen eine Weggabelung. In die eine Richtung zeigt ein Schild mit der Aufschrift: „Gehen Sie hier bitte ruhig weiter, keine Sorge, wir kümmern uns." In die andere Richtung ist zu lesen: „Diesen Weg du wirklich gehen willst, junger Padawan? Holprig der Weg in den Kaninchenbau sein wird." (Meister-Yoda-Akzent)

Es war von Anfang an offensichtlich, welchen Weg ich einschlagen musste. Ich wurde mir endgültig bewusst, welche gigantische Macht sich hinter den Kulissen verstecken muss, vor allem zu welch unglaublichen Inszenierungen sie imstande war und bis auf den heutigen Tag wohl auch noch immer ist.

Doch trotz der geradezu monströsen und absurden Lügen rund um 9/11 musste ich verwundert feststellen, dass viele meiner Mitmenschen mit diesem Thema große Probleme hatten. So auffällige Widersprüche, wie der Einsturz des Gebäudes WTC 7, trafen erstaunlicherweise auf wenig Resonanz in meinem Umfeld. Wenn, so ein oft gehörtes Argument, es denn so wäre, dass hinter den Anschlägen die USA selbst stecken würden, dann hätte es schon lange im Spiegel gestanden. Alles nur Verschwörungstheorien, substanzlos, unhaltbar, krude, lächerlich und vor allem schon lange widerlegt.

Anstatt sich objektiv mit den Fakten zu beschäftigen, zieht es die überwiegende Mehrheit vor, sich auf die Aussagen „der Experten" zu verlassen, anstatt sich umzudrehen und genau zu schauen, über welchen Stolperstein man gerade gestrauchelt ist. Zu groß ist die Verlustangst eines Wertesystems, welches ein Leben lang aufgebaut wurde, durch Schule, Studium, Beruf und Karriere. Allein die Vorstellung, von den Medien absichtlich fehlinformiert zu werden, ist so hanebüchen, gerade in intellektuellen Kreisen der Gesellschaft, dass jegliche Diskussion per se ausgeschlossen ist.

Das Weltbild eines sich „kümmernden Staates" mit „aufrechter Demokratie" und „freier und unabhängiger Presse" ist nicht nur Identifikationsanker, sondern auch Fundament des eigenen Wertehorizonts.

Wer diesen Deutungsrahmen verlassen will, muss nicht nur alte Glaubenssätze und -muster hinter sich lassen, sondern stellt sich auch gegen die offizielle Version – und damit gegen die Gruppe. Und wieder greift die Angst vor der Verbannung, vor dem Ausschluss aus der Gemeinschaft. Diesen Raum der Orientierung zu verlassen, wäre ein zu großer Verlust an Sicherheit. Es ist ein kleines bisschen wie sterben, wenn das eigene gehegte und gepflegte Weltbild zerbricht. Deswegen ist es besser, von Daniele Ganser nichts zu hören.

9/11 war für mich, und ich spreche hier sicher für viele unserer Leser, ein „Rote-Pille-Moment". Ein unfreiwilliges Aufwachen aus der Matrix. Ein erneutes großes Loslassen auf die harte Tour. Es sieht ganz danach aus, als leben wir in einer globalen Inszenierung, in der Kulisse einer Scheinwelt, die nur wenige erkennen können und, was noch viel schlimmer ist, die wenigsten sehen wollen. Von dieser Erkenntnis aus sollte es aber nochmals ein Jahr dauern, bis mir klar wurde, um wie viel größer diese ganze Inszenierung womöglich ist.

Mir fiel die Werbung für einen Vortragsabend in die Hände, der mir zunächst nur ein mitleidiges Lächeln abgerungen hatte. Ein gewisser Gernot Geise wollte mit dem Thema „Apollo – Die Mondlüge" darlegen, warum das größte Abenteuer der Menschheit der größte Schwindel war. An dieser Stelle kurz zu meiner

Biografie: Ich wurde geboren im März 1970 und das lässt den Moment meiner Menschwerdung nach einfacher Rechnung (minus neun Monate) auf den Juni 1969 fallen, also wenige Tage vor den Start des vielleicht größten Abenteuers, das die Menschheit bis dahin erlebte. Der Weg des Homo sapiens hinaus ins All, der Start von Apollo-11. Mein Herz begann zu schlagen, als die ganze Welt im Weltallfieber war, und mein Vater war ein großer Apollo-Fan dieser Zeit.

Warum auch immer ich mich für genau dieses persönliche Startfenster entschieden habe – meine ersten Erinnerungen im Leben sind Mondbilder, Mondbriefmarken, Mondlandegedenkmünzen und ein großer Mondflug-Atlas meines viel zu früh verstorbenen Vaters, der von der Fliegerei und Raumfahrt absolut fasziniert war. Durch meine Adern fließt der Geist von Apollo, wortwörtlich, und als ich als junger Flugschüler 1994 im Smithonian-Museum in Washington die original Apollo-11-Landekapsel sah, war es die Erfüllung eines Traumes. Mein persönlicher heiliger Gral. Welcher Ort könnte bedeutender sein als dieses Museum mit all den Pionierleistungen unzähliger Ingenieure und Erfinder. Und die Krönung, die größte Geschichte in der ganzen Geschichte, stand direkt vor mir.

Und dann kommt da jemand um die Ecke und will einen Vortrag halten mit dem Titel „Die Mond-Lüge“? Ernsthaft?

Wer es in der heutigen Zeit wagt zu behaupten, mit der Mondlandung wäre etwas faul, der bekommt mit großer Wahrscheinlichkeit Spott, Häme oder einfach nur bloßes Bedauern zu spüren. Nachdem diese lächerlichen Behauptungen doch schon so lange widerlegt wären, müsse man schon ganz schön verzweifelt, ungebildet oder beides sein, solchen Schwachsinn zu glauben. Wie sollen denn Hunderttausende Menschen, die an diesem Programm mitgearbeitet haben, getäuscht worden sein? Oder sollen uns alle Macher des Apollo-Programms seit über 50 Jahren etwas vormachen? Also gehen Sie bitte weiter, es gibt hier nichts zu sehen. Alles gut.

Mit genau dieser Meinung fuhr ich also im September 2002 zu jenem Vortrag fernab der Großstadt im Bayerischen Wald, zu einem Treff, der nach der Stadt benannt ist, in der er nunmehr seit 1996 monatlich stattfindet: der Regentreff. Ein Riss in der Matrix, eine „Anomalie im bayerisch-ländlichen Raum-Zeit-Kontinuum" (Zitat Robert Fleischer), ein Ort, in dem sich seit so langer Zeit immer wieder Menschen aus dem gesamten deutschsprachigen Raum treffen, die es wagen, über den Tellerrand hinauszuschauen. Menschen, die mit den alten Erklärungsmustern nicht mehr einverstanden sind und die nach Antworten suchen.

Bewaffnet mit dem vermeintlich geballten Wissen meines Lebensthemas Luft- und Raumfahrt, wollte ich dem Häretiker des damaligen Vortrags die Stirn bieten. Sein infamer Versuch, mir die Helden meiner Kindheit madig zu machen, sollte scheitern. Die Crew von Apollo 11, Armstrong, Aldrin, Collins, das wohl größte Heldentrio in der Geschichte der Menschheit, saß auf der Anklagebank und ihr treuer Herold war auf dem Weg, sie zu verteidigen.

Ein kleiner Gasthof mit Saal, ein Haufen bunter Leute und ein Büchertisch des Osiris-Buchversands waren der Rahmen dieses, in meinen Augen, Schauspiels. Doch etwa 30 Minuten nach Beginn des Vortrags und etwa zehn Folien auf einem Overhead-Projektor später bekam mein Kosmos sichtbare Risse, die sich bis zum Ende des Vortrags systematisch vergrößerten. Konnte das wirklich sein? War ich tatsächlich so blind, obwohl ich diese Bilder und Filme mein Leben lang vor mir hatte? Wie konnte das vor den Augen der Weltöffentlichkeit geschehen?

Verwirrt und aufgewühlt trat ich die Heimreise an, aber nicht, ohne vorher noch den Büchertisch zu plündern und einen Stapel Bücher mit nach Hause zu nehmen – aus den Kategorien „Ich hatte ja keine Ahnung!" oder „Warum hat mir das bisher keiner gesagt?".

Zu Hause angekommen, nahm ich die Apollo-Bücher meines Vaters aus dem Regal, die er mir als Kind so oft gezeigt hatte. Und auf einmal sah ich es, überdeutlich. Das legendäre Foto von Buzz Aldrin, der mit der Sonne im Rücken seinen eigenen Schatten auf der Oberfläche des Mondes fotografierte. Ikonisch. Heldenhaft. Und genau dort am rechten Rand dieses Bildes tat sich der

Riss in der Matrix auf, so groß wie der Grand Canyon selbst. Ein Stück Fels, etwa 4 bis 5 Meter entfernt, vielleicht von der Größe einer Bierkiste. Da die Sonne die einzige Lichtquelle auf dem Mond gewesen sein soll, müsste der Schatten dieses Felsens auch in dieselbe Richtung weisen. Doch dieser kleine dunkle Fleck, den meine Augen schon Tausende Male gesehen hatten, wurde plötzlich zur Anomalie, zum Menetekel, denn auf diesem der ganzen Welt bekannten Bild verläuft der Schatten des Felsens fast rechtwinklig zum Schatten des Astronauten.

Und dann einfach so, mit dem Geräusch einer Seifenblase, die sich langsam und schimmernd auf dem Boden niederlässt, ist mein altes Weltbild endgültig und unwiederbringlich implodiert. Blubbs. Einfach so.

Doch beim Thema Mondlandung scheiden sich die Geister, nicht nur zwischen Mainstream und freien Medien, sondern auch in unserer eigenen Bubble, in unserem Informationsraum. Unzählige Diskussionen, die ich schon mit Kollegen und Freunden geführt habe, aber überzeugen konnte ich die wenigsten. Es ist mir bis heute ein Rätsel, wie Leute den 11. September 2001 sofort als gigantischen Betrug verorten konnten, aber beim Thema Mondlandung komplett dichtmachen, wobei die Liste der Merkwürdigkeiten länger ist, als man glaubt, wenn man sich traut, genauer hinzuschauen.

Fangen wir doch bei den Fotos an. Allein die Existenz der Fotos ist schon merkwürdig, denn die Temperaturen auf dem Mond, die zwischen 120° Celsius in der Sonne und -120° Celsius im Schatten schwanken, sollten jeden analogen Film mit einer fotochemischen Beschichtung unbrauchbar machen. Jeder, der früher einmal einen Film im Handschuhfach eines Autos in der prallen Sonne vergaß, kann davon ein Lied singen, denn sogar 60° bis 70° Celsius lassen die Emulsion schon defekt werden. Aber okay, angenommen die Fotokassetten und Kameras wären thermisch so gut isoliert gewesen – wie haben denn die Astronauten die Filme in den Kameras gewechselt? Bei den verwendeten Hasselblad-Kameras war ein Filmwechsel wirklich kompliziert. Man braucht beide Hände dazu und muss eine dünne Schutzplatte herausziehen, die den Film vor Belichtung schützt. Dieser Vorgang ist schon mit Arbeits- oder Gartenhandschuhen fast unmöglich, aber wie mit diesen klobigen Handschuhen des Mondanzuges so ein filigraner Vorgang ausgeführt wurde, erscheint mir äußerst rätselhaft. Ich lasse mich gerne eines Besseren belehren, aber bis heute kenne ich keine Aufnahme im Apollo-Programm oder aus dem Training selbst, die gezeigt hätte, wie das funktioniert haben soll. Wurden die Filme also in der Mondfähre selbst gewechselt?

Bei den Außenbordeinsätzen aller Mondmissionen von Apollo 11 bis 17 (außer 13 natürlich) sollen insgesamt 6.514 Fotos entstanden sein. Die Filme hatten zwischen 120 und 180 Bilder, das heißt, es muss über 40 Filmwechsel gegeben haben. Es erscheint recht unwahrscheinlich, dass die Astronauten so oft ein- und ausgestiegen sind, nur um neue Filme einzulegen.

Noch ein guter Punkt zu den Fotos: Insgesamt waren alle zwölf Astronauten zusammen 80 Stunden und 30 Minuten außerhalb der Mondfähren. Teilt man die Anzahl der Bilder durch diese Zeit, kommt man auf ein Bild alle 45 Sekunden. Recht sportlich, wenn man bedenkt, wie viele andere Aufgaben noch anstanden. Und dabei dürfen wir auch nicht vergessen, dass die Astronauten keinen Sucher hatten, um das Motiv auszusuchen, denn die Kameras waren vor der Brust am Anzug befestigt. Belichtung, Schärfe, Brennweite, alles musste manuell eingestellt werden, ohne dabei den Bildausschnitt selbst zu sehen. Hinzu kommen noch seltsame Belichtungen in den Bildern, die aussehen, als hätte ein Scheinwerfer Teile des Mondbodens aufgehellt. Aufnahmen gegen die Sonne, bei denen das Motiv trotzdem hell erleuchtet ist und das ohne, wie schon erwähnt, zusätzliche Lichtquellen. Falsche Schattenwürfe, inkonsistente Spiegelungen in den Helmvisieren etc., etc. Alles Argumente mit wenig Überzeugungskraft für die Verfechter der offiziellen Version.

Aber ich möchte den geschärften Blick des geneigten Lesers auf die wirklich erstaunlichsten Punkte lenken, weswegen wir uns der Technik der Mondlandefähre selbst nähern wollen. Dort sind ganz andere Rätsel zu lösen.

Im offiziellen Ablauf der Mission wurde die Mondfähre (LM – Lunar Module) vom Kommandomodul (CM – Command Module) im Orbit abgekoppelt und flog dann mit zwei Astronauten zur Oberfläche.

Rätsel Nr. 1: Die Astronauten hatten keine Sitze an Bord, sondern waren mit Gummibändern am Boden fixiert. In der Schwerelosigkeit des Alls auch nicht wirklich das Problem. Aber spätestens beim Abstieg aus dem Orbit musste die Schwerkraft beide Astronauten nach unten ziehen, das heißt, sie hätten, solange das Raumschiff noch in Schräglage flog, noch bevor es senkrecht abstieg, auf die untere Seite fallen müssen. Oder ergibt sich dieses Problem aufgrund der geringeren Schwerkraft auf dem Mond erst gar nicht und die Astronauten konnten sich an Griffen so lange festhalten, bis sie senkrecht abstiegen?

Rätsel Nr. 2: Keine Sitze bei der Mondlandung bedeutet, beim Start vom Mond zurück gab es auch keine. Wie haben die Astronauten die enormen Beschleunigungskräfte beim Start abgefangen, wenn sie nicht wie beim Start auf der Erde rücklings in ihren Sitzen lagen und mit einem Mehrfachen der Erdanziehung regelrecht in die Sitze gepresst wurden? Ach ja, ich vergaß: die geringe Schwerkraft des Mondes, sorry.

Rätsel Nr. 3: Die Landung soll von den Astronauten per Hand geflogen worden sein, wobei kleine Steuerdüsen an der Mondfähre zur Lagestabilisierung gedient haben sollen. Um das zu trainieren, wurde auf der Erde ein Trainingsgerät gebaut, das LLRV, Lunar-Landing-Research-Vehicle, auch fliegendes Bettgestell genannt. Mit diesem Gerät, übrigens ein völlig anderes Konzept als die Mondfähre selbst, mit viel tiefer liegendem Schwerpunkt und schwenkbarem Haupttriebwerk, gab es im Training massive Probleme. Es kam zu mehreren Abstürzen, wobei Neil Armstrong selbst fast zu Tode kam, als er nach einem Kontrollverlust mit dem Schleudersitz aussteigen musste und mit dem Fallschirm fast in den Flammen des explodierten LLRV landete. Aber auf dem Mond soll dann alles reibungslos verlaufen sein, und das Ganze sechsmal erfolgreich. Die senkrechte Landung eines technischen Apparats auf dem Abgasstrahl eines Raketentriebwerks ist in etwa vergleichbar mit dem Versuch, einen Besen mitsamt dem Stiel auf einem Finger zu balancieren. Ein äußerst instabiler Zustand und es bedarf einer ständigen Lagekorrektur. Uns erzählt man, dass es Anfang der 1970er-Jahre kein Problem gewesen sein soll, so eine Landung, ohne diese vorher zu testen, auf dem Mond zu realisieren. Aber alle Versuche, so eine Technik auch auf der Erde einzusetzen, sind nach Apollo kläglich gescheitert. In den 1990er-Jahren wurden deshalb verschiedene solcher Projekte erfolglos abgebrochen.

Es sollte bis zum Jahre 2015 dauern, bis es Elon Musk mit seiner Firma SpaceX schaffte, eine wiederverwertbare Rakete zu bauen, die so leistungsstarke Computer und Flugregelsysteme an Bord hatte, um senkrecht landen zu können. Über 40 Jahre waren wir dazu nicht in der Lage. Und selbst heute könnte kein Mensch diese Raketenstufen ferngesteuert landen, wenn sie nach dem Start zurückkommen. Nur Computer können diese Flugregelung mit Hunderten Messungen und Steuereingaben pro Minute überhaupt schaffen. Aber bei Apollo hat es funktioniert, wegen ... ich weiß, der geringeren Schwerkraft, schon klar.

Rätsel Nr. 4: das Landetriebwerk. Die Mondfähre war 6 Meter hoch und 4 Meter breit, und das Triebwerk zur Landung hatte einen Durchmesser von einem Meter. Am Boden abgestellt, befindet es sich knapp einen Meter über dem Grund. Auch wenn uns erzählt wird, dass die Mondfähre mit gedrosseltem Triebwerk gelandet sein soll (natürlich wegen der geringen Schwerkraft), hätte der Abgasstrahl den Boden unterhalb der Fähre in Mitleidenschaft ziehen müssen. Der Massenauswurf von so einer Raketendüse ist wie ein überdimensionaler Schweißbrenner, der alles in seinem Weg gnadenlos malträtiert, selbst noch mit dem Minimumschub. Dieses Hitzeinferno sollte deutlich sichtbare Spuren hinterlassen, jede Menge aufgewirbelten Staub, großflächig abgeplatztes Gestein, Brandspuren an den Landebeinen oder der Fähre selbst durch den Strahl, der am Boden reflektiert wurde.

Doch auf allen Fotos der Mondmissionen sieht es so aus, als wäre die Mondfähre einfach so hingestellt worden. Die breiten Teller am Ende der Landebeine waren mit Goldfolie überzogen, doch darauf lag nicht ein einziges Staubkorn, es war blitzblank. Kein verbrannter Boden, es lag sogar noch Staub unterhalb der Fähre.

Und hier möchte ich einen Gedanken aufgreifen, den ich so noch nie gelesen habe. Wenn die Mondlandung von Apollo-11 als das bisher größte Abenteuer der Menschheit betrachtet wird, warum hat es dann 50 Jahre gedauert, bis ein Film über Neil Armstrong gedreht wurde? Und ich meine hier nicht die Dokumentationen oder Billig-Hollywood-Produktionen mit schlechten Schauspielern und mieser Ausstattung, sondern ich spreche von der Créme-de-la-Créme der besten Schauspieler. Es gab zwar 1997 einen großen Apollo-Film, aber der war ausgerechnet über die Apollo-13-Mission, die ja bekanntlich nicht gelandet ist, sondern nach einer Havarie im All nur um den Mond herumflog. Warum wurde es bildlich nicht immer und immer wieder gezeigt, wie die Mondfähre aufsetzt, wenn es doch die größte Leistung der Menschheit sein soll?

Es sollte bis zum 50. Jahrestag 2019 dauern, bis Ryan Gosling, der James Dean unserer Zeit, Neil Armstrong verkörpern durfte. Voller Spannung saß ich im Kino, um endlich zu sehen, wie wohl die Mondlandung auf großer Leinwand inszeniert worden war. Schon nach den ersten Szenen im Film war mir klar, wohin die Reise gehen sollte. Man sieht eine sogenannte subjektive Einstellung, das heißt die Sicht des Schauspielers, in diesem Fall das Cockpit des Experimentalflugzeugs X-15, mit dem die Astronauten Höhenflüge geübt hatten. Diese Einstellung dient als filmisches Mittel, um Spannung zu erzeugen, der Zuschauer ist mittendrin. Ich wusste in diesem Moment sofort, wie dann die Landung auf dem Mond selbst inszeniert werden würde, und tatsächlich, nach langatmigen Szenen eines wirklich schlechten Films, der sich in emotionalen Dialogen verliert, soll der Adler endlich auf dem Mond landen. Und was sieht man? Die gleiche Einstellung wie zu Beginn des Films, ein Blick auf die Instrumente. Warum kein Blick nach draußen oder eventuell vielleicht eine Totale der gesamten Landesituation? Eine Zeitlupenaufnahme der letzten Meter, bevor die Mondfähre zum Stillstand kommt? Nein, nichts davon.

„Contact light, engine stop, Tranquility-Base here, the Eagle has landed."

Bis heute, 55 Jahre nach Apollo, gibt es so gut wie keine filmische Darstellung oder Animation, die realistisch die Landung nach dem offiziellen Ablauf abbildet. Filme über die Mondlandung, speziell das Aufsetzen der Fähre auf dem Mond selbst, werden einfach nicht gezeigt. Warum nicht? Bis heute fällt mir kein Ereignis in der gesamten Geschichte der Menschheit ein, das einen höheren Stellenwert haben könnte. Autoren und Filmemacher sind doch ständig auf der Suche nach Geschichten, die nur darauf warten, neu verfilmt zu werden. Wie viele Filme gibt es über Kolumbus, Cäsar oder einfach nur Tarzan? Aber die größte Heldenreise aller Zeiten bleibt unerzählt, was interessanterweise auch für Filme zu den Themen Kennedy oder 9/11 gilt. Könnte es sein, dass die technischen Anomalien und Merkwürdigkeiten bei einer allzu realistischen Darstellung vielleicht noch mehr Leute stutzig machen würden?

Sollte sich dann doch einmal jemand auf eine Diskussion zum Thema Mondlandung einlassen, dann werden fast immer zwei Argumente angeführt, die ganz klar gegen die Theorie der Fälschung sprechen:

1. Es gibt mittlerweile Bilder von der Mondoberfläche, die die Reste der Apollo-Missionen zeigen, aufgenommen durch Raumsonden von anderen Nationen, nicht den USA selbst. Also bitte.
2. Wenn die USA das alles nur gestellt hätten, dann wären die Russen die Ersten gewesen, die damit an die Öffentlichkeit gegangen wären, da sie das Rennen zum Mond schließlich verloren hatten und so dem „Feind" einen großen Image-Schaden verpasst hätten.

Punkt 1 lässt sich nicht rational in unseren gängigen Deutungsmustern erklären, es sei denn, wir holen den Experten Robert Fleischer und sein Thema der Exopolitik mit in die Argumentation. Wenn seine Argumente bezüglich des Weltraums und seiner Bewohner wahr wären, dann wäre es nur allzu logisch, dass der Mond darin auch eine Rolle spielt, es ist schließlich der einzige Himmelskörper in unserer Nähe. Wenn sich wer auch immer da draußen tummelt, wäre es ziemlich seltsam, wenn der Mond nicht als irgendeine Art von Basis dienen würde. Seine gebundene Rotation, also dass immer die gleiche Seite zur Erde zeigt und die Rückseite nie zu sehen ist, würde dieses Argument sogar unterstützen. Um diese „Umstände" vor der unwissenden Bevölkerung zu verschleiern, musste mit Beginn des Weltraumzeitalters eine Tarnoperation erfunden werden, die uns den Mond als unbewohnte Staubkugel verkaufen konnte. Wir waren dort, da ist nichts, deswegen müssen wir da auch für die nächsten 50 Jahre nicht mehr hin. Und um diese Illusion weiter aufrechtzuerhalten, braucht man eben auch Bilder von den vermeintlichen Landestellen von Apollo.

Punkt 2 hat indirekt auch damit zu tun, denn wenn uns die Wahrheit über den Weltraum verheimlicht werden würde, dann müssten alle raumfahrenden Nationen in die Vertuschung involviert sein, also auch Russland, China, Indien, Japan und vielleicht sogar Elon Musk.

Zum Schweigen der Russen wäre noch zu erwähnen, dass es rund um Juri Gagarin, den ersten Menschen im All, eine ganze Reihe ungeklärter Rätsel gibt. Vor allem seine Auswahl ins russische Kosmonautenkorps mit nur wenigen Hundert Flugstunden stellt eine große Anomalie dar. Denn im Gegensatz zu ihm hatten alle anderen Kosmonauten, so wie bei den Amerikanern auch, mindestens Tausende Flugstunden auf Düsenflugzeugen vorzuweisen. Sie waren auf beiden Seiten des Wettlaufs ins All die Elite der Eliten, daher die Frage, warum man sich ausgerechnet für den jungen, gut aussehenden Sympathieträger entschieden hat. Da steckt in der Frage schon die Antwort. Und gerade sein viel zu früher Tod lässt alles noch merkwürdiger erscheinen. Zuerst soll er bei einem Aufenthalt in einem Sanatorium eine Krankenschwester belästigt haben, wobei er dann vom Balkon gestürzt sein soll und sich verletzt habe. Später soll er bei einem der einfachsten Flugmanöver, die man schon in der ersten Flugstunde lernt, eine liegende Acht, zusammen „mit einem Fluglehrer" abgestürzt sein. Von beiden keine Spur, nur seine Fliegerjacke soll gefunden worden sein.

Gibt es also vielleicht ein Stillschweigeabkommen zwischen den USA und Russland? Und auch den anderen raumfahrenden Nationen? Warum ist bei aller Feindlichkeit zwischen den USA und Russland in der heutigen Zeit die Raumfahrt davon ausgenommen? Russische Kosmonauten fliegen bei SpaceX mit ins All. Und in Baikonur, dem russischen Weltraumbahnhof in Kasachstan, steigen amerikanische Astronauten mit den Sojus-Raketen auf. Da sind alle Rivalität und Feindschaft plötzlich kein Thema mehr.

Auf all diese Fragen gibt es noch keine Antworten. Wie lange wir darauf warten müssen, wird sich zeigen. Allerdings gibt es bei diesem Thema gerade viel Bewegung, und wir könnten vielleicht früher als erwartet damit konfrontiert werden.

Was auch immer dort draußen passiert sein soll, es muss die Astronauten von Apollo-11 sehr verunsichert haben. Wie sonst lässt sich das Verhalten der Crew auf der ersten Pressekonferenz nach der sicheren Landung und der dreiwöchigen Quarantäne erklären? Nach jahrelangem Training, einem mehr als unsicheren Ausgang mit der hohen Wahrscheinlichkeit, dabei zu sterben, saßen nach der erfolgreichen und heldenhaften Rückkehr drei Männer auf dem Podium, deren Mimik und Gestik Bände sprach. Wie drei kleine Schulbuben, die gerade beim Klauen erwischt wurden. Keine Freude, nur gequältes Lächeln, keine Erleichterung, kein triumphaler Bericht der Widrigkeiten, die überwunden wurden, nichts davon. Neil Armstrong, Edwin Aldrin und Michael Collins saßen vor den Augen der ganzen Weltöffentlichkeit und ihr Unterbewusstsein brach sich Bahn, denn die Körpersprache verrät die wahren Gedanken eines Menschen. Diese Männer waren extrem angespannt, wirkten unsicher und verkniffen, ihre Antworten waren wortkarg. Echte Helden sehen anders aus. Astronauten, die diese Reise wirklich erlebt hätten, hätten eine ganz andere Vorstellung abgegeben.

In diesen wenigen Zeilen lässt sich nur ansatzweise aufzeigen, wie rätselhaft und geradezu lächerlich viele Aspekte von Apollo eigentlich sind. Gerhard Wisnewski hat in seinem Buch „Lügen im Weltraum“ auf 400 Seiten aufgezeigt, was da alles nicht stimmen kann, und selbst das ist nur an der Oberfläche gekratzt.

Letztendlich geht es aber nicht darum, ob dort oben auf dem Mond wirklich der Fußabdruck eines Menschen zu finden ist oder nicht, sondern wie Medien, Politik und Gesellschaft uns die Welt verkaufen. Wer sich die Mühe macht und wirklich unvoreingenommen versucht, hinter den Vorhang zu blicken, wird relativ bald merken, wie in vielen Aspekten des Lebens Widersprüche auftauchen. Doch weltweit, egal welches Land oder welche Gesellschaft, zieht es der größte Teil der Menschen vor, die Rätsel und Merkwürdigkeiten zu ignorieren, und folgt lieber der Herde. Vielleicht aus Angst vor der Isolation, vielleicht aus Angst vor den Konsequenzen, wenn so ein Lügengebäude plötzlich zerbricht. Warum auch immer, die breite Masse lässt sich durch Stolpersteine nur sehr schwer von ihrem einmal eingeschlagenen Weg abbringen.

Doch der andere Teil der Menschen dieser Welt, wiederum auch in allen Ländern und Gesellschaften, lässt sich von diesen billigen Fassaden nicht mehr länger hinters Licht führen. 20 Prozent, vielleicht in manchen Ländern 25 Prozent oder mehr, sind dauerhaft aus diesem Konstrukt aus Lügen, Verdrehungen und plumper Propaganda ausgestiegen und suchen aktiv nach alternativen Erklärungen und Antworten. Nach so einem Aufwachprozess, nennen wir es auch ganz bewusst den „Rote-Pille-Moment", der für jeden ganz individuell abläuft, gibt es kein Einschlafen mehr in den Zustand der Bewusstlosigkeit. Und es werden jeden Tag mehr, das heißt, die Zeit ist auf unserer Seite.

Nachdem du dieses Buch nun in den Händen hältst, mit all den verschiedenen Geschichten und Lebenswegen, muss ich davon ausgehen, dass auf deinem Weg, lieber Leser, auch solche Stolpersteine aufgetaucht sind, so wie es mir und Millionen anderen weltweit eben auch passiert ist. Oder jemand aus deinem Umfeld dachte, dass du jetzt bereit bist für neue Inhalte, für neue Impulse im Leben. Wir alle stolpern irgendwann, aber es kommt eben darauf an, ob man gewillt ist innezuhalten, oder ob man weiterläuft, als wäre nichts geschehen.

Ganz egal, welcher Typ Mensch du bist, sollte dein großer Prozess des Loslassens im Leben schon stattgefunden haben, dann herzlichen Glückwunsch. Dann freue ich mich, wenn du gemeinsam mit uns Gesicht zeigst und zur Aufklärung beiträgst.

Denn für diese Aufgaben und Herausforderungen sind wir hier. Unser Dasein ist kein Leben am Pool mit Buffet und Rundumversorgung, sondern es sind die Prüfungen und Herausforderungen, die das Leben auf diesem Planeten und in dieser Wirklichkeit mit sich bringt. Wir sind hier, also müssen wir mit den universellen Gesetzen und Spielregeln dieser Matrix klarkommen. Das war der Deal, als wir diesen Inkarnationsvertrag unterschrieben haben. Wir haben es nur vergessen.

Wer genau hinsieht, kann aber am Horizont schon die ersten lichten Strahlen einer neuen Zeit sehen. Einer Zeit, in der wir als Kollektiv aufwachen mögen und uns dann hoffentlich erinnern werden, wo unser wahrer Ursprung liegt und was unsere Aufgabe als Menschheit eigentlich ist.

Von enthüllenden Wahrheiten zur ganzheitlichen Heilkraft

Ist diese persönliche Erfahrung von Robert mit der Geschichte der Mondlandung nicht grandios? Sie ist nach meinen Erfahrungen beispielhaft für viele andere Menschen, die ebenfalls nach einem Aha-Moment urplötzlich die Welt mit anderen Augen gesehen haben.

So hatte beispielsweise der Bestsellerautor Markus Krall seinen persönlichen „Hallo-Wach-Moment", als ihm jemand eine analytische Dokumentation über den Einsturz der Twin Towers zukommen ließ. In dieser zeigte ein renommierter Top-Experte auf, dass die Türme unter keiner denkbaren Annahme durch den Einschlag von Flugzeugen auf diese Weise in sich zusammenfallen hätten können.

Gerhard Wisnewski avancierte vom anerkannten und ausgezeichneten Mainstream- zum geächteten Enthüllungsjournalisten, weil er bei seiner für die Systemmedien angefertigten Berichterstattung zahlreiche Ungereimtheiten aufdeckte und diese offen zur Sprache brachte. Anschließend untersuchte Wisnewski Großereignisse, wie das Titanic-Unglück oder die Mondlandung, und ermittelte auch in diesen Fällen zahllose Widersprüche in der Darstellung.

Hattest du ebenfalls bereits dein persönliches Aha-Erlebnis? Oder befindest du dich eventuell gerade mittendrin? Wenn dein Weltbild gerade ins Wanken gerät, dann bitte bloß keine Panik aufkommen lassen! Ganz im Gegenteil, freue dich auf das, was dich noch erwartet. Und du darfst mir glauben, da kommt noch jede Menge …

Als Nächstes folgt die Geschichte eines leidenschaftlichen Arztes, der Tausenden von Menschen zu einer besseren Gesundheit verholfen hat. Und das auf eine Art und Weise, wie es sich jeder Patient wünscht. Empathisch, stets optimistisch und immer darauf achtend, dass die Selbstheilungskräfte des Körpers seiner Patienten aktiviert werden. Denn in diesen in uns allen wohnenden Urkräften steckt eine unbändige Macht.

In diesem Wissen hat dieser Arzt auch während der Corona-Zeit Tag für Tag mit seinen Patienten gearbeitet und entsprechend gehandelt. Bis er eines Morgens sein Aha-Erlebnis hatte …

Weiter geht's mit dem wunderbaren Dr. Ronald Weikl …

MIT EINEM LÄCHELN ZUM TODESURTEIL

Dr. Ronald Weikl

Es war der 16. Dezember 2020, ein Tag, den ich mit Sicherheit niemals vergessen werde. Je zehn Polizeibeamte stürmten gleichzeitig meine Praxis in Passau und unser etwa 15 Kilometer von Passau entfernt auf dem Land liegendes Privathaus mit einem Durchsuchungsbeschluss. Bis zu dieser Sekunde war es für mich unvorstellbar, dass dieses Instrument zur Strafverfolgung und der Gefahrenabwehr bei einem Arzt zum Einsatz kommt, der seinen Patienten ein Attest ausgestellt hat, das sie vom gesundheitsschädigenden Tragen einer Maske befreit.

Ich hatte mich im Vorfeld intensiv mit der medizinisch-wissenschaftlichen Faktenlage zum Thema Gesichtsmaske als Maßnahme zum Schutz vor Atemwegsviren beschäftigt und war zu dem eindeutigen Schluss gekommen, dass die „Mund-Nasen-Bedeckung" weder passiv als Schutz vor einer Coronavirus-Infektion von Nutzen ist noch aktiv die Weiterübertragung eines Infektes verhindert. Deshalb war mir schon vor Beginn der Einführung der Maskenpflicht klar, dass dieser als „Pandemie-Eindämmungsmaßnahme" verkaufte Erlass kompletter Nonsens ist und damit den Maskenträgern, insbesondere Kindern, ein enormer Schaden zugefügt wird.

Im sogenannten „WHO Global Influenza Programme 2019", einem 119-seitigen Dokument, das weltweit als Leitlinie zur Verwendung kommt, stand klipp und klar zu lesen: „Persönliche Hygienemaßnahmen wie Handhygiene, Atemwegsetikette und Gesichtsmasken sind weitverbreitet als nicht-pharmazeutische Interventionsmaßnahmen zur Verringerung des Risikos der Ansteckung oder Verbreitung von Atemwegsinfektionen und zur Abschwächung einer Grippepandemie. Unsere Überprüfung ergab jedoch ein Fehlen von zwingenden Beweisen für die Wirksamkeit von Handhygiene, Atemwegsetiketten und Gesichtsmasken gegen die Influenza-Übertragung in der Gemeinschaft. (...)"

Dies war auch den zuständigen Fachleuten im Robert Koch-Institut bekannt, wie ja Anfang 2024 aufgedeckt wurde durch die Freiklage der sogenannten „RKI-Files", der Ergebnisprotokolle von „Krisensitzungen" in dieser dem Bundesgesundheitsministerium angegliederten Behörde. Deshalb hat auch in einer Pressekonferenz der Vize-Chef des RKI, Prof. Lars Schaade, noch am 28. Februar 2020 kundgetan, dass das RKI das Tragen von Masken im Alltagsleben ausdrücklich nicht empfehle. Auf Nachfrage von Journalisten stellte er klar: „Das ist mehrfach untersucht worden: Es gibt einfach keine wissenschaftliche Evidenz, dass das irgendeinen Sinn hätte."

Und trotzdem wurde nur zwei Monate später eine Maskenpflicht beschlossen, und zwar als rein politische Entscheidung. Denn der Sinneswandel war keineswegs dadurch zu erklären, dass in diesen zwei Monaten dann Studienergebnisse geliefert worden wären, die den Sinn einer Maskenpflicht bestätigt hätten. Und ich kann hier schon mal vorgreifen: Solche Studien gibt es bis heute nicht!

Ganz im Gegenteil: Seit August 2020 wurde in zahlreichen Studien die fehlende Sinnhaftigkeit einer Mund-Nasen-Schutzpflicht im öffentlichen Raum herausgestellt. Ich kann hier nicht auf all diese Studien näher eingehen, empfehle jedoch die von Frau Prof. Dr. Ines Knappstein, die auch deutlich gemacht hat, dass weder vom RKI noch von der WHO noch von ECDC oder CDC wissenschaftliche Daten für eine positive Wirkung von Masken in der Öffentlichkeit vorgelegt wurden, weil es solche Daten nicht gibt. Zieht man dazu noch die erforderlichen Vorsichtsmaßnahmen in Betracht, müssen Masken nach den aus Krankenhäusern bekannten Regeln im öffentlichen Raum sogar als ein Infektionsrisiko betrachtet werden. Auch die äußerst interessante Publikation des Arztes Zacharias Foegen, veröffentlicht am 18. Februar 2022 in der Fachzeitschrift „Medicine", bestätigt dies. Der Autor hat im Jahr 2020 die Fallsterblichkeit der Bevölkerung in Bezirken mit Maskenpflicht (Fallsterblichkeit 1,76 Prozent) mit der in Bezirken ohne Maskenpflicht (Fallsterblichkeit 0,96 Prozent) im US-Bundesstaat Kansas ausgewertet und verglichen. Er kommt zu dem Ergebnis, dass die Maskenpflicht die Fallsterblichkeit um 85 Prozent erhöht, also fast verdoppelt hat! Als Erklärung hierfür nennt der Autor das tiefe Wiedereinatmen von verdunsteten Tröpfchen oder puren Viren, die unter der Maske (als Tropfen) gefangen waren.

Eine weitere kontrollierte, groß angelegte Studie zu Masken an 2.000 spanischen Schulen mit einer enorm hohen Zahl an Studienteilnehmern, nämlich sage und schreibe 600.000 Kindern (!), hat eindrucksvoll bewiesen, dass Masken an Schulen überhaupt nichts bringen, und nicht nur das, sondern eben sogar einen negativen, krankmachenden Effekt haben.

Jetzt kannst du sicherlich nachvollziehen, warum ich immer wieder versucht habe, diese eindeutige Faktenlage während meines Strafprozesses den Richtern und Schöffen nahezubringen, leider erfolglos. Im Laufe meines Strafprozesses wegen des Ausstellens angeblich „unrichtiger Gesundheitszeugnisse" gemäß § 278 StGB konnte ich mir ein Bild davon machen, wie weit die Staatsjustiz in Deutschland schon gekapert wurde – von den Protagonisten, die auch die Corona-Agenda zu verantworten haben. Darauf komme ich noch zu sprechen. Sowohl im Amtsgericht als auch im Landgericht Passau war ich willfährigen Richtern ausgeliefert, die, statt unvoreingenommen den Sachstand zu ermitteln, alle Mittel aufwendeten, den Staatswillen durchzusetzen.

Dass Staatsanwälte weisungsgebunden sind und dem Justizministerium und damit der jeweils regierenden Politik unterstellt waren, könnte man noch hinnehmen, wenn es wenigstens unabhängige Richter gäbe. Aber auch bei diesem Berufsstand haben sich die meisten dem System angedient und sind dafür bereit, Argumente zu konstruieren und Urteile zu fällen, die nicht nur ich, sondern auch zahlreiche Rechtsanwälte als eindeutige Rechtsbeugung bezeichnen. „Mein" Staatsanwalt hatte, ohne zu erröten, in beiden Instanzen jeweils Gefängnisstrafe ohne Bewährung sowie ein Berufsverbot gefordert – für zuletzt noch 14 Fälle von Maskenattesten für Kinder, die ich nach glaubwürdiger und eindeutig nachvollziehbarer Schilderung der Beschwerden ihrer Kinder den Müttern mitgegeben hatte, ohne dass die Kinder selbst in meiner Praxis mit dabei waren, meist, weil sie zu diesem Zeitpunkt in der Schule waren. Diese Fremdanamnese über die Befragung der Eltern ist gängige Praxis in der Kindermedizin. Selbst die Richter mussten nach Vernehmung der Zeugen zugeben, dass die Mütter mir die Beschwerden geschildert hatten, die die Kinder auch tatsächlich hatten. Ich hätte aber nach Ansicht von Staatsanwalt und Richter die Kinder untersuchen müssen, weil das für „Gesundheitszeugnisse" so üblich sei.

Der Gesetzestext des § 278 StGB (alte Version, gültig bis November 2021) „Ausstellen unrichtiger Gesundheitszeugnisse", nach dem wir Maskenattest ausstellenden Ärzte abgeurteilt werden sollen, lautet: „Ärzte und andere approbierte Medizinalpersonen, welche ein unrichtiges Zeugnis über den Gesundheitszustand eines Menschen zum Gebrauch bei einer Behörde oder Versicherungsgesellschaft wider besseres Wissen ausstellen, werden mit Freiheitsstrafe bis zu zwei Jahren oder mit Geldstrafe bestraft."

Selbst ein juristischer Laie kann erkennen, dass ein solches Maskenattest mit dem Wortlaut „Aus schwerwiegenden medizinischen Gründen ist o. g. Patient davon befreit, eine Mund-Nasen-Bedeckung zu tragen" keines der Kriterien, sprich der Straftatbestands-Merkmale erfüllt, die im § 278 StGB für das Ausstellen solcher „unrichtiger Gesundheitszeugnisse" gefordert wären und alle drei zusammen vorliegen müssten, wenn es zu einer Verurteilung kommen sollte, nämlich erstens ein „falsches

Zeugnis über den Gesundheitszustand" („schwerwiegende medizinische Gründe" heißt nicht, dass der Patient eine schwerwiegende Erkrankung hat, sondern dass das sinnlose Maskentragen seine Gesundheit gefährdet), zweitens „zur Verwendung bei Behörden oder Versicherungen" (eine Schule ist definitionsgemäß keine Behörde) und drittens „wider besseres Wissen" ausgestellt. Und das ist ja schon dreimal nicht gegeben, sondern ich habe in Kenntnis der Sachlage eben nach bestem Wissen und Gewissen gehandelt.

Zur gleichen Zeit wurde übrigens von offizieller Seite propagiert, dass man zur Vermeidung von unnötigen Arzt-Patienten-Kontakten in Pandemiezeiten Arbeitsunfähigkeitsbescheinigungen, die nun ohne Zweifel die Kriterien eines „Gesundheitszeugnisses" darstellen, über einen kurzen Telefonkontakt ausstellen darf. Wie grotesk!

Hier habe ich dir noch mal ausführlich die medizinisch-wissenschaftliche Faktenlage zu den Gesichtsmasken als Schutz vor Atemwegsviren dargestellt, denn nur so kannst du dir ein Bild davon machen und hoffentlich auch verstehen, was mich und auch meine anderen Kolleginnen und Kollegen geleitet hat bei unserem Ausstellen von Maskenattesten und was uns so maßlos enttäuscht an der Politik und Justiz in diesem Lande. Die Kenntnis der wissenschaftlichen Faktenlage ist für mich hier der wichtigste Maßstab.

Meiner Pflicht als Arzt, mich umfassend zu informieren, bin ich übrigens auch noch dadurch nachgekommen, dass ich im April 2021 eine Woche meines Berufslebens beziehungsweise meines Urlaubs dafür aufgewendet habe, um an einer sehr wichtigen Studie mitwirken zu können, die erstmals in der wohl bedeutendsten internationalen Fachzeitschrift für Kinderheilkunde, „JAMA Pediatrics", später auch noch im Fachjournal „Environmental Research" veröffentlicht wurde:

Diese Studie wurde im April 2021 an freiwillig rekrutierten Kindern in Baden-Württemberg durchgeführt. An dieser Stelle muss ich noch kurz einwerfen, dass bereits im Herbst 2020 der Rektor einer Schule im Bayerischen Wald auf mich zukam und anbot, die

Belastung durch die mögliche Rückatmung von Kohlendioxid bei seinen Schülern zu messen. Er hatte im Vorfeld schon die Bereitschaft der Schüler und Eltern für eine solche Untersuchung abgeklärt. Ich fand die Idee genial und das Engagement im Sinne der Gesundheit seiner Schüler äußerst anerkennenswert und hatte zügig ein Team rekrutiert, das unter der wissenschaftlichen Leitung von Prof. Stefan Hockertz die Messungen durchgeführt hätte. Auch der staatlich beeidete Sachverständige und Messingenieur Dr. Helmut Traindl aus Wien stand schon bereit. Aber in letzter Minute wurde die ganze Aktion vom zuständigen Schulrat abgeblasen beziehungsweise verhindert, der wohl, so muss ich vermuten, seinerseits entsprechende Anweisungen vonseiten des Kultusministeriums erhalten hatte. Auf unsere Rückfrage, was ihn beziehungsweise das Ministerium dazu veranlasst hatte, wollte er uns keine Angabe machen.

Eines von vielen traurigen Beispielen, die aufzeigen, wie sehr beziehungsweise wenig sich aktuell der Staat um die Gesundheit seiner Bürger schert.

Nach einem nochmalig gescheiterten Versuch an einer weiteren Schule haben wir dann auf außerschulisch rekrutierte Kinder, die sich mit ihren Eltern freiwillig meldeten, zurückgegriffen. Wir konnten in unserer Studie an 45 Kindern zwischen 6 und 17 Jahren deutlich und klar zeigen, dass die CO_2-Konzentration der Einatemluft schon nach einer Minute, und zwar egal ob OP- oder FFP-2-Maske, um durchschnittlich über das 6-fache (!) des Wertes ansteigt, den das Umweltbundesamt als gesundheitsgefährdend einstuft, also 0,2 Volumenprozent beziehungsweise 2.000 ppm.

Das lässt sich auch ganz einfach physikalisch erklären, denn der Maskenträger, in diesem Fall das Kind, atmet ständig die mit hohen Anteilen Kohlendioxid verseuchte Luft unter der Maske zurück.

Zur Erinnerung, ihr habt das wahrscheinlich im Physik- oder Biologieunterricht gehört: Unsere Atemluft oder Atmosphäre besteht zu etwa 78 Volumenprozent (Vol%) aus Stickstoff (N), zu etwa 21 Vol% aus Sauerstoff (O_2), zu 0,9 Vol% aus dem Edelgas Argon und nur zu 0,04 Vol% aus Kohlendioxid (CO_2). In vielen Perioden der Erdgeschichte, längst vor dem Erscheinen des Menschen beziehungswiese der Industrialisierung, war der CO_2-Anteil übrigens wesentlich höher als 0,04 Vol% (= 400 ppm). Im späten Jura und in der frühen Kreidezeit beispielsweise zwischen 500 und 1200 ppm. Das schon mal als kleiner Nachdenk-Hinweis zum angeblichen Treibhauseffekt und dem behaupteten Einfluss von CO_2 auf den sogenannten menschenverursachten „Klimawandel"!

Bei allen Sauerstoff atmenden Lebewesen, wie Menschen oder Tieren, entsteht CO_2 als Ausscheidungsprodukt, das beim Ausatmen mit der hundertfachen Konzentration, nämlich 4,0 Vol%, das sind 40.000, ppm abgeatmet wird, ähnlich wie Harnstoff mit dem Urin ausgeschieden werden muss. Dieses ausscheidungspflichtige CO_2 sammelt sich im Volumen unter der Maske an, weil es dort nicht abdiffundieren kann.

Die Luft-Volumina unter einer Gesichtsmaske können bei Kindern zwischen 50 bis 90 Milliliter betragen, je nach Maskentyp, das hat mein lieber Kollege, der Kinderarzt Eugen Janzen, in Versuchsreihen gemessen und auf seiner Webseite publiziert. Damit hat er sich auch beim „System" unbeliebt gemacht, war wie viele andere von uns diversen Repressalien und Nachstellungen auch vonseiten der Behörden ausgesetzt und ist vor einiger Zeit in die Schweiz emigriert.

Eine Maskenpflicht stellt also zweifelsohne den Straftatbestand der Nötigung und Körperverletzung dar, anders kann ich mich hier nicht ausdrücken!

Was hat man also mit der perfiden Maskenpflicht Millionen von Kindern in unserem Land und natürlich in den vielen anderen Ländern, in denen es diese Maßnahme gab, angetan? Ich fürchte, wir haben einer ganzen Generation von Kindern mit den völlig sinnlosen „Pandemie-Eindämmungsmaßnahmen" nicht nur enormes Leid, sondern auch bleibende Schäden zugefügt.

Um derartige Geschehnisse auch zukünftig nie mehr erleben zu müssen, führt kein Weg an einer gründlichen Aufarbeitung vorbei, bei der die Rolle sämtlicher Verantwortlichen und Entscheidungsträger auch im Schulbereich genauestens beleuchtet werden muss. Ich denke, du siehst das genauso, und ich bitte dich deshalb um deine Unterstützung bei dieser wichtigen Forderung!

Zusammenfassend kann ich also sagen: Es gab und gibt einerseits schlichtweg keine wissenschaftlich-medizinische Evidenz, dass Alltagsmasken eine zuverlässige Schutzfunktion hätten, was die Übertragung von Atemwegsviren angeht, aber andererseits zahlreiche Beweise dafür, dass sie eine erhebliche Gesundheitsgefährdung mit sich bringen, nicht nur was die äußerst gefährliche Rückatmung von Kohlendioxid betrifft, sondern auch durch den erhöhten Atemwegswiderstand, die verringerte Sauerstoffzufuhr, die Kontamination der Masken mit Bakterien, Viren und Pilzen, die Einatmung von zahlreichen Chemikalien und Plastikteilen aus den synthetischen Maskenmaterialien und nicht zuletzt auch psychische Belastungen, wie Angst- und Panikgefühle.

Die häufigsten Beschwerden, die meine Patienten mir schilderten, insbesondere Kinder, waren Atemnot, Kopfweh, Schwindel, Benommenheit, Müdigkeit, Konzentrationsprobleme, Übelkeit und Erbrechen, Herzklopfen, Schwächegefühl oder auch Hautreaktionen. Ebenso wurden wiederholt Angst- und Panikzustände beim Maskentragen angegeben. All das sollte aus der geschilderten Sachlage leicht nachvollziehbar sein, auch für einen Richter, wenn er bereit gewesen wäre, sich wirklich damit auseinanderzusetzen.

Immer wieder kam es auch vor, dass Hilfesuchende, insbesondere Eltern oder Kinder, bei der Schilderung der Beschwerden und insbesondere auch der belastenden Situation in der Schule weinten.

Mehrfach wurde mir auch von Kreislaufzusammenbrüchen von maskentragenden Kindern in der Schule berichtet.

Wie Sportlehrer das Maskentragen beim Sportunterricht, sogar beim Dauerlauf im Freien einfordern konnten, was mir gar nicht so selten geschildert wurde, kann ich absolut nicht nachvollziehen, wo doch beim Sportstudium auch Physiologie gelehrt wird und damit die Auswirkungen der Kohlendioxidvergiftung bekannt sein sollten. Ich finde dafür keine Worte. Es ist einfach nur abscheulich und durch nichts zu entschuldigen, welch armselige Mitläufer gerade auch in den Reihen von Beamten immer wieder zu finden sind! Offensichtlich haben viele noch nie etwas von der für Beamte geltenden Remonstrations-Pflicht gehört, laut der man Bedenken gegen die Rechtmäßigkeit dienstlicher Anordnungen unverzüglich bei dem unmittelbaren Vorgesetzten geltend machen muss.

Wie also soll ich als verantwortungsbewusster Arzt mit bei mir Hilfe suchenden Menschen umgehen, in dem Wissen, dass durch das Maskentragen ihre Gesundheit gefährdet wird, durch eine Maßnahme, für die es noch nicht mal eine wissenschaftliche Evidenz gibt?

Als Arzt, der ich mich dem Hippokratischen Eid und der Genfer Deklaration des Weltärztebundes verpflichtet fühle, kann ich gar nicht anders handeln, als diese bei mir Hilfe suchenden Patienten nach Kräften beim Erhalt ihrer Gesundheit zu unterstützen und ein solches Attest auszustellen.

Auch wenn das Erstellen von Maskenbefreiungs-Attesten nicht im Sinne der aktuellen Politik war und wir überall sahen, dass Ärzte, die Maskenatteste ausstellten, mit Repressalien zu rechnen hatten, stand und steht für mich als Arzt gemäß der für meinen Berufstand geltenden Ethikrichtlinien, die im Hippokratischen Eid und der Deklaration von Genf des Weltärztebundes formuliert sind, fest:

„Ich werde, selbst unter Bedrohung, mein medizinisches Wissen nicht zur Verletzung von Menschenrechten und bürgerlichen Freiheiten anwenden.“

So lautet ein wesentlicher Passus dieses Regelwerkes. Und genau deswegen habe ich auch im Namen des von mir mitgegründeten Vereins MWGFD e. V., der Gesellschaft der „Mediziner und Wissenschaftler für Gesundheit, Freiheit und Demokratie“ gleich zu Beginn der Einführung der Maskenpflicht einen Video-Aufruf an alle Kolleginnen und Kollegen gerichtet, mit der Bitte, sie mögen ihre Praxen auch bezüglich des Maskentragens Hilfe suchenden Patienten öffnen und prüfen, ob sie nicht den Patienten, die über Beschwerden beim Maskentragen klagen, ein Maskenbefreiungs-Attest ausstellen können.

Diese Möglichkeit war im Übrigen auch so in den jeweiligen Infektionsschutzmaßnahmen-Verordnungen aufgeführt. Zitat aus der 6. BayIfSMV: „Personen, die glaubhaft machen können, dass ihnen das Tragen einer Mund-Nasen-Bedeckung aufgrund einer Behinderung oder aus gesundheitlichen Gründen nicht möglich oder unzumutbar ist, sind von der Trageverpflichtung befreit."

Erfreulicherweise kamen doch zahlreiche Kolleginnen und Kollegen unserem Unterstützungsaufruf nach und nahmen sich der zahlreichen Hilfesuchenden an. Aber verglichen mit der hohen Ärztezahl in Deutschland leider viel zu wenige. So wurden die Praxen der wenigen bereiten Ärzte von umso mehr Hilfesuchenden überrannt.

Auch meine Praxis ist in der Folge zu einer Art „Pilgerstätte" für Maskenatteste im süddeutschen Raum geworden. Tagtäglich kamen seit meinem Ärzteaufruf im Juni 2020 bis zu 30 zusätzliche Patienten pro Tag, um die ich mich neben meiner gynäkologischen Bestellpraxis noch kümmern musste.

Ich habe die Atteste so gut wie immer kostenfrei ausgestellt, weil ich die große Not der Hilfesuchenden nicht finanziell ausnutzen wollte und auch von vorneherein dem Vorwurf entgehen wollte, ich hätte mit den Attesten möglicherweise ein neues Geschäftsmodell kreiert. An manchen Tagen haben wir dadurch etliche Überstunden zusammenbekommen, sodass meine Arzthelferin und ich das ein oder andere Mal erst nach halb elf Uhr die Praxistür schließen konnten.

So kamen zwischen Juni und Mitte November genau 1.096 Maskenatteste zusammen, die wir fein säuberlich in 3 großen Leitzordnern sortierten, mit dem sicheren Gefühl, wir haben etwas Richtiges und Gutes für unsere Hilfe suchenden Patienten getan. Und nicht im Geringsten hatte ich daran gedacht, dass ich mich diesbezüglich einmal einem Strafverfahren würde stellen müssen. Die genaue Anzahl hat übrigens später die Polizei ermittelt, was ja aufgrund der gewissenhaften Sammlung in den angesprochenen Ordnern kein großes Unterfangen war.

Die polizeiliche Durchsuchungsaktion von Praxis und Wohnhaus hat jeweils ganze 4 Stunden gedauert, in denen nicht nur meine Praxis durchkämmt wurde, Datenträger und Patientenakten konfisziert wurden, sondern auch meine in der Praxis anwesende Mitarbeiterin, die mit Verwaltungsarbeiten beschäftigt war, vom Einsatzleiter des Polizeitrupps massiv in die Mangel genommen und mit zweifelhaft legalen Aussagen verbal bedrängt wurde, wie zum Beispiel: „Sie müssen aussagen, weil Ihr Chef ein Krimineller ist."

Ich selbst war wegen eines Sturzes, bei dem ich mir einen Wirbelkörper gebrochen hatte, seit dem 18. November 2020 arbeitsunfähig und konnte mich nur mit Korsett und Krücken bewegen. Mit mir zu Hause waren meine Frau und eine meiner Töchter. Alle Zimmer wurden genauestens durchsucht, nicht nur mein Arbeitszimmer, auch die Kinderzimmer. Alle Schränke und auch Nachtkästchen wurden geöffnet – obwohl ich von Anfang an der Durchsuchung widersprochen hatte und auch klar geäußert hatte, dass sämtliche ausgestellten Atteste und die diesbezüglichen Patientenakten einzig und allein in der Praxis zu finden sein würden.

Gleichzeitig, während die Polizeiaktion noch in vollem Gange war, liefen im Bayerischen Rundfunk und Fernsehen schon Berichte zur Praxis- und Wohnhausdurchsuchung. Dazu muss ich noch erwähnen, dass zwei Tage vor dem 16. Dezember, an dem die Polizeitrupps einfielen, meine Helferin beim Ausleeren des Briefkastens im Treppenhaus eine sonderbare Begegnung hatte. Wie der Zufall es wollte, begegnete sie zwei Frauen, die gerade dabei waren, mein Praxisschild, die Eingangstür, das Treppenhaus zu filmen. Von meiner Mitarbeiterin, die aufgrund ihrer normalen Alltagskleidung nicht als Arzthelferin zu erkennen war, zur Rede gestellt, gaben die beiden Frauen unumwunden zu, dass sie vom Bayerischen Rundfunk seien und lediglich den Auftrag hätten, Aufnahmen bezüglich der Praxis von Dr. Weikl zu machen.

Der Verdacht, dass bestimmte Medien im Vorfeld von der Staatsanwaltschaft über den bevorstehenden Polizei-Einsatz in Kenntnis gesetzt wurden, liegt also sehr nahe.

Die diffamierenden, tendenziösen Berichte im Bayerischen Rundfunk, in ARD und ZDF, auch in großen Zeitungen, wie der Süddeutschen, des Münchner Merkurs oder auch des Passauer Lokalblattes PNP, haben meiner Praxis enorm geschadet, das Vertrauensverhältnis vieler meiner Patienten erheblich beschädigt und mir nicht zuletzt auch in finanzieller Hinsicht großen Schaden zugefügt.

Nach dem Abzug des Polizeitrupps um die Mittagszeit kamen Gefühle auf, die ich Gott sei Dank aus meinem bisherigen Leben noch nicht kannte. Ich fühlte mich geprügelt, ja regelrecht vergewaltigt, weil ich mich gegen das übergriffige Verhalten der Beamten nicht wehren konnte. Ich empfand eine Hilflosigkeit, die mich anfänglich sehr frustriert hat. Doch im Laufe dieses Tages erfuhr ich einmal mehr, was sich während der Corona-Maßnahmen Großartiges entwickelt hatte – eine unfassbare Welle der Solidarität, ein Zusammenhalten zwischen Menschen, die sich als Gleichgesinnte erst vor kurzer Zeit begegnet waren, aber bei denen man das Gefühl hatte, man stand sich schon sehr lange als Seelenverwandte nahe! Ich erhielt unzählige Anrufe mit Zuspruch von Freunden, Kollegen und Gleichgesinnten. Ein befreundeter Kollege aus Deggendorf und auch der wunderbare Karl Hilz, der Gründer der Polizisten für Aufklärung, kam persönlich aus München angereist und spendete Trost. Am Ende des Tages hatte daher auch wieder jene Eigenschaft die Oberhand gewonnen, die mich laut Aussagen meiner Freunde besonders auszeichnet: meine unerschütterliche Zuversicht und mein fast immer uneingeschränkter Optimismus.

Diese Zuversicht ist es, die mich bis zum heutigen Tag antreibt, meinen Beitrag zu leisten, wenn es darum geht, unser Gesundheitssystem wieder zu dem zu machen, für was es ursprünglich gedacht war – als Gemeinschaftswerk von motivierten medizinischen Dienstleistern und Heilkundigen zum Wohle der Menschen. Pharmazeutische Firmen, die echte Heilmittel herstellen, haben durchaus eine wichtige, zuarbeitende Funktion, dürfen aber keineswegs das medizinische Handeln dominieren, wie das aktuell in großem Umfang passiert.

Meine wichtigsten Leitsprüche, Maxime meines ärztlichen Denkens und Handelns, die mich schon ein Leben lang begleiten, sind: „So viel wie nötig, so wenig wie möglich“ und „Weniger ist mehr“, was den Einsatz von Arzneimitteln oder die Indikationsstellung von operativen Eingriffen betrifft. Und gemäß der hippokratischen Tradition gilt für mich „primum nil nocere“, was so viel heißt wie „erstens nicht schaden“. Das bedeutet, dass ein Heilkundiger immer darauf achten sollte, dem sich ihm anvertrauenden Patienten nicht zu schaden, zum Beispiel durch nicht unbedingt notwendige Operationen oder durch Arzneimittel, die mit ihrem hohen Nebenwirkungspotenzial mehr Schaden und Leid verursachen können als die Krankheit selbst.

Die Volksmedizin und die Naturheilkunde, die aufgrund eigener Krankheitserfahrungen in Kindheit und Jugend schon früh mein Interesse geweckt haben, sind beispielsweise gut mit diesen Leitsprüchen vereinbar. Und natürlich braucht es auch feinfühlige, versierte Operateure, die gewebsschonend chirurgisch notwendige Eingriffe durchführen können.

Das war auch der Grund, warum ich bereits im Alter von knapp 12 Jahren beschlossen hatte, Arzt zu werden. Ich wollte dazu beitragen, die Gesundheit der Menschen zu erhalten beziehungsweise wiederherzustellen. Anfangs galt mein Interesse eher der Chirurgie, ausgelöst durch meinen Patenonkel, der Chirurg aus Leidenschaft war und der mich für diesen Beruf infizierte. Doch auch meine Oma trug dazu bei, indem ich schon als kleiner Bub lernen durfte, wie wichtig Naturheilmittel sind. Egal, welches Wehwehchen jemand in der Familie plagte, meine Oma, die zusammen mit meinem Opa ein Sacherl (kleiner Bauernhof) mit zwei Kühen und einigen Hühnern im bayerischen Wald bewirtschaftete, hatte stets das richtige „Wundermittel“ parat. Es war faszinierend, was diese naturverbundene Frau alles sammelte, hegte und pflegte und zu großartigen Rezepturen entwickelte. Auch mir kam dies zugute, hatte ich doch als Junge mit Neurodermitis zu kämpfen, die mit den Kräuterrezepten meiner Oma besser zu lindern war als mit den Cortison-Cremes, die mir der Hautarzt wiederholt verschrieben hatte. Und so durfte ich bereits in jungen Jahren entdecken, ja am eigenen Leib erfahren, dass die Natur stets die bessere Heilerin ist. Mein großes Interesse an alternativen Heilmethoden wurde dadurch schon in meiner Kindheit und Jugend geweckt.

In meinem Studium an der Ludwig-Maximilians-Universität in München besuchte ich dann schon zahlreiche außertourlich angebotene Zusatzvorlesungen und Kurse, zum Beispiel über Homöopathie, Vollwerternährung oder Balneo-Gynäkologie* (*naturheilkundliche Anwendungen von Moor, Wasser und Bädern in der Frauenheilkunde).

Von Anfang an war mir klar, dass der Mensch keine Maschine ist, die mal schnell nebenbei „repariert" werden kann, sondern ein wunderbares Geschöpf Gottes, das aus Körper, Geist und Seele besteht, und dass eine wirkliche Heilung nur unter Berücksichtigung aller dieser drei Anteile zu bewirken ist. Dieses Konzept der sogenannten „ganzheitlichen Medizin" war und ist mein Favorit.

Als ich mit dem Studium fertig war, zog es mich aber dennoch zunächst an den OP-Tisch der Chirurgie, denn das Operative hat mich damals wirklich fasziniert. Erst durch einen vermeintlichen Zufall kam ich während meiner Tätigkeit am Passauer Klinikum zur Gynäkologie. Der Chefarzt der Abteilung war wie auch ich ein leidenschaftlicher Segler und bot mir eine Stelle an. Aus meinem etwas zögerlichen „Schaun wir mal" wurden fast sechs Jahre, für die ich heute noch sehr dankbar bin.

Ich habe in dieser Zeit gemerkt, dass ich die Gynäkologie wunderbar mit der konservativen Medizin und insbesondere der Naturheilkunde verbinden kann. Zudem habe ich festgestellt, dass Frauen zumeist die „dankbareren" Patienten sind. Dankbarer deshalb, weil sie auch sehr oft offen sind für einen Behandlungsansatz aus dem Bereich der Akupunktur, Homöopathie oder Naturheilkunde.

Dank der Tatsache, dass ich vor meiner gynäkologischen Facharztausbildung ein Jahr Chirurgie absolviert und auch niedergelassene Ärzte vertreten hatte, konnte ich auch die Qualifikation als sogenannter „Praktischer Arzt“ erwerben. Damit hätte ich mich auch als „Hausarzt“ niederlassen können. Eine kassenärztliche Zulassung konnte man aber nicht für beide Fachrichtungen zusammen bekommen, sodass ich mich für die Niederlassung als Facharzt für Gynäkologie und Geburtshilfe entschied. Die Bezeichnung „Praktischer Arzt“ führe ich aber als Privatarzt und behandele somit seit jeher auch eine gewisse Zahl von Privatversicherten oder selbst zahlenden Männern und Kindern.

Mein naturheilkundliches Wissen, das zum Schwerpunkt meiner Praxis geworden ist, bringe ich nunmehr seit 1996 in meine eigene Praxis ein und freue mich, damit die bei mir Hilfe suchenden Menschen behandeln und unterstützen zu dürfen, ein gesundes und glückliches Leben zu führen.

Ich bin sehr dankbar, meine Berufung leben zu dürfen. Und jeden Tag erlebe ich kleine und größere Wunder, die mich darin bestätigen, das Richtige zu tun. Anfügen möchte ich an dieser Stelle, dass diese Wunder nicht allein durch mein Wirken als Arzt entstehen. Ein guter Arzt versteht sich darauf, die wunderbar angelegten Selbstheilungskräfte des Körpers seines Patienten zu aktivieren. Und dies ist auf vielerlei Arten und Methoden möglich. Ich sehe mich als Arzt stets als Lieferant von „Mosaiksteinen“, also Heilimpulsen, seien sie nun physischer oder psychischer Natur.

Naturheilkunde, Homöopathie und auch Akupunktur beinhalten eine Vielzahl von Möglichkeiten, die Selbstheilung in Kraft zu setzen. Und der Patient darf fühlen, spüren und sich auf seine Intuition verlassen, mit meiner Unterstützung die richtige Wahl zu treffen. Denn der Patient, der betroffene Mensch selbst, ist stets seines eigenen Glückes Schmied und sollte stets auch an seine Eigenverantwortung und Autonomie erinnert und in seiner Intuition bestärkt werden. Arzt und Patient sollten sich idealerweise auf Augenhöhe begegnen, dann können die richtigen Entscheidungen vom Patienten selbst in Eigenverantwortung getroffen werden.

Wenn ich dann erleben darf, wie diese Wahl zur Verbesserung der gesundheitlichen Situation beiträgt, verspüre ich pures Glück und bin unendlich dankbar, Arzt geworden zu sein. Dieses Glück wünsche ich allen Menschen, die noch nicht den Beruf ausüben, für den ihr Herz wirklich schlägt.

Während meines Medizinstudiums durfte ich noch erleben, wie sich Ärzte und Schwestern als Dienstleister am Menschen verstanden haben. Sie nahmen sich ausreichend Zeit für den Patienten und sehr oft war es ihren empathischen Fähigkeiten zu verdanken, dass es den Menschen schnell besser ging. Doch mehr und mehr übernahm die Pharmaindustrie das Zepter. Ich hatte den Eindruck, als ginge es nur noch darum, so schnell und so viel wie möglich deren Präparate zu verschreiben oder teure Verfahren wie Chemotherapien zur Anwendung zu bringen.

Mehr und mehr haben die Großkonzerne aus Pharmazie und Medizintechnik in den letzten Jahrzehnten die Oberhand im Medizinsektor übernommen und dominieren mittlerweile das Feld.

Und damit sind wir bei einem entscheidenden Punkt angekommen. Immer weniger Gelder werden tatsächlich den Dienstleistenden in der Medizin zugeführt. Sie erreichen also nicht die Ärzte, das Klinikpersonal, die Physiotherapeuten oder die Pflegekräfte. Sie werden auch nicht in die Ausstattungen von Kliniken investiert oder in deren fortlaufende Instandsetzung oder Modernisierung, sie fließen stattdessen direkt in die Kassen der Pharmakonzerne, die sich im Besitz der Machteliten befinden. Diese stopfen sich seit Jahren die Taschen voll und dabei bleibt in unserem Gesundheitssystem das Wichtigste auf der Strecke – die Gesundheit und das Wohlbefinden der Menschen!

Das hat uns gerade auch die sogenannte „Corona-Krise“ wieder deutlich vor Augen geführt. Das Gute ist jedoch, jeder Einzelne von uns kann aktiv etwas gegen diese schädliche Entwicklung tun. Jeder von uns hat die Möglichkeit, der Pharmaindustrie in großen Teilen den Geldhahn abzudrehen. Das liegt tatsächlich in unserer Verantwortung!

Wir müssen wieder zurück zur ursprünglichen Medizin, bei der auch regionale, traditionelle Heilverfahren oder Pflanzenrezepturen aus der sogenannten „Volksmedizin“ zur Anwendung kommen und jeder Mensch mehr Eigenverantwortung für seine Gesundheit übernimmt.

Und diese Verantwortung beginnt bei einer gesunden Ernährung. Wie Hippokrates schon sagte: „Eure Nahrungsmittel seien eure Heilmittel!" Ich bin der Meinung, wir sollten bei der Auswahl unserer Lebensmittel mehr Sorgfalt walten lassen. 80 Prozent der Produkte in einem Supermarkt können wir normalerweise sofort rausschmeißen, sie tragen nicht zu unserem dauerhaften Wohlbefinden bei. Vielmehr ist das Gegenteil der Fall, sie schädigen auf Dauer nachhaltig unsere Gesundheit!

Zur Eigenverantwortung gehört für mich jedoch auch, dass wir nicht wegen jeder Kleinigkeit zu einem Arzt rennen oder ein Medikament schlucken müssen. Ich bin mir bewusst, dass dies grotesk klingen mag, bin ich doch schließlich selbst Arzt. Aber bei vielen Wehwehchen greifen wir viel zu schnell zu irgendeinem Medikament, statt uns auf unsere wundervollen Selbstheilungskräfte zu besinnen. Auch das dürfen wir wieder lernen und an den Schulen unterrichten, welch großartigen Möglichkeiten uns nach wie vor die Natur bietet und welche enormen Selbstheilungs- und Regulationskräfte im menschlichen Körper stecken.

Übrigens, weißt du, dass in einer Region mit einer höheren Ärztedichte die Lebenserwartung geringer ist? Auch wenn du dies kaum glauben magst, doch wissenschaftliche Auswertungen von Statistiken haben ergeben: Je höher die Ärztedichte in einer Region ist, und je häufiger die Menschen einen Arzt aufsuchen, desto früher stirbt man. Finnen und Norweger haben durchschnittlich vier Arztkontakte pro Jahr, die Deutschen zwölf. Und nun rate mal, wer länger lebt? Die Deutschen sind es nicht. Der Grund: Nach jedem Arztbesuch gehen sie für gewöhnlich mit einem Medikament mehr nach Hause. Und in Deutschland sterben fünfmal mehr Menschen durch die Nebenwirkungen von Tabletten als im Straßenverkehr. Und da sind die Todesfälle durch Wechselwirkungen zwischen den verschiedenen Medikamenten noch gar nicht mit dabei.

Auch mit Impfungen werden die Menschen aus meiner Sicht eher krank gemacht als gestärkt.

Impfungen für Neugeborene oder gar die Sechsfach-Impfung halte ich für äußerst fragwürdig. Neugeborene und gestillte Kinder haben einen Nestschutz, sind also über die Mutter, die ihnen bereits über die Plazenta und später auch über die Muttermilch wichtige Antikörper gegen die verschiedensten Krankheitserreger weitergibt, geschützt. Später setzen sie sich selbst mit den Keimen ihrer Umgebung auseinander und machen dabei natürlich auch die verschiedensten Infekte durch, um so ihr hervorragend angelegtes Immunsystem weiter auszubauen und zu stärken. Wir sollten hier viel mehr der Natur vertrauen und sie nicht mit unzähligen Einflüssen von außen stören.

In den letzten Jahren und Jahrzehnten wurde eine Unmenge von sogenannten „Schutz-Impfungen" für Kinder und Jugendliche eingeführt und in den Empfehlungen der „STIKO", der „Ständigen Impfkommission", verankert. Es gibt viele Hinweise und auch schon Studienergebnisse, die zeigen, dass die Kinder damit keineswegs gesünder werden, sondern sogar anfälliger für beispielsweise Allergien jeglicher Art, für Autoimmunerkrankungen wie Diabetes oder Hashimoto-Schilddrüsenentzündung, neurologische Erkrankungen wie Autismus oder ADHS und auch chronische Atemwegsinfekte.

Bei genauer Betrachtung zeigt sich, dass die medizinisch-wissenschaftliche Faktenlage zu den Impfungen mehr als dürftig ist. Viele der Studien, die als Basis für eine Impfempfehlung herangezogen werden, haben nur eine verschwindend geringe Teilnehmerzahl, keine richtige Kontrollgruppe und gehen häufig mit massiven Interessenskonflikten einher, weil die Pharmakonzerne, die Impfstoffhersteller selbst, als Auftraggeber der Studien fungieren beziehungsweise Firmenmitarbeiter oder von Pharmafirmen bezahlte Autoren an den Publikationen mitgewirkt haben.

Eine extrem fragwürdige Impfung ist für mich als Frauenarzt die sogenannte „Gebärmutterhalskrebs-Impfung" beziehungsweise HPV-Impfung. „HPV" steht hier für „humane Papillomaviren", von denen man weiß, dass sie Schleimhautveränderungen im Genitalbereich, insbesondere an Vagina und Muttermund, aber auch am Penis oder im Mund-Rachen-Raum und im Analbereich mitverursachen können. Dass daraus eine Krebserkrankung entsteht, ist allerdings enorm selten, und es muss hierfür nicht nur ein Virus-Befall, sondern auch eine Abwehr- bzw. Immunschwäche des Körpers vorliegen. Die Angst- und Panik-Kampagne, mit der seit 2006 für diese Impfungen massiv Werbung gemacht wird, hat mich von Anfang an skeptisch gemacht. Ich habe meinen Patientinnen diese Impfung nie empfohlen, da die Studienlage auch hier sehr dürftig ist und es viele Hinweise gibt, dass diese Impfung mehr Schaden als Nutzen anrichtet. In meinem eigenen Patientenklientel stelle ich fest, dass geimpfte Frauen mindestens genauso häufig auffällige Pap-Abstrich-Werte haben wie ungeimpfte. Und gar nicht so selten ist dann auch der HPV-Typ 16 oder 18 nachweisbar, gegen den die Impfung angeblich schützen soll.

Hier von „Gebärmutterhalskrebs-Impfung" zu sprechen, ist also mehr als unlauter, denn es wird irreführenderweise der Eindruck erweckt, diese Impfung schütze zuverlässig vor dieser sehr seltenen Krebserkrankung. Und das tut sie definitiv nicht.

Viele junge Frauen machen irgendwann in ihrem Leben mal einen solchen HPV-Infekt durch, und manchmal geht das auch mit einem vorübergehend auffälligen Pap-Wert einher. Aber das muss kein Anlass zu übertriebener Sorge sein, denn die Naturheilkunde bietet viele Möglichkeiten an, mit denen die Abwehrkraft gegenüber Viren gestärkt werden kann. Diese unterstützenden Präparate und Maßnahmen haben sich in meiner Praxis seit Jahren bewährt, sodass wir nur in äußerst seltenen Fällen die Betroffenen zu einer operativen Sanierung des Befundes mittels sogenannter „Konisation" schicken müssen, bei dem dann ein kegelförmiger Gewebsteil aus dem Bereich des Muttermundes, der die Zellveränderungen aufweist, herausgeschnitten wird.

Ein weiteres Beispiel dafür, dass wir immer mit großer Vorsicht verfolgen sollten, was die Pharmaindustrie zu einem bedrohlichen Schadensszenario oder Großereignis stilisiert, war die sogenannte „Schweinegrippe" 2009/10. Schon damals war geplant, Millionen von Menschen zu impfen, doch der vehementen Ge-

genwehr und Aufklärungsarbeit, wie der meiner Freunde und MWGFD-Kollegen Dr. Wolfgang Wodarg und auch Prof. Sucharit Bhakdi, war es zu verdanken, dass dieses Vorhaben früh entzaubert werden konnte.

Die Schweinegrippe diente wohl als „Blaupause“ für COVID-19 und die damit einhergehende „Corona-Agenda“. Nur bei dieser haben die Protagonisten wesentlich mehr Raffinesse und Perfidie aufgewendet und auch extrem hohe Geldsummen in PR und andere Bereiche investiert, sodass ihnen mit all den unnötigen „Pandemie-Eindämmungsmaßnahmen“, wie Lockdown, der als groß angelegtes Geldumverteilungs-Programm betrachtet werden kann, sowie Schulschließungen, Maskenpflicht und letztlich der weltweiten Impfung von 5,6 Milliarden Menschen (Stand 4/2023) das, ich kann es nicht anders nennen, größte Verbrechen der Menschheits-Geschichte „gelungen“ ist. Dabei wurde die unvorstellbar hohe Zahl von über 13,5 Milliarden Dosen (laut Wikipedia 5/2024) verimpft.

Gerade im COVID-Impfprogramm, das mit massiver Angst- und Panik-Propaganda sowie härtesten Repressalien konsequent durchgezogen wurde, zeigte sich auch wieder die massive Dominanz der Pharmakonzerne. Orchestriert wurde die Impfagenda wieder mal von der WHO, der sogenannten „Weltgesundheitsorganisation“, die alles andere als unsere Gesundheit im Fokus hat, sondern unter dem Deckmantel der „Gesundheitsfürsorge“ als weltgrößter Pharmalobby-Verband agiert und gnadenlos die Interessen ihrer Auftraggeber verfolgt.

Es wird Zeit, dass wir der Pharmaindustrie ihre Grenzen aufzeigen, es wird Zeit für eine neue Medizin!

Von Anfang an habe ich mich gewundert, ja war schockiert, wie viele meiner ärztlichen Kollegen diese völlig unnötigen, unwirksamen und obendrein gesundheitsschädigenden, ja lebensbedrohlichen neuen genbasierten, sogenannten „Impfstoffe“ bei ihren Patientinnen und Patienten zur Anwendung gebracht haben. Jedem, der nur ein Semester Medizin oder Biologie gehört hat, hätte von vorneherein klar sein müssen, dass die gravierenden Nebenwirkungen, die ja nichts anderes sind als die zu erwartenden Wirkungen dieser Stoffe, auftreten würden. Und so wundert es mich bis heute, wie so viele ärztliche Kollegen dieser Impfpropaganda auf den Leim gehen konnten und damit ihren Patienten massivste Schäden zugefügt haben, wofür sie sich in naher Zukunft wohl noch werden verantworten müssen. Monetäre Gründe mögen sicherlich dabei eine entscheidende Rolle gespielt haben, aber auch Unwissenheit und Ignoranz kann man diesen Impfärzten mit Recht zum Vorwurf machen. Und, wer wird – wenn alles mal aufgedeckt ist – diesen Medizinern, die sich an diesem großen Pharma-Verbrechen mitbeteiligt haben, noch vertrauen?

Wir haben vonseiten der MWGFD von Anfang an vehement vor der COVID-Impfung gewarnt. In zahlreichen Informationsschreiben haben wir die Ärzte zudem über die zukünftig drohende Haftung aufgeklärt. Prof. Bhakdi hat in einem zigtausendmal geklickten Kurzvortrag schon vor Beginn der Impfungen genau beschrieben, warum es zu den autoimmunähnlichen Reaktionen im ganzen Körper kommen wird, nämlich weil durch die Einbringung dieses „Bauplans" für das sogenannte „Spikeprotein" in den mit den „Impfstoffen" transfizierten Zellen ein körperfremdes Eiweiß gebildet wird. Alle Zellen, die solche fremden Eiweiße bilden, werden von den Immunzellen des Körpers, allen voran den zu den Lymphozyten (Lymphzellen) zählenden sogenannten „T-Killerzellen", angegriffen und zerstört. Durch dieses schon in der Embryonalphase geübte Erkennen von fremden Eiweißen und das konsekutive Ausschalten der betroffenen Zellen kann sich der Körper gegen Viruserkrankungen bereits im Frühstadium zur Wehr setzen.

Die neuen genbasierten sogenannten „Impfstoffe", die ja nicht, wie von manchen „Experten" behauptet, an der Injektionsstelle im Muskel verbleiben, sondern sich über Blut und Lymphe rasch im ganzen Körper verteilen, bringen also ein riesiges Schadenspotenzial mit sich, das Zell- und Gewebszerstörungen in allen Organen des Körpers verursachen kann. Wir sehen es deutlich an der immens hohen Zahl der durch die COVID-Impfung schwer geschädigten Menschen und der vielen Todesfälle, die „schnell und unerwartet" im Zusammenhang mit der Impfung eingetreten sind und sich mittlerweile in den Sterbestatistiken der allermeisten Länder im Sinne einer hohen Übersterblichkeit widerspiegeln.

Auch die Geburtenrate ist seit Einführung der Corona-Impfung drastisch zurückgegangen, was darauf schließen lässt, dass die Impfung auch negative Auswirkungen auf die Fruchtbarkeit von Mann und Frau hat. Seit der amerikanische Molekularbiologe Kevin McKernan im April 2023 den äußerst schockierenden Nachweis erbrachte, dass alle Impfchargen neben der sowieso schon äußerst gefährlichen mRNA, einer künstlich veränderten einsträngigen Nukleinsäurekette, auch zwischen 15 bis 30 Prozent zweisträngige DNA-Ketten aus sogenannten bakteriellen Plasmiden beinhalten, ist klar geworden, warum die gefährliche Bildung des Spikeproteins, das zu Recht als „Biowaffe" bezeichnet werden kann, weil es nämlich an vielen Stellen in der Zelle und in den Organen schwerste Schäden hervorruft, noch so lange nach der „Impfung" anhält. Diese DNA, und mit ihr die bleibende Befähigung, das Spikeprotein herzustellen, kann leicht in das menschliche Genom eingebaut werden, und wenn dies in den Zellen unserer Reproduktionsorgane, also in Eierstöcken und Hoden, stattfindet, auch an die nächsten Generationen weitervererbt werden.

Es ist geradezu frevelhaft und verbrecherisch, dass die WHO diese mRNA-Technologie nun auch noch auf all die anderen bisherigen „Schutzimpfungen" ausweiten will und derzeit auch noch über ein „Pandemie-Abkommen" mit den 194 Mitgliedsstaaten und Änderungen der „Internationalen Gesundheitsvorschriften" die unkontrollierbare Alleinherrschaft in „Pandemiefragen" erobern will. So sie damit durchkommt, kann sie beliebig neue Pandemien ausrufen und vorgeben, mit welchen Maßnahmen und Medikamenten diese eingedämmt werden müssen. Ein dystopes, Orwell'sches Horrorszenario, das da droht!

Wenn uns unsere Grund- und Freiheitsrechte lieb sind, müssen wir dies unbedingt verhindern. Wie wir das tun können, dazu gibt es auch auf der MWGFD-Website (www.mwgfd.org) sehr viel an Information. Aufklärung unserer Mitmenschen ist hier unsere oberste Pflicht.

Mit dem Verein Mediziner und Wissenschaftler für Gesundheit, Freiheit und Demokratie, kurz MWGFD e. V., habe ich am 6. Mai 2020 zusammen mit Prof. Bhakdi und weiteren Ärzten, Heilpraktikern, anderen in der Medizin tätigen Menschen sowie Wissenschaftlern, die zu den Themen Gesundheit, Freiheit und Demokratie forschen und lehren, einen Zusammenschluss gegründet, der exakt dieses Ziel verfolgt, um damit dem gesundheitlichen und sozialen Wohl der Bevölkerung zu dienen.

Und auf diesen Verein warten nach 4 Jahren Aufklärungsarbeit in Sachen „Corona" weitere große Herausforderungen, denn insbesondere die geschilderten Vorhaben der Weltgesundheitsorganisation, aber auch die irreführenden politischen Kampagnen bezüglich des angeblich menschengemachten Klimawandels, biologieferner Gender-Konstrukte, Auflösung von Familienstrukturen und Frühsexualisierung unserer Kinder und nicht zuletzt die unsäglichen Kriegstreibereien vieler Regierungspolitiker stellen eine ernst zu nehmende Bedrohung der Gesundheit, Freiheit und Demokratie dar.

Und auch die Entwicklung im Gesundheitssystem durch Gesundheitsminister, die diesen Namen nicht verdienen, bedürfen unserer vollen Aufmerksamkeit.

Du siehst, es gibt noch viel zu tun, nicht nur für mich, sondern auch für dich und für uns alle. Wir, die Menschheitsfamilie, haben es in der Hand, diese Welt wieder zu einem besseren Ort zu machen. Und ja, es wird auch mal Momente geben, in denen wir Frust und Enttäuschung verspüren, doch auf eines können wir uns stets verlassen: auf die Stärke unserer Gemeinschaft, auf die Unterstützung Gleichgesinnter.

Ich erinnere mich noch, als ich in meinem Maskenprozess am 2. Mai 2022 zur ersten Urteilsverkündung ging. Der Staatsanwalt hatte für mich unter anderem eine Haftstrafe ohne Bewährung gefordert. Hunderte von Menschen waren zu meiner Unterstützung erschienen und hatten sich auf der Straße vor dem Gerichtsgebäude versammelt. Ich erhielt unglaublich viele Blumen, durfte unzählige Hände schütteln, wurde von wildfremden Menschen umarmt und hatte dadurch, als ich dann mit deutlicher

Verspätung in den Gerichtssaal hineinging, eine so großartige und positive Energie in mir angesammelt, dass ich selbst ein Todesurteil mit einem Lächeln im Gesicht entgegengenommen hätte.

Ich bin zutiefst dankbar, dass ich in einer der schlimmsten Situationen in meinem Leben so viel Zuspruch erhalten habe und so vielen Herzensmenschen begegnen durfte. Wenn du Briefe bekommst, in denen dir Menschen schreiben, dass sie dich in ihre Gebete einschließen, dann weißt du, dass du dich für die richtige Sache einsetzt.

Du solltest wissen, wenn du beginnst, Gesicht zu zeigen und deine Stimme zu erheben, werden hinter und neben dir Tausende von Mitstreitern stehen!

Auch wenn die Corona-P(l)andemie eine Unmenge negativer Einflüsse mit sich brachte und es Tage gab, an denen auch ich Enttäuschung spürte – heute überwiegen die damit verbundenen positiven Erfahrungen bei Weitem all das Negative. Ich kann heute attestieren, dass ich mich gerade in dieser schwierigen Lebensphase in meiner Persönlichkeit weiterentwickeln durfte und heute mehr Glück und Dankbarkeit empfinde als je zuvor. Und das bestätigt ein Zitat von Johann Wolfgang von Goethe, der einst sagte:

„Auch aus Steinen, die einem in den Weg gelegt werden, kann man etwas Schönes bauen!“

Ich bin zuversichtlich, dass wir trotz der Lügen, die uns täglich von den gekaperten Medien aufgetischt werden, unser Land wieder vom Kopf auf die Füße stellen werden. Dazu kannst auch du beitragen, indem du dich stets bei verschiedenen Quellen, insbesondere auch bei den freien, den alternativen Medien informierst, selbst ein bisschen recherchierst und dir somit deine eigene Meinung bildest. Ich habe zusammen mit unserem Verein MWGFD e. V. das „Neue-Medien-Portal“ (www.neue-medien-portal.org) initiiert, bei dem wir auf einer Website alle jene Medien vorstellen und für die interessierten Leser und Zuschauer mit wenigen Mausklicks erreichbar machen, die noch gemäß den im

„Pressekodex" verankerten Ethikrichtlinien frei und unabhängig sowie unter Achtung der Wahrheit informieren. Im deutschen Sprachraum haben wir bisher mehr als 200 dieser Medien zusammengetragen. Die Website wird ständig aktualisiert und auch erweitert, sodass auf einer englischen, spanischen, französischen Unterseite auch die „neuen Medien" aus anderen Sprachräumen zusammengetragen und vorgestellt werden. Weitere Sprachen sollen folgen. Hierfür suchen wir weiterhin freiwillige Mitarbeiter, die uns unterstützen.

Über diese neuen Medien kommst du der Wahrheit stets ein Stückchen näher und wirst durch dieses Wissen auch an Sicherheit und Zuversicht gewinnen. Und somit brichst du aus dem Kreis derer aus, die sich jeden Tag von den Narrativen lenken und manipulieren lassen. Und eines möchte ich an dieser Stelle besonders betonen. Diese Manipulation der Menschen durch die stete Verbreitung von Angst und Panik betrachte ich als ein perfides Verbrechen!

Doch jeden Tag werden mehr Menschen wach und wenn sich die Herzensmenschen weltweit verbinden, dann ist es nur noch eine Frage der Zeit, bis wir jene selbst ernannte „Machtelite", die bereits seit vielen Jahren ihr Unwesen treibt, in die Schranken weisen.

Ich wünschte, das geschähe bereits morgen. Doch ich vermute, wir brauchen einen etwas längeren Atem. Und wir sollten trotz allem bei all unserem Tun immer die Ruhe und Gelassenheit bewahren. Lass dir keine Angst mehr machen, die Welt wird mit Sicherheit nicht aufgrund einer Temperatursteigerung explodieren. Sie wird auch nicht aufgrund ansteigender Meeresspiegel untergehen. Eher wird sie aufgrund der Kriegsgelüste der sich an den Krisen dieser Welt bereichernden Machthaber Schaden nehmen.

Lass dich von all dem nicht verrückt machen, besinne dich vielmehr auf das, was dich glücklich macht und wofür du dankbar sein darfst!

Natürlich habe auch ich mal einen Moment, in dem ich frustriert oder gar wütend bin. Doch dann gehe ich in die Selbstreflexion und frage mich ernsthaft, was ich mir da gerade wieder selbst antue. Häufig gehe ich dann Laufen oder mache einen Spaziergang durch den Wald und wenn es ganz schlimm ist, dann suche ich mir einen Wildbach oder Wasserfall und lege mich – und das unabhängig von der Jahreszeit – kurz in diesen rein. Anschließend fühle ich mich wie neugeboren.

Aber auch Gespräche mit guten Freunden führen in aller Regel dazu, dass ich erkenne, wie schön das Leben ist und dass es sich lohnt, dafür zu kämpfen, diese Welt wieder zu einem besseren Ort zu machen. Und ja, möglicherweise wirst du den einen oder anderen „Freund" nicht mehr so häufig sehen, wenn du jetzt Gesicht zeigst. Ich versichere dir jedoch, dass sich dein Freundeskreis durch dein Engagement positiv entwickeln wird. Die Qualität der Menschen, mit denen du zukünftig zu tun hast und mit denen du in den nächsten, den besten Jahren deines Lebens zusammenkommen wirst, nimmt spürbar zu.

Die „Corona-Krise" kann also auch als große Chance betrachtet werden. Wir konnten tiefe Einblicke gewinnen in die Strukturen der Macht und durften dabei erkennen, wie eine zahlenmäßig kleine Clique von Misanthropen die ganze Welt in ihren Fängen hält und ihren enormen finanziellen Reichtum dafür benutzt, überall auf der Welt Menschen vor den Karren zu spannen und für ihre dunklen Zwecke zu missbrauchen. Und das wohl schon seit Jahrzehnten, wenn nicht Jahrhunderten.

Die allerwichtigste Frage für die Zukunft ist also: Wie können wir fortan verhindern, dass derartige Verbrechen immer wieder geschehen?

Da müssen wir uns zunächst Gedanken machen zur Frage, warum es der „Machtelite" aus dem „digitalen-finanziellen-militärischen Komplex", wie mein MWGFD-Kollege Ernst Wolf die Gruppe der Auftraggeber bezeichnet, warum es dieser eigentlich kleinen Misanthropen-Clique so leicht gelungen ist, die „Corona-Agenda" durchzuexerzieren und nebenbei viele weitere Verbrechen und Lügen einzufädeln, die uns Menschen in unserer Freiheit und unseren Grundrechten immer mehr einengen.

Alle möglichen Antworten hierauf lassen sich meines Erachtens auf zwei Begriffe zusammenführen, zwei Eigenschaften von Menschen, die, wenn es sie nicht gäbe, sämtliche perfiden Machenschaften der dunklen Mächte von vornherein zum Scheitern verurteilen würden. Erstere ist traurigerweise gerade bei den politischen und gesellschaftlichen Entscheidungsträgern in hohem Maße anzutreffen, ganz besonders bei denen, die in den Kaderschmieden des WEF, des „World Economic Forums", als Young Global Leaders und Shapers herangezüchtet wurden und erfolgreich, sehr zur Freude ihres Ziehvaters Klaus, die Regierungen der meisten Länder infiltriert haben. Es ist die Korruption, also die Bestechlichkeit, Käuflichkeit, der Missbrauch von anvertrauter Macht zum privaten Nutzen oder Vorteil.

Die zweite betrifft, oft auch gepaart mit Korruption, eher die untergeordneten Schichten der „Wasserträger", der Mitarbeiter von Staat und Behörden, oder auch der Systemmedien. Es ist die Angst beziehungsweise der fehlende Mut. Die Angst, seinen Job zu verlieren, wenn man nicht mitmacht, oder der fehlende Mut, entschieden „Nein!" zu sagen, zu Anordnungen von oben, die mit Menschenrechtsverletzungen einhergehen und bei denen man eigentlich Widerspruch leisten beziehungsweise remonstrieren müsste.

Und damit ist es bis zum heutigen Tag für diese, ich nenne sie nur ungern „Machtelite", auch recht einfach, dieses Spiel von Marionetten-Rekrutierung am Laufen zu halten, weil es leider immer noch so viele käufliche Personen gibt, die für Geld so gut wie alles machen oder aus Angst nicht widersprechen.

Ich wünsche mir von Herzen, dass wir es so bald wie möglich schaffen, diese beiden negativen Charakterzüge aus unserer Gesellschaft verschwinden zu lassen und dass sich immer mehr Menschen politisch engagieren und in der Gesellschaft für unser aller Gemeinwohl einbringen. Menschen, die sich auszeichnen durch Unerschrockenheit, Zuversicht und Mut sowie eine tiefe Gottes- und Menschenliebe. Und die einen unumstößlichen Wertekodex, gepaart mit Rückgrat, Herz und Verstand, fest in sich verankert haben.

Wenn wir alle als weltweite Menschheitsfamilie hierbei Hand in Hand zusammenarbeiten, dann können wir den Strippenziehern der Corona-Agenda, die ja genau dieselben sind, die auch für die derzeitige unerträgliche, uns alle bedrohende Kriegstreiberei verantwortlich sind, dann können wir diesen selbst ernannten Möchtegern-Weltenlenkern ein für alle Mal das Wasser abgraben!

Und wir müssen sie dabei nicht einmal direkt „bekämpfen". Der amerikanische Architekt, Konstrukteur, Visionär und Philosoph Richard Buckminster Fuller zeigt uns mit seiner folgenden Aussage einen möglichen Weg:

„Man schafft niemals Veränderung, indem man das Bestehende bekämpft. Um etwas zu verändern, baut man neue Modelle, die das Alte überflüssig machen."

Hier gibt es für dich, für jeden von uns mehr als genug zu tun. Wir dürfen uns wieder unserer Stärken als Mann und Frau und auch unserer Wurzeln, die wir unseren Ahnen und unserer jeweiligen Heimat verdanken, bewusst werden, und damit auch unserer Aufgabe und Verantwortung für den Schutz unserer Familien, der Kinder und auch der alten Menschen, die wir aufgrund ihrer Lebenserfahrung achten und ehren sollten.

Wenn wir die kleinsten Keimzellen einer Gesellschaft, die Familien, stärken, können wir damit auch etwas für das Gemeinwohl tun, das aus dem Zusammenschluss von Familien in den Gemeinden und Ländern entsteht. Wir können neue Formen des politischen Agierens entwickeln. Statt abgehobener, volksferner Politiker brauchen wir mehr echte Volksvertreter, die fern von Parteienpolitik und den damit einhergehenden Fraktionszwängen und sonstigen demokratiefeindlichen Praktiken und Einrichtungen die Interessen ihrer Anvertrauten vertreten. Und die nicht anfällig für Korruption und Machtmissbrauch sind.

Auch der Umgang mit der Schöpfung, der uns umgebenden Natur, belebt und unbelebt, muss neu überdacht werden. Wie erzeugen wir umweltgerecht gesunde Nahrung? Wie schaffen wir es, dass alle Menschen gerechten Anteil an der Fülle der göttlichen Schöpfung erhalten? Das sind auch die Grundvoraussetzungen für dauerhaften Frieden auf dieser Welt.

Wir sollten uns auch wieder mehr um Spiritualität und unsere Verbindung zu Gott bemühen. Nur wenn wir uns als Kinder Gottes begreifen und somit unsere eigene Göttlichkeit erkennen, unser Christusbewusstsein erwecken und unsere wahre Schöpferkraft entfalten, wird es uns gelingen, die dunklen Mächte dauerhaft zu besiegen und die Menschheit und unseren Heimatplaneten Erde in eine gute Zukunft zu führen. Wir können uns der Unterstützung der guten Mächte, Gottes Hilfe, dabei sicher sein.

Und so können wir das Ruder noch rechtzeitig herumreißen und die Länder und Nationen wieder in friedliches Fahrwasser führen, damit die Menschheit endlich in jenes vorhergesagte glückliche Zeitalter gelangt, in dem alle Menschen, alle Völker auf unserem wunderbaren Heimatplaneten in Souveränität, Frieden und Freiheit, im Einklang mit der Natur und allen Mitgeschöpfen leben und dabei ihr volles Potenzial entfalten können und jeder Einzelne gerechten Anteil an der Fülle der göttlichen Schöpfung haben darf.

Ich hoffe, dass ich dich mit meiner Zuversicht anstecken konnte und dass du gemeinsam mit uns Gesicht zeigst. Ein mich inspirierendes Zitat des Schweizer Philosophen Armin Risi mag dir zum Ende dieses Kapitels nochmals verdeutlichen, warum ich von einem unerschütterlichen Optimismus getragen bin.

„Der Schatten braucht zu seiner Existenz das Licht, aber das Licht braucht keinen Schatten." Der Schatten stellt das Böse dar, das Licht das Gute. Wir, du und ich – verbunden mit dem Göttlichen – sind das Licht, wir sind das Gute. Und ich glaube an das Gute, das Göttliche und demnach auch an dich!

Von medizinischer Aufklärung zur veterinärmedizinischen Integrität

Dir ist es beim Lesen des persönlichen Erfahrungsberichtes von Ronny Weikl sicherlich ähnlich gegangen wie mir. Ich war anfangs regelrecht geschockt, als ich zur Kenntnis nehmen musste, was manchen Ärzten während der letzten vier Jahre widerfahren ist. Noch heute werden einige von der Justiz verfolgt, weil diese ihnen vorwirft, unrichtige Maskenatteste ausgestellt zu haben.

Ronny hat die zum Teil skrupellosen Machenschaften der Pharmaindustrie in der Humanmedizin in seiner unnachahmlichen, positiven Art und Weise bereits zur Sprache gebracht. Über drei Jahrzehnte hat er während seiner Tätigkeit als Arzt und Gynäkologe jene Erkenntnisse gewonnen, die ihn heute als einen ganz besonderen Arzt und Aufklärer auszeichnen.

Als Tierliebhaber, wir haben seit Jahren Hunde und Pferde, hat mich jedoch auch brennend interessiert, wie es denn in der Veterinärmedizin aussieht. Gibt es dort auch eine Art „Pharma-Mafia"?

Bei meinen Recherchen stieß ich auf eine Tierärztin und Autorin, die unter anderem die Bücher „Tierärzte können die Gesundheit Ihres Tieres gefährden" und „Hunde würden länger leben, wenn … – Schwarzbuch Tierarzt" veröffentlich hat. Ich denke, dir geht es wie mir: Wenn du allein die Titel dieser Bücher liest, willst du einfach mehr wissen.

So habe ich eine Frau kennengelernt, die über ein unglaubliches, profundes Wissen verfügt. Und dieses setzt sie zum Wohlsein von Menschen und Tieren gleichermaßen ein. Hin und wieder legt sie sich dabei auch ordentlich mit ihren Kollegen an. Doch sie ist hart im Nehmen und unerbittlich, wenn es um Gerechtigkeit geht.

Freue dich auf das großartige Kapitel von Dr. Jutta Ziegler ...

SCHICKSALS-SCHLÄGE

Dr. Jutta Ziegler

Manchmal benötigen wir ein einschneidendes Ereignis, einen sogenannten Schicksalsschlag, um zu einer besonderen Erkenntnis zu gelangen. Bei mir waren es gleich zwei solcher Schläge, die mich nicht nur zum Nachdenken brachten, sondern mein Leben grundlegend veränderten.

Eines Morgens, ich fühlte mich gesundheitlich schlecht, beauftragte ich meine Ordinationshilfe in meiner Tierarztpraxis, alle anstehenden Termine für den bevorstehenden Tag abzusagen. Sie antwortete, das wäre doch nicht notwendig, sie wisse ja, wie ich behandelte. Die Wahl zwischen Antibiotika, Cortison und Schmerzmitteln sei ja nicht so schwer. Im Zweifel müssten eben alle drei Medikamente verabreicht werden, sie würde das sicher auch ohne mein tierärztliches Zutun ordentlich durchführen können. Ich könne mich ruhig ins Bett legen und mich meiner eigenen Linderung widmen.

Die Antwort meiner Mitarbeiterin brachte mich nicht nur ins Grübeln, sie beschäftigte mich tagelang. Ich begann, an meinen Fähigkeiten und dem Sinn meines Handelns zu zweifeln ...

Beim zweiten Ereignis musste tatsächlich noch etwas weitaus Schlimmeres passieren: Ein 14 Wochen alter Chihuahua-Hund mit einem halben Kilogramm Körpergewicht kam in meine Praxis zur Nachimpfung. Die Besitzerin erzählte mir, dass ihr Hund nach der Erstimpfung Zitteranfälle und Erbrechen gezeigt habe. Ich nahm das nicht so ernst und impfte den kleinen Kerl wie „vorgeschrieben" erneut mit einer 7-fach-Impfung. Nur zehn Minuten nach diesem Impf-Regime war der vorher völlig gesunde Hund tot.

Erst im Nachhinein wurde mir bewusst, dass allein die Dosis, die auch einer 60-Kilo-Dogge verabreicht wird, für den Tod des Tieres verantwortlich sein konnte, abgesehen von den schädlichen Adjuvantien, die so ein derartiger Impfstoff noch zusätzlich enthält. Bis zu diesem einschneidend traurigen Vorfall war Impfen für mich tatsächlich die Normalität gewesen.

In Wien auf der veterinärmedizinischen Hochschule studiert und die sogenannte Schulmedizin von der Pike auf gelernt, konzentrierte ich mich nach dem Studium zunächst voll auf jene veterinärmedizinischen Praktiken, die an der Universität gelehrt worden waren. Ich operierte alles, was nicht bei drei auf den Bäumen war. Ich impfte gnadenlos, wie es mir selbst eingeimpft und vorgeschrieben worden war, und ich traktierte den Großteil meiner Patienten mit den drei alternativlosen Medikamenten Antibiotika, Cortison und Schmerzmittel.

Nach wenigen Jahren wurde mir jedoch immer bewusster, dass diese Vorgehensweise nicht wirklich zur Gesundung meiner Patienten beitrug. Und so wurde es höchste Zeit für die augenöffnenden Schicksalsschläge.

Nach anschließendem intensiven Studium zu Impfungen und deren Nebenwirkungen kam ich zu dem eindeutigen Ergebnis, dass Impfungen mehr Schaden als Nutzen bringen. Und daher impfe ich gar nicht mehr.

Ich halte nicht nur die von der veterinärmedizinischen Universität empfohlene Anzahl der Impfungen für maßlos übertrieben, auch die vorgeschriebenen Abstände zwischen den Impfungen von Hund und Katze sind völlig willkürlich gewählt. Wurden die 7-fach Impfungen plus Tollwut bis vor wenigen Jahren noch jährlich durchgeführt, ist man mittlerweile auch in der konventionellen Veterinärmedizin von diesen hohen Frequenzen abgerückt und es gilt beispielsweise die Tollwutimpfung für drei Jahre.

Die Frage, ob Impfungen ausschließlich den Interessen der Pharmaindustrie und natürlich auch den Ärzten zugutekommen, hat sich mittlerweile für mich zur Gänze geklärt.

Weder Tierärzte noch Impfstoffhersteller wollen auf die lukrative Einnahme aus Impfungen verzichten.

Aufgrund meiner Erfahrungen war für mich demnach sofort klar, als 2020 der Corona-Impfstoff angekündigt und bereits Ende des Jahres auf den Markt geworfen wurde, was letztendlich hinter dem Ganzen steckte. Hatte ich doch schon vom ersten Tag der Ausrufung einer Pandemie nicht nur an der gesamten Inszenierung gezweifelt, sondern sie schlichtweg einfach nicht geglaubt. Dazu hatte ich mich zu intensiv mit Seuchen und deren Ursachen auseinandergesetzt. Für mich schien es völlig unlogisch, dass in zivilisierten Ländern Seuchen auftreten können. Einfach so. Seuchen treten nur dann auf, wenn Menschen und auch Tiere unhygienischen Verhältnissen, Kälte, Krieg und Hunger ausgesetzt sind.

Und was früher und heute keiner wissen will, ist: Alle Infektionskrankheiten, gegen die in der Vergangenheit geimpft wurde, verschwanden nicht mit der Impfung, sondern meist schon Jahre davor, wie die Statistiken des Zentralamtes in Wiesbaden zeigen. Faktoren, wie die Verbesserung der Lebensumstände etc., werden nicht berücksichtigt. Auch gibt es beispielsweise keine Impfungen gegen Pest oder Cholera und diese Erkrankungen gibt es heute so gut wie gar nicht mehr.

Etwas Etabliertes wie Impfungen zu hinterfragen, wird vom Mainstream nicht gewünscht, das ist jedoch seit vielen Jahren schon so. Es wird immer nur geredet, wann und wie oft Impfungen durchgeführt werden sollen; deren Wirksamkeit und Sinnhaftigkeit zu hinterfragen ist aber tabu. Und das ist genau das, was sich aktuell wiederholt. Und da geht es nicht nur um Impfungen, sondern generell um Heilverfahren. Das erfahre ich seit vielen Jahren mit den Kollegen so, die andere Ansichten völlig abtun und mich als „Nestbeschmutzer“ (und das ist nur einer der harmlosesten Bezeichnungen) beschimpfen. Gott sei Dank habe ich ein dickes Fell.

In Zukunft werden auch mRNA-Impfstoffe für Hunde, Katzen, Rinder, Pferde und Schweine auf den Markt kommen. Entwickelt sind sie schon.

Und was auf uns, unsere Heimtiere und auch auf Nutztiere zukommt, wenn der WHO-Pandemievertrag beschlossen wird, ist schon in greifbarer Nähe. Nach dem Entwurf des Pandemievertrages werden weitreichende Veränderungen geplant, damit in Zukunft die WHO weltweit allein über unsere Gesundheit und auch die unserer Heimtiere und Nutztiere entscheiden kann. Die Einführung des Pandemievertrages beinhaltet außerdem das Vorhaben „One Health". Mit diesem „One Health"-Vorhaben würde der WHO auch die Kontrolle über die Landwirtschaft und die Lebensmittelversorgung übertragen. Die Tiergesundheit und die Umwelt wären damit ebenfalls ein Teil der Agenda der WHO.

Diese arbeitet zusammen mit der Food and Agriculture Organization oft the United Nation (FAO), dem United Nations Environment Programme (UNEP) und der World Organisation for Animal Health (WOAH). Diese vier Organisationen bezeichnen sich als „One Health Quadripartite". Es handelt sich hier um Organisationen, die entweder der UN angehören oder mit den UN-Strukturen intensiv zusammenarbeiten. Das bedeutet, dass diese Organisationen in Zukunft weltweit auch eine Rolle bei der Untersuchung der Auswirkungen menschlicher Aktivitäten auf die Umwelt und die Lebensräume wildlebender Tiere spielen und wie dies die Bedrohung durch Krankheiten antreibt.

Kritisch zu sehen sind die Bereiche der Nahrungsmittelproduktion, die Urbanisierung und die Entwicklung der Infrastruktur, der internationale Reiseverkehr und Handel. All das kann zu Auftreten von Zoonosen führen.

Bei Annahme des Vertrages erkennt das jeweilige Land an, dass die meisten auftretenden Infektionskrankheiten von Tieren, Wildtieren und domestizierten Tieren ausgehen und dann auf den Menschen übergreifen. Damit kann die WHO, wie wir in der Corona-Krise erfahren mussten, schalten und walten, wie sie will.

Dann können sie einheitlich Menschen und Tiere überwachen und zwangsimpfen – und zwar auch zur Prävention.

Sollte dann beispielsweise ein Katzenschnupfen auftreten, könnte die WHO anordnen, alle Katzen zu töten. Was eine „angebliche Bedrohungslage" für die Tiere bedeutet, konnte man tragischerweise in China während der Corona-Pandemie erfahren. Dort wurden aus Angst vor Übertragung Abertausende Hunde und Katzen brutal erschlagen und in England wurde angedacht, alle Hauskatzen wegen einer vermeintlichen Übertragungsmöglichkeit zu töten. In Bosnien deckte die Tierschutzorganisation PETA die coronaangstbedingte Tötung von Tierheimhunden auf und auch in Australien fielen mehrere Hunde der vermeintlichen Pandemiebekämpfung zum Opfer. In Dänemark wurden 15 Millionen Nerze getötet, weil bei ihnen angeblich ein Corona-Virus mutierte und dies die Wirksamkeit der mRNA-Injektion gefährdet hätte.

Ich konnte diese Zahl anfangs gar nicht glauben. Es wurden 15 Millionen Nerze getötet – grundlos!

Am 8. August 2022 erschien im Standard ein Artikel über Zoonosen, in dem die Frage gestellt wurde: „... was man nun gegen tierische Corona-Fälle unternehmen könnte: Kontrollmechanismen, wie Quarantäne, Impfung oder auch das Töten der Tiere kämen vor allem bei Haustieren infrage, bei Wildtieren sei das schwerer umzusetzen."

Unfassbar! Im Zuge dessen wird auch das Arzneimittelrecht angepasst und unter anderem auch die Zulassungskriterien für die mRNA-Impstoffe deutlich reduziert.

Zusätzlich sollen im Rahmen des European Green Deals zusammen mit den Klimaagenden und Klimahysterikern des WHO-One-Health-Programmes der CO_2-Abdruck eines jeden Tieres erfasst werden. So hat der Hund zum Beispiel den CO_2-Abdruck eines Autos, und Pferde verursachen angeblich den größten CO_2-Ausstoß unter den Haustieren. Irland plant tatsächlich die Tötung von zweihunderttausend Kühen, um die aktuellen Klimaziele zu erreichen.

Bei dem Ausmaß dieses Irrsinns benötige nicht nur ich ein dickes Fell, das wünsche ich dir ebenfalls ...

Auch wenn sich viele Menschen in der Pandemie impfen ließen, aus welchen Gründen auch immer, und die Corona-Maßnahmen für richtig empfunden haben, sollten diese Aussichten jedem Tierliebhaber zu denken geben. Denn das geliebte Tier zur Tötung abzugeben oder zwangsimpfen zu lassen, ist doch für viele etwas völlig anderes, als sich selbst der angeblich gesundheitsfördernden Nadel auszusetzen. Wenn es ums eigene Tier geht, hört der Spaß auf.

Ich habe während der Corona-Zeit einige Tierbesitzer gefragt, ob sie ihr Tier auch einer mRNA-Impfung aussetzen würden. Ich bekam von den geimpften wie den nicht geimpften Menschen immer die gleiche Antwort: „Nein, das würden wir niemals tun."

Es waren neben dem geschilderten Ereignis mit dem Todesfall des kleinen Chihuahuas direkt nach der Impfung in Summe viele weitere beeindruckende Momente, die mich letztendlich dazu bewogen haben, nicht nur das Thema Impfung, sondern meine gesamte bisherige Tätigkeit zu hinterfragen.

Weil Ernährung jeden Hund und jede Katze mehrmals täglich betrifft, verschrieb ich mein initiales Forschungsinteresse den diversen Ernährungsformen. Wenn wir die historische Entwicklung betrachten, dann wurden in den 1960er- und 1970er-Jahren die ersten industriell verarbeiteten Futtermittel entwickelt. Die meisten jedoch nicht zum Wohle der Tiere. Wurden anfangs auch Tierkadaver und Klärschlamm verarbeitet, ist dies heute zwar verboten, die Rohstoffe (besonders bei den Produkten der Großkonzerne) sind aber immer noch fragwürdig.

Viele schütteln den Kopf und glauben es nicht, dass Tierkadaver und Klärschlamm im Tierfutter verwendet wurden, aber wenn das den Tatsachen nicht entspräche, wäre es nie zu einem Verbot gekommen. Heutzutage liegt das Thema der Hunde- und Katzenernährung fest in den Händen der Großkonzerne, die bereits angehende Tierärzte der veterinärmedizinischen Universität gezielt ansteuern und zu ihrem eigenen Vorteil „ausstatten".

Vorlesungen über die Ernährung bei Hund und Katze werden vielfach von den Mitarbeitern der Großkonzerne abgehalten. Und eröffnet der approbierte Tierarzt dann eine Praxis, bekommt er einen Teil der Praxiseinrichtung zur Verfügung gestellt, wenn er sich verpflichtet, ausschließlich das Futter des jeweiligen Futtermittelherstellers zu verkaufen. Und jede Menge Gratis-Probepackungen gibt es noch obendrauf.

Und so war ich ebenfalls von diesen nebenbei sehr teuren Futtermitteln überzeugt und verkaufte diese in großen Mengen in meiner Praxis. Einige Jahre lang. Ich verließ mich darauf, den Tieren eine gute Qualität zu verfüttern. Es war ja auch so einfach. Für fast jede Krankheit gab es das passende Futtermittel.

Dann beobachtete ich jedoch Folgendes: Einige Tiere entwickelten aufgrund des Diätfutters, das sie von mir wegen einer Krankheit verordnet bekommen hatten, eine neue Erkrankung. Beispielsweise entwickelte ein Hund eine Lebererkrankung nach der Gabe eines „Light"-Futters gegen Adipositas. Oder Katzen zeigten schwere allergische Reaktionen in Form von Hautausschlägen, die nach Weglassen des Futters und dem damit verbundenen Verzicht auf die darin enthaltenen synthetischen Zusätze sofort verschwanden.

Nach mehreren solchen Fällen war mein nächster Schritt, mich einmal genauer mit der Zusammensetzung der Futtermittel auseinanderzusetzen. Das erforderte einige Zeit. Ich erkannte bald die mangelnde Qualität dieser Produkte, deren schwere Defizite durch die Minderwertigkeit der Rohstoffe sowie die starke industrielle Verarbeitung verursacht wurden und heute noch werden. Diese Defizite werden dann im Nachhinein mit synthetischen Zusätzen „aufgepeppt", und das nachweislich nicht zum Wohle der Patienten.

Um nie wieder in die Versuchung zu kommen, auch nur eine einzige Futterdose oder einen Futtersack an ahnungslose und gutgläubige Tierbesitzer zu verkaufen, packte ich meinen gesamten Restbestand und schmiss ihn in den nächsten Container.

Danach fühlte ich mich im wahrsten Sinne des Wortes befreit von dem ganzen Ballast, auch wenn ich mit dieser „Entsorgung" mehrere hundert Euro vernichtet hatte. Doch ich kam tatsächlich nie wieder in Versuchung!

Wenn man einmal beginnt zu hinterfragen, dann hört man nicht mehr damit auf.

Hatte ich mich schon seit längerer Zeit mit alternativen Heilmethoden beschäftigt, standen jetzt sämtliche diagnostischen und therapeutischen Vorgangsweisen auf meinem Prüfstand. Besonders die von der Schulmedizin „empfohlenen" Medikamente, die meist schwerwiegende Nebenwirkungen nach sich zogen, versuchte ich durch orthomolekulare Stoffe, Homöopathie oder auch pflanzliche Nahrungsergänzungsmittel zu ersetzen. Das dauerte natürlich einige Jahre, bis ich für alle möglichen Erkrankungen eine „Ersatztherapie" gefunden hatte.

Die Pharmavertreter machten keine Geschäfte mehr mit mir. Ich kann mich noch gut an einen aus deren Zunft erinnern. Ich schätze ihn menschlich sehr und auch wenn er mir immer weniger verkaufen konnte, kam er häufiger auf eine Tasse Kaffee vorbei, wenn er in der Nähe war. Eines Tages gestand er mir, dass er überhaupt nicht hinter dem stehe, was er da verkaufte. Die „neuen" Medikamente, die er den Tierärzten näherbringen sollte, waren zwar teurer als die herkömmlichen, aber mitnichten besser und hatten oft schlimmere Nebenwirkungen als die vorherigen. Nur würde er kurz vor der Pensionierung stehen und hätte keine Lust mehr, den Job zu wechseln. Privat beschäftigte er sich ebenfalls mit pflanzlichen Stoffen, und er war von deren Wirksamkeit überzeugt. Unsere Kaffeegespräche drehten sich dann nur noch um Pflanzen, und er war sichtlich froh, mir nichts mehr „andrehen" zu müssen, wie er wörtlich sagte.

Im Jahre 2011 schrieb ich dann mein erstes Buch „Schwarzbuch Tierarzt – Hunde würden länger leben, wenn ..." Darin zeigte ich die in den Tierarztpraxen üblichen Missstände auf. Unnötige schädliche diagnostische Eingriffe sowie Verschreibung von Medikamenten, deren Nebenwirkungen meist schlimmer waren als die Krankheit selbst. Auch die standardmäßig durchgeführten prophylaktischen Maßnahmen, wie regelmäßige Entwurmungen, Antiparasitenmittel und natürlich auch die Impfungen, die mehr Schaden als Nutzen bringen, prangerte ich an. Und natürlich die Bequemlichkeit beziehungsweise Ignoranz der Kollegen, die sich weder mit den Ursachen einer Erkrankung noch mit den Nebenwirkungen der verschriebenen Medikamente auseinanderzusetzen schienen, war mir ein Dorn im Auge.

Damals war ich sehr wütend über die Vorgehensweise von Kollegen, die nicht nach rechts und nicht nach links schauten und gnadenlos auf ihrer Schiene weiterfuhren.

Heute bin ich da etwas gelassener, weiß ich doch von vielen Kollegen, die sich sehr wohl Gedanken machen und anders arbeiten als die Masse der Tierärzte.

Die Aktion einer aufgebrachten Tierbesitzerin bringt mich noch heute zum Lachen, reagierte diese auf die völlig überflüssige Behandlung ihrer 3-jährigen Katze doch folgendermaßen: Sie kaufte einen ganzen Stoß meiner Schwarzbücher und verteilte diese während der Ordinationszeit an die Tierbesitzer, die die Praxis gerade verließen. Zur Vorgeschichte: Die Katze hatte einen Katzenschnupfen und bekam vom Tierarzt wie üblich ein Antibiotikum und Cortison verabreicht. Man sollte als Tierarzt wissen, dass eine einzige Cortisonspritze bei Katzen einen irreversiblen Diabetes auslösen kann und deshalb allergrößte Vorsicht geboten ist. Und so war es auch bei dieser Katze, die darauf dauerhaft insulinpflichtig war. Ob es eine Reaktion des Tierarztes auf diese Aktion gab, weiß ich leider nicht.

Wie skrupellos sich die Tierärzte teilweise in der Corona-Zeit verhielten, ist beispiellos. Wenn von den Schäden gesprochen wird, die die Corona-Pandemie bei den Menschen angerichtet hat, denken wir vor allem an die vielen alten Menschen, die einsam in ihren Betten verstorben sind. Ihre Angehörigen wurden einfach ausgesperrt. Niemand aber spricht über die vielen Tierbesitzer, die während der Pandemie nicht mit ihrem Tier in die Tierarztpraxis hineingehen durften und ausgesperrt wurden oder denen die Behandlung ihrer Tiere überhaupt verweigert wurde.

Eine verzweifelte Tierbesitzerin berichtete mir damals am Telefon, ihr schwer nierenkranker Hund, der wöchentlich eine Infusion benötigte, wurde von sämtlichen Tierärzten abgewiesen. Kurze Zeit danach lag der Hund im Sterben und sie wollte in die Praxis fahren, um ihn einschläfern zu lassen. Am Telefon befahl ihr die Tierärztin, den Hund im Körbchen vor die Tür zu legen, zu läuten, einen Zettel mit Namen dazuzulegen, und dann wegzugehen. Die Dame wusste sich in ihrer Verzweiflung nicht anders zu helfen und befolgte die Anweisung der Tierärztin. Sie beobachtete, wie die Veterinärmedizinerin, versehen mit zwei Masken übereinander, aus der Tür kam, sich umschaute und dann das Körbchen mit dem Hund in die Praxis trug. Die Dame setzte sich ins Auto und weinte.

Mancher Veterinärmediziner sollte sich für sein unmenschliches Verhalten schämen!

In einem anderen Fall musste eine Familie mit ihrem Hund, der sich bei einem Autounfall beide Beine gebrochen hatte, fast hundert Kilometer fahren, um überhaupt eine Praxis zu finden, die sich bereit erklärte, den Hund zu behandeln. Im Auto befanden sich neben dem winselnden Hund drei weinende Kinder.

Noch ein Fall: Als ein zur Zahnbehandlung abgelieferter Dobermann aus der Narkose aufwachte und nur mehr winselte, wurde mittels Röntgenbild eine Fraktur von zwei Rippen festgestellt. Wie mit diesem Hund in Abwesenheit des Besitzers umgegangen wurde, möchte niemand wissen.

Doch dies sind keine Einzelfälle, sondern dies passierte während der Corona-Zeit ständig. Die Tierärzte verhielten sich in meinen Augen genauso unbarmherzig und pietätlos wie die Humanmediziner, wenn nicht sogar noch schlimmer. Genau wie in anderen Bereichen auch wurde auf die Nöte der Patienten und ihrer Besitzer keinerlei Rücksicht genommen. Die Angst vor dem Virus lähmte alles, besonders die Gehirne der Kollegen.

Ich entschloss mich damals, bei dem ganzen Theater nicht mitzuspielen. Die Leute durften mit ihren Tieren nach wie vor zur Behandlung in meine Ordination kommen. Es gab keine Masken, keinen Impfnachweis und keinen Genesenennachweis.

In den Filialen in Purkersdorf, Perg und Hallein wurden von den Verkäuferinnen keine Masken getragen. Nach der Anzeige eines Kunden hängten wir ein Schild vor die Türe mit der Aufschrift: „Wenn Sie unsere Mitarbeiter ohne Masken antreffen, befinden sich diese gerade in der gesetzlich vorgeschriebenen Maskenpause. Bitte warten." Die meisten Leute schmunzelten darüber und waren froh, in ein Geschäft zu kommen, in dem die Maskenpflicht etwas anders gehandhabt wurde. Auch im Logistikzentrum in Hallein verfuhren wir mit den Anweisungen flexibel. Ich stellte den damals etwa 20 Mitarbeitern frei, Masken zu tragen und/oder sich impfen zu lassen. Maske trug kein Einziger, impfen ließen sich nur einige wenige Ängstliche, sonst lief alles, als ob nichts geschehen wäre.

Ich machte jedoch deutlich, dass ich keinerlei Spaltung dulden würde. Kein Mitarbeiter durfte einen anderen auf dessen „Nichtgeimpften- oder Geimpften-Status" hinweisen. Das klappte perfekt. Es fanden keinerlei Ausgrenzungen, Anfeindungen oder Diffamierungen statt. Wir würden heute noch im gesamten Land in Frieden leben, wenn sich die Menschen diese Vorgehensweise zu eigen gemacht hätten.

Wie soll das Ganze nun weitergehen? Momentan kommt ja doch einiges an die Oberfläche, siehe RKI-Files. Es ist nur zu hoffen, dass sich solche Zustände nicht wiederholen und mehr Menschen gewappnet sind. Auch ist mit allen Mitteln die Zustimmung für den WHO-Vertrag zu verhindern. Aufklärung gehört hier zu den wichtigsten Maßnahmen, zu der wir alle doch vieles beisteuern können – auch mit diesem Buch. Wir sollten positiv nach vorne schauen, jammern und meckern bringt nicht viel. Je mehr Leute sich weigern, gewisse Maßnahmen mitzutragen, sondern konsequent und entschlossen ihren eigenen positiven Weg gehen, desto mehr Erfolge werden wir auch verzeichnen können.

Von ganzheitlicher Fürsorge zu grenzenloser Innovation

Als ich Dr. Jutta Ziegler das erste Mal an ihrem Unternehmenssitz bei Salzburg besuchte, war ich extrem angetan von der positiven Atmosphäre unter den Mitarbeitern. Diese kannten mich sogar zum großen Teil, weil die Chefin ihnen zur regelmäßigen Nachrichtenbeschaffung den Fernsehsender AUF1 ans Herz gelegt hatte. Es war schon beeindruckend, wie viele mich begrüßten und sich für unsere alternative und unabhängige Aufklärungsarbeit bedankt haben.

Logisch, dass unsere Dalmatiner-Hündin Jule heute ausschließlich das Futter von „Zieglers Naturfutterlädchen" erhält. So wie wir in der Familie auf unsere gesunde Ernährung achten (Ausnahmen dürfen durchaus mal sein und bestätigen die Regel), so legen wir auch bei unseren Tieren Wert auf eine hervorragende Qualität. Und da wir stets offen für Neues und für Innovatives sind, entdecken wir immer wieder Großartiges.

Apropos Neues und Innovatives. Im nächsten Kapitel lernst du einen Mann kennen, dessen Werdegang ich ohne jegliche Einschränkung als sehr außergewöhnlich bezeichnen möchte. Sein Weg ist geprägt von einer unbändigen Neugierde und einem steten Wissensdrang.

Beim Lesen seiner Geschichte magst du möglicherweise von Dingen erfahren, die dir fremd und unbekannt sind, doch wenn du offen für Neues bist, können dir die nächsten Seiten einen interessanten Weg weisen.

Als ich das erste Mal mit ihm sprach, saß ich hin und wieder mit offenem Mund da und staunte. Ich ließ mir nicht anmerken, dass ich nicht alles verstand. Doch es ist zu meiner Lebenseinstellung geworden, ein Ohr für Neues zu haben und vor allem stets selbst zu testen und herauszufinden, ob und wie etwas funktioniert. Und exakt das habe ich auch bei ihm getan. Ich werde dir später verraten, wie es die Lebensqualität unserer Familie verbessert hat. Doch zunächst gehört deine Aufmerksamkeit ...

... dem Unternehmer, Autor, Erfinder und Forscher Arthur Tränkle!

SEI STETS OFFEN FÜR NEUES

Arthur Tränkle

Wenn ich mir heute hin und wieder Interviews oder Reden von mir anschaue, erinnere ich mich so manches Mal an einen Abschnitt in meinem Leben, in dem ich keinen Satz, ohne zu stottern, aussprechen konnte. Heute unvorstellbar, doch es gab ein Ereignis in meiner Kindheit, das mich prägen sollte:

Ich wurde von einem Hund so stark erschreckt, dass ich tatsächlich zu stottern begann. Trotz zahlreicher Behandlungsversuche ließ sich mein Stottern nicht mildern. Du kannst dir sicherlich vorstellen, dass dies meine Familie zutiefst beunruhigte. Es war meine russische Großmutter, die mich schließlich zu einer weisen Frau führte, die von den Einheimischen manchmal als Kräuterhexe tituliert wurde. Trotz der vielen Jahre, die seitdem vergangen sind, erinnere ich mich noch lebhaft an das Ritual, das sie durchführte: Sie nahm einen alten Wolfsschädel, goss Wasser darüber und sammelte es in einem Becher, den sie mir reichte. Ich trank, skeptisch, doch gleichzeitig voller Hoffnung. Zu meiner Überraschung und der meiner Familie stotterte ich am nächsten Morgen kaum noch, und innerhalb weniger Tage verschwand mein Stottern vollständig. Meine Oma nickte nur weise, während mein Vater, der Ingenieur war, den plötzlichen Wandel kaum fassen konnte.

Rückblickend verstehe ich, dass dies eine Form der Resonanz war – eine tiefe, fast magische Verbindung der Naturkräfte, wie sie in den alten russischen Veden beschrieben wird. Schon als Kind erlebte ich so die ungeahnte Macht dieser uralten Weisheiten und sie sollten mich Zeit meines Lebens begleiten.

In meiner vielfältigen Karriere als Forscher, Entwickler, Unternehmer, Autor und Referent habe ich mich als Experte für die Technologien von Tesla und Lakhovsky etabliert. Meine unersättliche Neugier treibt mich dabei an, stets neue Horizonte zu erkunden und durch innovative Anwendungen dieser Technologien die Welt ein Stück besser zu machen. Im Übrigen ist das auch der Grund, warum ich sofort als Autor bei „Gesicht zeigen" zusagte. Hier triffst du ausschließlich auf Menschen, die mit Kraft und Hingabe daran arbeiten, dieses aktuell auf dem Kopf stehende Land wieder auf die Beine zu stellen.

Ich selbst erblickte das Licht der Welt in Georgien, doch meine Kindheit verbrachte ich in einem liebevollen und schützenden Elternhaus in Deutschland, in dem meine russische Mutter und mein deutscher Vater stets eine Stütze für uns Kinder waren – ebenso wie meine Großeltern.

Als Kind zog mich weniger das Stillsitzen mit Büchern als vielmehr das Toben auf dem Sportplatz an. Lesen und Schreiben waren nicht meine Welt, aber das Rechnen hatte es mir angetan. Mein Herz schlug jedoch vor allem für den Fußball, und ich träumte davon, eines Tages als Profi über den Rasen zu jagen. In dieser Zeit erfuhr ich die bedingungslose Unterstützung meiner Familie, die an meinen sportlichen Traum glaubte.

Als Spätaussiedler hatten wir uns im Westen niedergelassen, ein Umbruch, der für meinen Vater als Neuanfang galt und unsere finanziellen Mittel stark beanspruchte. Trotz der knappen Kassen fanden meine Schwester und ich in den bunten Seiten der Versandhauskataloge ein Fenster zu einer Welt des Wohlstands. Wir schwelgten in Träumen von all den Dingen, die wir besitzen könnten, wenn wir erst einmal erwachsen wären. Nach einigen Jahren harter Arbeit schafften es meine Eltern, ein eigenes Haus zu bauen, und wir zogen aus dem bescheidenen Aussiedlerhof aus.

In jener Zeit waren meine Eltern zwar stark mit den Anforderungen des Hausbaus beschäftigt, doch vernachlässigten sie niemals unsere Bedürfnisse. Mein Vater, der Ingenieur und Akademiker, fuhr mich stets die 25 Kilometer zum Fußballtraining, als wäre es das Selbstverständlichste auf der Welt. Noch heute bin ich erstaunt, vor allem aber dankbar über das, was sie für uns leisteten und wie sie uns Kinder stets an erste Stelle setzten.

Obwohl ich kaum Interesse am Lesen zeigte und bis zu meinem 18. Lebensjahr vielleicht gerade mal drei Bücher gelesen hatte, ermahnte mein Vater mich nie. Stattdessen öffnete sich mir die Welt der Worte auf unerwartete Weise, als ich in Nürnberg ein Rhetorik-Seminar besuchte. Dort begegnete ich der beeindruckenden Vera Birkenbihl, deren Intellekt und Humor mich tief prägten. Ihre Fähigkeit, komplexe Sachverhalte mit erfrischendem Witz und einer Prise Selbstironie zu vermitteln, war inspirierend. Ich erinnere mich lebhaft an die Lacher, die sie provozierte, wenn sie über ihre eigenen Witze kicherte und den Hörsaal zum Schwingen brachte. Jenes Seminar bleibt in meiner Erinnerung als eine Zeit voller Lernfreude und humorvoller Augenblicke, die mir neue Perspektiven eröffneten.

Mit jedem weiteren Fund wuchs meine Neugier ins Unermessliche. Ich war fasziniert von Denkern wie Demokrit, der schon 370 vor Christus allein durch seine scharfsinnige Überlegung, ohne technische Hilfsmittel, die Existenz und Unzerstörbarkeit des Atoms erkannte – a-tomein, was „unteilbar" bedeutet. Demokrit, ein Mann, der nicht nur als Philosoph, sondern auch als Mathematiker, Astronom, Physiker, Ethiker und Mediziner tätig war, kam zu dem Schluss: „Nur scheinbar hat ein Ding eine Farbe, nur scheinbar ist es süß oder bitter, in Wirklichkeit gibt es nur Atome im leeren Raum." Eine Erkenntnis, die überraschend nahe an unserem heutigen wissenschaftlichen Verständnis liegt.

Diese Bewunderung für das Genie zog sich durch die Geschichte zu Figuren wie Leonardo da Vinci, der im Prinzip den Hubschrauber erfand und das Tor zum Maschinenzeitalter weit aufstieß, und Johannes Gutenberg, dessen Erfindung des Buchdrucks die Ära der massenhaften Informationsvervielfältigung einläutete.

Seitdem hat sich die Verfügbarkeit von Wissen drastisch verändert: Informationen zirkulieren heute in Echtzeit um den Globus, multiplizieren sich innerhalb von Sekunden millionenfach und erreichen die entlegensten Ecken der Welt.

Die Offenheit für Neues und der Drang zu erfinden setzten sich fort und erreichten im 19. und 20. Jahrhundert ihren Höhepunkt. Es war eine Blütezeit technischer Innovationen, die die Zukunft formten und die Gesellschaften umwandelten, Wohlstand mehrten und das Leben verlängerten, während sie unser Verständnis von der Welt und dem Universum vertieften.

Genies dieser Epochen, wie Albert Einstein, Carl Benz, Thomas Alva Edison, Max Planck, Georges Lakhovsky, Gottlieb Daimler, Otto Lilienthal, Alexander Graham Bell, Philipp Reis, Felix Hoffmann, Viktor Schauberger und natürlich Nikola Tesla, prägten diese Ära. Sie alle waren visionäre Denker, deren bahnbrechende Erfindungen und Entdeckungen gefeiert wurden, weil sie der Menschheit neue Wege eröffneten und das menschliche Streben nach Fortschritt und Erkenntnis vorantrieben.

Auf meinen Lesereisen, die mich durch die Welt und durch die Geschichte der großen Forscher und Erfinder führten, entdeckte ich in einem Buch eine Referenz, die mich zu Nikola Tesla führte. Von diesem Moment an war ich fasziniert, ja geradezu „infiziert" von der Persönlichkeit und den Ideen dieses Jahrhundertgenies. Tesla begegnete mir fortan auf Schritt und Tritt – in Büchern, in technischen Geräten und auf Konferenzen. Ich wollte unbedingt verstehen, wer dieser Mann war und wie er dachte. Es war nicht nur ein Aha-Erlebnis, das mich erfasste; es war, als würde ein ganzer Kronleuchter über mir aufleuchten. Tesla berührte eine Saite in meinem Inneren, die bis heute vibriert.

Teslas Genialität war atemberaubend, seine Gedankenwelt beeindruckend und sein Verständnis der Dinge so radikal anders und revolutionär, wie es nie zuvor da gewesen war. Seine Arbeiten erklärten mir nicht nur die Welt, wie wir sie kannten, sondern öffneten mir ein Fenster zum Universum. Ich strebte danach, ihn und seine Errungenschaften zu verstehen und seine Erkenntnisse in praktische Anwendungen zu übersetzen, die der Menschheit zugutekommen würden, ganz im Sinne meines großen Vorbilds.

Eines seiner ambitioniertesten Projekte war der Bau des Wardenclyffe-Towers auf Long Island, ein Unterfangen, das letztendlich zum Scheitern verurteilt war. Der einflussreiche Unternehmer und Bankier J. P. Morgan unterstützte Tesla finanziell, da er großes wirtschaftliches Potenzial in der Idee sah, einen Turm zu errichten, der die drahtlose Übertragung von Energie und somit eine revolutionäre Art der Kommunikation ermöglichen sollte. Tesla entwarf den Turm 1898, und die Bauarbeiten begannen 1901.

Am 15. Juni 1903 wurde der Turm um Mitternacht erstmals in Betrieb genommen. Die Wirkung war nichts weniger als spektakulär. Berichte in der Presse beschrieben, wie der hohe Turm mit seinem pilzförmigen Kopf den Himmel über dem Ozean auf Hunderte von Meilen erleuchtete. Auch wenn diese Berichte sicherlich mit einer Prise Dramatik gewürzt waren, war das Ereignis zweifellos beeindruckend. Doch die Fortführung dieses Projektes erforderte den Einsatz noch kostspieligerer Materialien und mehr Arbeitskräfte, was die Herausforderung weiter vergrößerte.

In jener Zeit enthüllte sich J. P. Morgan eine unerwartete Wahrheit: Teslas Visionen für den Wardenclyffe-Turm gingen weit über kommerzielle telegrafische Ambitionen hinaus. Tesla träumte davon, die ganze Stadt New York und ihre Umgebung mit kostenlosem Strom zu versorgen, gewonnen direkt aus der Atmosphäre. Diese Offenbarung stimmte nicht mit Morgans Interessen überein, der auf ein profitables Monopol gehofft hatte. Enttäuscht und besorgt über die potenziellen finanziellen Einbußen, zog Morgan 1904 seine Unterstützung zurück, was jegliche Rettungsversuche für das Projekt zunichtemachte. Der Wardenclyffe-Turm blieb bis 1917 ein stummer Zeuge ungenutzter Möglichkeiten, bis er schließlich von der US-Regierung dem Erdboden gleichgemacht wurde.

Doch die Geschichte des Turms endete hier nicht. Im fernen Ural widmete sich Igor Dyatlow, ein Ingenieur in der Sowjetunion, den verstaubten Plänen und Skizzen Teslas. Mit akribischer Sorgfalt begann er im kleinen Rahmen zu experimentieren, um Teslas visionäre Erfindung zu rekonstruieren. Sein Engagement mündete 1962 in die Errichtung des „Tesla-Dyatlov-Turms", der bald unter Fachleuten weltweit bekannt wurde und Dyatlow zu Weltruhm sowie zum Nobelpreis für Physik verhalf. Dieser Prototyp, effizient und zuverlässig, weckte sogar das Interesse des sowjetischen Militärs, das begierig war, eine derart robuste und „aus der Luft gegriffene" Stromerzeugungstechnologie zu nutzen. Bis 1967 entstand die erste militärische Ausführung des Turms.

Warum erzähle ich dir von all diesen Ereignissen? Weil Teslas Versuch, den Menschen freie Energie zu schenken, mich zutiefst beeindruckt hat. Es ist eine Geschichte, die der Idee von „freier Energie" so nahekommt wie kaum eine andere.

Die Erlebnisse rund um den Wardenclyffe-Turm offenbarten mir eine klare Lektion: Um wirklich innovativ zu sein, benötigt man nicht nur finanzielle Mittel, sondern auch die Freiheit, selbst zu bestimmen, was man erschafft und warum. Diese Einsicht ist zeitlos und zeigt, dass große Konzerne oft über ihre Monopole wachen und innovative Erfinder daran hindern, den Markt zu „stören". Angebote, die man nicht ablehnen kann, Patentkäufe, die ins Leere führen, und der dunkle Schatten behördlicher Regulierungen – all dies sind Barrieren, die kreative Köpfe überwinden müssen. Ich war entschlossen, meinen eigenen Weg zu gehen, um nicht das gleiche Schicksal wie Tesla zu erleiden.

Die Technik und die Denkwelt von Nikola Tesla haben mich tief fasziniert. Alles Neue und Unbekannte zog mich magisch an. Schon in jungen Jahren reiste ich weit und breit, immer auf der Suche nach den ungewöhnlichsten Erfindungen – Dinge, die von vielen als Hirngespinste oder reiner Bluff abgetan wurden, fanden bei mir offene Ohren und staunende Augen. Natürlich stieß ich oft auf Schwindel und nutzlose Gadgets, aber manchmal entdeckte ich wahre Wunderwerke der Innovation, die mein Herz höherschlagen ließen. Ich war stets bestrebt, diese scheinbaren Kuriositäten zu nutzen, um mit meinem Team praktische Lösungen zu entwickeln, die wirklich einen Unterschied machen könnten – wir wollten die sprichwörtlichen Pferdestärken auf die Straße bringen und etwas erschaffen, das zukünftigen Generationen dient.

Diese Neugier trieb mich an und motivierte mich, selbst die ausgefallensten Erfinder und ihre skurrilen Maschinen ernst zu nehmen. Dabei erlebte ich Geschichten, die in einem Spielfilm als zu unglaublich verworfen worden wären. Jedes Mal, wenn ein Experte behauptete, etwas würde definitiv nicht funktionieren, war meine Neugier erst recht geweckt. Sobald jedoch ein Physiker mit einem anerkennenden Nicken bestätigte, dass eine Idee umsetzbar sei, verlor sie schnell ihren Reiz für mich. Bekanntes Terrain war für mich nicht mehr von Interesse – was bereits verstanden und akzeptiert war, konnte ja jeder umsetzen.

Meine Abenteuer führten mich oft nach Osteuropa, wo der Mangel an Ressourcen die Menschen zu außergewöhnlicher Kreativität ansporrnte. Dort entstand aus der Not eine Art von Erfindungsgeist, der auch in der Kunst des cleveren Betrügens seine Blüten trieb. In dieser Welt, wo das Unerwartete und das Unkonventionelle regierten, fand ich meine wahre Berufung.

In einem faszinierenden Fall hatten wir einen ukrainischen Erfinder zu uns eingeladen, dessen Maschine im Prüflabor beeindruckende Ergebnisse zeigte. Als es jedoch an die Vertragsverhandlungen und finanziellen Details ging, beschlich mich ein Gefühl der Vorsicht – man sagt ja nicht umsonst, dass Vorsicht die Mutter der Porzellankiste ist. Ich konnte das Innere des Geräts nicht inspizieren, also entschieden wir uns für 3-D-Röntgenaufnahmen, nachdem der Erfinder das Labor verlassen hatte. Zu unserer Überraschung entdeckten wir, dass der findige Erfinder flexible Akkus zwischen den Kühlrippen versteckt hatte, die die erstaunliche Leistung des Geräts bei minimalem Stromverbrauch erklärten. Eine clevere Idee, doch nicht clever genug, um uns zu täuschen.

Ein weiteres Beispiel für Kreativität, die ich erlebt habe, kam ebenfalls aus Osteuropa: eine Heizmethode, die uns durch ihren ungewöhnlich niedrigen Stromverbrauch verblüffte. Wir testeten einen Wasserkocher, der an das Gerät angeschlossen war, und kochten einen Liter Wasser in normaler Zeit, während der Kocher nur 100 Watt verbrauchte – ein sensationell niedriger Wert, bedenkt man, dass üblicherweise ein bis zwei Kilowatt benötigt werden. Verwirrt über dieses Phänomen, schlug mein Kollege vor, das Zuleitungskabel zu messen. „Lassen Sie uns den Stromverbrauch von der Steckdose bis zum Kocher messen", sagte er. Dabei stellten wir fest, dass der Erfinder tatsächlich eine Innovation entwickelt hatte: eine spezielle Kabelummantelung, die die Messgeräte täuschte und nur ein Zehntel der tatsächlich verbrauchten Leistung anzeigte.

Doch nicht alle Begegnungen mit neuen Erfindungen endeten mit der Entlarvung von Tricksereien. Während meiner Karriere stellte ich fest, dass etwa 90 Prozent der gescheiterten Erfindungen auf Messfehler, Rechenfehler oder Betrug zurückzuführen waren. Doch die verbleibenden zehn Prozent, die echten, funktionierenden Erfindungen, waren jedes Mal eine Offenbarung. Diese seltenen Juwelen der Technik, die tatsächlich funktionierten und inspirierten, erinnerten mich immer wieder daran, dass es sich lohnt, trotz aller Enttäuschungen nicht aufzugeben.

Es musste doch mehr geben als nur zusammengeschusterte Pseudo-Wundermaschinen, einfache Stromersparnisse oder marginale Verbesserungen für Haushaltsgeräte. Nikola Tesla hatte ein außergewöhnliches Verständnis für das, was wir als „freie Energie" kennen, und er schien dem wahren Wesen des Universums näher als irgendjemand vor ihm. Tesla selbst sagte einmal: „Möchtest du die Geheimnisse des Universums erfahren, denke in den Begriffen Energie, Frequenz und Schwingung." Diese Worte führten mich auf meine eigene Reise, das Unfassbare zu erforschen.

Diese Suche zog mich immer wieder nach Osteuropa und bis tief ins Herz Russlands. In einem kleinen georgischen Dorf, zufälligerweise meinem Geburtsort, begegnete ich Tariel Kapanadze, einem renommierten Erfinder, dessen Ruhm weit über die Landesgrenzen hinausstrahlte. Kapanadze hatte einen 5-Kilowatt-Generator entwickelt, den er „Kapagen" nannte und der wohl so nah an der freien Energie war, wie es nur möglich sein kann. Leider hatte sein Lebensstil seine Produktivität beeinträchtigt, und es war schwierig, mit ihm weiterzuarbeiten.

Zur gleichen Zeit verdiente ich mein Geld mit diversen Energiesystemen. Mein Antrieb war es, Häuser vollständig autark zu machen, idealerweise ergänzt durch eine eigene Wasserquelle. Auf der Hannover-Messe, einem Schmelztiegel der Innovationen, traf ich auf Erfinder aus aller Welt, die mit bahnbrechenden Neuheiten aufwarteten oder bekannte Technologien völlig neu interpretierten. Besonders fasziniert war ich von einem Team aus Russland, das spezielle Transformatoren mit einer negativen Wirkleistung entwickelte, die signifikant Energie sparen konnten. Ich entschied mich, mit diesen visionären Denkern in Deutschland zusammenzuarbeiten. Unsere Kooperation erwies sich als enorm erfolgreich, und es gelang uns, die Leistung dieser Transformatoren noch weiter zu steigern.

Alles lief hervorragend, bis zu dem Tag, an dem plötzlich die Staatsmacht vor meiner Tür stand. Der Grund für ihren Besuch? Es war aufgefallen, dass ich ein ganzes Jahr lang keinen Strom bezahlt hatte, obwohl in meinem Labor offensichtlich rege Betriebsamkeit herrschte. Das schien ihnen höchst verdächtig, und sie vermuteten Manipulationen am Stromzähler. Zu ihrer Überraschung war der Zähler jedoch vollkommen intakt und funktionierte einwandfrei. Ich erklärte den Beamten, dass ich meinen eigenen Strom erzeuge, was sie allerdings kaum glauben wollten. Die Technologie, die wir nutzten, beruhte auf einer von russischen Ingenieuren entwickelten Methode, das rotierende Magnetfeld eines Generators so zu nutzen, dass es weniger gegenmotorische Kräfte gibt und dadurch ein Überschuss an elektrischem Strom entsteht. Diesen Überschuss speisten wir als eine Art Blindleistungskompensation ins Netz ein, was den Stromzähler auf null zurücksetzte.

Die Staatsvertreter waren skeptisch und konnten nicht glauben, dass unsere Geräte wirklich funktionierten. Sie beschlagnahmten meine Prototypen und verließen das Gelände mit der unbeugsamen Überzeugung, dass hier etwas nicht mit rechten Dingen zuging. Ein halbes Jahr lang musste ich ohne meine Unterlagen und Geräte auskommen. Die Unterlagen erhielt ich erst nach langem Warten zurück – die Geräte selbst blieben verschwunden. Einer der Beamten gab mir sogar den gut gemeinten Rat, mir lieber ein neues Hobby zu suchen. Doch für mich galt damals wie heute das Motto:

Aufgeben ist keine Option.

Jahre später sollte meine Leidenschaft für innovative Ideen das Leben meiner Mutter retten. Doch dazu an anderer Stelle mehr.

Die Erfahrung der Hausdurchsuchung prägte mich tief. Es wurde mir bewusst, dass Behörden in aller Regel keine Freunde innovativer Erfinder sind. Angesichts der unzähligen Vorschriften, Messwerte, Siegel und Sicherheitsvorschriften haben sie eine natürliche Scheu davor, sich mit Technologien auseinanderzusetzen, die sie nicht verstehen oder für die es keine klaren Regelungen gibt. Was außerhalb ihres Verständnisses liegt und sich nicht in ihre Vorschriften fügt, wird oft abgelehnt. Nikola Tesla selbst, dessen Geist und Erfindungen ähnliche Kämpfe durchstanden hatten, würde sich im Grabe umdrehen angesichts solcher Widerstände gegen den Fortschritt.

Ich musste lernen, dass selbst die brillantesten Erfinder mit ihren großartigen Entdeckungen unerwartete Herausforderungen mit sich bringen können. Eines Tages holte ich einen hochinteressanten Erfinder aus Kasachstan nach Stuttgart. Gewohnt an die weiten Steppen seiner Heimat, fand er die städtische Luft Stuttgarts kaum erträglich und beklagte sich über die schlechte Atmung. Er bat um etwas, das zunächst kurios klang: einen alten Röhrenfernseher, den er angeblich für bessere Luft brauchte.

Mit einem Lächeln machte ich mich auf die Suche und fand das Relikt auf einem Schrottplatz in Böblingen. Die Leute dort waren amüsiert, dass jemand tatsächlich Geld für ein solch antikes Gerät ausgeben wollte. Mit freundlichem Kopfschütteln lud ich den alten Fernseher in mein Auto und brachte ihn zu meinem kasachischen Gast. Was dann folgte, war nichts weniger als ein Wunder der Improvisation.

Der Erfinder, ein Meister darin, aus Nichts etwas zu machen, demontierte den alten Fernseher und baute innerhalb von zwei Tagen eine Art Steampunk-Maschine, die Ozon aus der Umgebungsluft generierte. Dieses Gerät trug er stets bei sich, brachte es morgens ins Labor und abends ins Hotel, um sich von der „guten Luft" umgeben zu wissen. Doch das war noch nicht alles. Er erschuf aus einfachsten Bauteilen einen Prototyp, der aus der Erde elektrische Energie zog – sage und schreibe 27 Watt Leistung. In Kasachstan hatte eines seiner Geräte sogar regelmäßig ein Kilowatt erreicht!

Während weiterer Tests traf der kasachische Erfinder ungewollt die perfekte Frequenz und löste eine Katastrophe aus. Seine Maschine, an eine gewöhnliche Haussteckdose angeschlossen, erzeugte einen elektromagnetischen Torus – ein donutförmiges Feld, das, als es mit dem Erdkabel der Steckdose verbunden wurde, einen gewaltigen elektrischen Schlag in die Erde sandte. Die Erde schien den Schlag regelrecht zurückzuschleudern.

Das Ergebnis war ein kompletter Stromausfall in der nahen Trafostation: ein Chaos, das die Feuerwehr auf den Plan rief und für dramatische Szenen sorgte. In jenem Moment, als die Sirenen heulten und die Lichter flackerten, wurde mir bewusst, welche Kraft in dieser neuen Technologie steckte – und welche Vorsicht sie erforderte.

In einer wegweisenden Zusammenarbeit mit Georges Lakhovsky, einem anderen Erfinder und Pionier, nutzte Nikola Tesla seine bahnbrechenden Erkenntnisse zur Entwicklung eines revolutionären Geräts: des „Multiwellen-Oszillators". Dieses innovative Instrument sendete mittels einer großen, flachen Spirale eine Vielfalt an lebensfördernden Frequenzen aus, die dazu bestimmt waren, das menschliche Energiefeld zu harmonisieren und Zellen dabei zu unterstützen, ihre natürliche Vitalität wiederzugewinnen. Lakhovsky hielt diese Visionen und Theorien zur Zellregeneration in zwei tiefgreifenden Büchern fest, die beschreiben, wie externe Schwingungen auf zellulärer Ebene heilend wirken können.

Tesla und Lakhovsky entdeckten das Prinzip der „elektrischen Zellspannung der Lebendigkeit". Medizinisch betrachtet, funktioniert eine Zelle optimal, wenn sie eine Spannung zwischen -70 bis -90 Millivolt aufweist. Sind die Werte niedriger, wie bei -50 Millivolt, deutet dies oft auf kranke, entzündete oder alternde Zellen hin. Noch dramatischer sind die Spannungen bei Krebszellen, die selten mehr als -15 Millivolt erreichen. Die geniale Hochfrequenztechnologie Teslas ermöglichte es, Frequenzen präzise auf die Bedürfnisse spezifischer Zellen abzustimmen, und bot somit eine effektive Behandlungsmöglichkeit für eine Reihe von Erkrankungen. Der „Multiwellen-Oszillator" wurde zu einem Funken, der die Elektrotherapie entfachte, eine Behandlungsform, die schnell an Popularität gewann, da sie beachtliche Heilerfolge ohne unerwünschte Nebenwirkungen erzielte.

Dr. Gustav Kolischer, ein renommierter jüdischer Urologe und damaliger Präsident des amerikanischen Kongresses für Physikalische Therapie, brachte es 1932 auf einem Seminar auf den Punkt: „Teslas hochfrequente, elektrische Ströme erzielen sehr positive Ergebnisse im Umgang mit Krebs und übertreffen alles, was mit einer konventionellen Operation erreicht werden könnte."

Das Prinzip dahinter ist erstaunlich einfach: Eine gesunde Zelle hat einen elektrischen Widerstand von etwa 2.500 Ohm, während eine geschwächte oder kranke Zelle auf etwa 300 Ohm fällt. Die zugeführte Energie sucht sich ihren Weg gezielt zu den Zellen mit dem geringsten Widerstand – jenen, die sie am dringendsten benötigen. Heute wird dieser Effekt in der ECT/BET-Behandlung (Elektro-Krebstherapie/biologische Elektrotumortherapie) genutzt, ein etabliertes Verfahren zur Bekämpfung oberflächlicher und tieferliegender Tumore sowie Metastasen, das das Tumorgewebe zielgerichtet zerstört, ohne gesunde Zellen zu beeinträchtigen.

Die Weiterentwicklung der Tesla-Technologie durch sowjetische Wissenschaftler führte zu optimierten Frequenzen und Wellenformen, die beeindruckende gesundheitliche Erfolge erzielten. Diese Innovationen wurden zunehmend präziser und effektiver, insbesondere die Entdeckung, dass gepulste Frequenzen schneller wirken. Teslas Name wurde sogar als Maßeinheit für die Stärke elektromagnetischer Felder verewigt, ein Vermächtnis, das bis heute in der Tomographie Bestand hat.

Die elektromagnetische Feldtherapie erwies sich als sicher und effektiv, frei von Nebenwirkungen und begann, sich über die Schweiz, Österreich, Deutschland und Liechtenstein zu verbreiten. Nach dem Fall der Mauer fand die fortgeschrittene sowjetische Hochfrequenztherapie-Technologie auch ihren Weg nach Deutschland, wo sie jedoch auf Skepsis des westlichen Pharmazie- und Medizinapparats stieß. In der Schweiz und Liechtenstein wurde die Technologie unter dem Label „Wellness" erfolgreich vermarktet.

Die bessere Gesellschaft und der Jetset erkannten schnell das Potenzial der Hochfrequenzmedizin. Viele Prominente aus Nordamerika reisten über den Atlantik, um sich in deutschsprachigen Spezialkliniken behandeln zu lassen. Auf diesen Entwicklungen aufbauend, strebte ich danach, das Prinzip weiter zu verbessern. Mein Ziel war es, ein handliches, erschwingliches Gerät für den persönlichen Gebrauch zu entwickeln.

Die Investitionen in dieses Projekt waren enorm, doch sie zahlten sich auf unerwartete Weise aus. Ich hätte nie gedacht, dass ich damit das Leben meiner geliebten Mutter retten würde. Als sie die Diagnose „Lungenkrebs" erhielt, stand für die Schulmediziner fest: Operation und Chemotherapie. Doch wir entschieden uns gegen diese belastende Behandlung und gaben der Hochfrequenztechnologie eine Chance.

Das war meine Feuerprobe. Das Leben meiner Mutter stand auf dem Spiel. Sollte es nicht gelingen, hätte ich mir das nie verziehen.

Doch die Technologie, die bereits vielen in meinem Umfeld geholfen hatte, wirkte auch hier Wunder. Obwohl meine Mutter anfänglich sehr geschwächt war, führte die Behandlung mit dem Hochfrequenzenergiegerät zur Verkleinerung des Tumors von neun auf zwei Zentimeter. Sie fand zurück ins Leben, erholte sich und konnte wieder Freude empfinden. Dieses Jahr war eine Prüfung für uns alle, aber letztendlich war es ein Triumph der Technologie und des menschlichen Geistes.

Diese Erfahrung bestärkte mich in meinem Vorhaben, diese Technologie weiterzuentwickeln und anderen zugänglich zu machen. Sie motiviert mich noch heute jeden Tag, an Lösungen zu arbeiten, die das Leben verbessern und zu einem friedvollen und gedeihlichen Miteinander beitragen. Mein Streben ist es, das, was ich meiner Familie geben konnte, auch anderen Menschen zu ermöglichen.

Das ultimative Ziel unserer Bemühungen ist es, die Entwicklung der Menschheit positiv zu beeinflussen. Ein strenges Verbotssystem, das unter dem Deckmantel des Planetenschutzes operiert, kann hierbei nicht die Lösung sein. Unterdrückung jeglicher Art ist schädlich und zeugt nicht von einer wahren Liebe zu Mensch und Natur.

Es ist wahr: Die Schattenseiten der technologischen Explosion der letzten 200 Jahre werden zunehmend sichtbar. Der immense Energiehunger unserer fortgeschrittenen Zivilisation ist eine Herausforderung, die schwer zu bewältigen ist, ohne unsere Umwelt zu belasten und die Ressourcen unseres Planeten zu erschöpfen. Das Konzept der „Entropie“ spielt hier eine zentrale Rolle – es beschreibt den unumkehrbaren Prozess, bei dem die Gewinnung von Energie das System von einem Zustand hoher zu einem Zustand niedrigerer Energie führt. Ein einfaches Beispiel: Wenn wir Kaminholz verbrennen, wird die gespeicherte Energie als Wärme freigesetzt, aber aus der Asche kann kein neues Holz entstehen.

Obwohl die Verbrennung von Kohle, Öl und Gas enorme Energiemengen bereitstellt, wird nur ein Bruchteil davon effektiv genutzt. Viele industrielle Prozesse, wie die Stahl- oder Glasherstellung, erzeugen beträchtliche Mengen an Abwärme, die ungenutzt verpufft. Die Notwendigkeit, diese verschwendeten Energiequellen zu nutzen, wird immer dringlicher.

Genau an diesem Punkt setzt mein neuestes Projekt an. Dank meines über Jahrzehnte aufgebauten Netzwerks an Verbindungen und Möglichkeiten öffnen sich viele Türen. Wir arbeiten an einem Pilotprojekt, das sich zum Ziel gesetzt hat, genau diese zuvor verschwendete Energie nutzbar zu machen.

Im 19. Jahrhundert, einer Ära der Dampfmaschinen und ihrer oft verheerenden Kessel-Explosionen, suchte der schottische Pfarrer Robert Stirling nach einer sichereren und effizienteren Alternative. Sein Geniestreich lag in der Einführung eines geschlossenen Systems, das auf den Temperaturänderungen eines Gases basierte. Der daraus resultierende Stirling-Motor, angetrieben durch ein geschicktes Zusammenspiel von Heiß- und Kaltzylinder, verbunden durch einen Wärmetauscher, revolutionierte die Art und Weise, wie mechanische Energie erzeugt wird. Das Arbeitsgas, ständig zwischen den Zylindern hin- und hergeführt, dehnt sich im Heißzylinder durch Erhitzung aus und zieht sich im Kaltzylinder beim Abkühlen zusammen, was den Motor antreibt. Obwohl keine Energiequelle der Ewigkeit angehört, erzeugt der Stirling-Motor durch diesen Prozess Energie auf eine nahezu geräuschlose, vibrationsarme und langlebige Weise.

Diese frühe Innovation ist der Vorläufer des modernen Koch-Stirling-Motors, der die Grundprinzipien seines Vorgängers übernimmt und sie entscheidend verbessert. Im Gegensatz zum Original benötigt dieser fortschrittliche Motor lediglich einen Temperaturunterschied von 20 °C statt 500 °C, wodurch er mit einer Vielzahl von Wärmequellen, darunter Geothermie und Solarenergie, betrieben werden kann. Diese Fähigkeit eröffnet die Möglichkeit, Industrieabwärme effizient in Strom umzuwandeln, und stellt eine enorme Chance für eine nachhaltige Ökonomie und Ökologie dar.

Ein entscheidender Fortschritt in dieser Technologie ist die Verwendung von CO_2 im superkritischen Zustand. Superkritisches CO_2, das bei milden 31 °C und relativ hohem Druck seine gasförmigen und flüssigen Eigenschaften kombiniert, wird zum idealen Arbeitsgas. Im Vergleich dazu muss Wasserdampf extremen Bedingungen ausgesetzt sein, um diesen Zustand zu erreichen. CO_2 ist nicht nur ungiftig, nicht brennbar und chemisch stabil, sondern auch kostengünstig und damit perfekt für den Einsatz im geschlossenen System des Koch-Stirling-Motors geeignet.

Diese neueste Entwicklung nutzt superkritisches CO_2, um bei sanften Temperaturbedingungen effektiv zu arbeiten, was den Koch-Stirling-Motor zu einer revolutionären Lösung für das Energiemanagement macht, ohne auf schädliche Chemikalien angewiesen zu sein.

Die Integration von superkritischem CO_2 als Arbeitsmedium in Kombination mit Geothermie oder Solarenergie als Wärmequelle eröffnet eine Welt voller Möglichkeiten für eine nachhaltige und umweltfreundliche Energieerzeugung direkt in Privathaushalten. Stellen Sie sich eine Anlage vor, die nicht nur frei von Emissionen und schädlichen Abfallprodukten ist, sondern auch eine bemerkenswerte Langlebigkeit aufweist, da der Motor kaum Verschleißteile besitzt. Sie arbeitet nahezu geräuschlos und liefert kontinuierlich Strom. Eine solche Technologie verkörpert nicht nur eine fantastische Möglichkeit – sie könnte eine Revolution in der Art und Weise darstellen, wie wir Energie nutzen und generieren.

Darüber hinaus könnte diese fortschrittliche Technologie als Lebensader für abgelegene Gebiete dienen, die bisher von zuverlässiger und nachhaltiger Energieversorgung abgeschnitten waren. Die Implementierung könnte die Lebensqualität unzähliger Menschen weltweit drastisch verbessern und einen entscheidenden Schritt hin zu einer gerechteren Energieverteilung markieren. Diese Vision treibt mich an, und ich lade dich, lieber Leser, ein, Teil dieser aufregenden Reise zu sein.

Könnten wir nicht gemeinsam eine Welt schaffen, die durch Liebe zum Detail, Einfallsreichtum und tiefen Respekt vor der Natur geprägt ist? Eine Welt, in der wir mit intelligenten, durchdachten Lösungen auf die Bedürfnisse unserer Umwelt eingehen und sie pflegen, statt sie auszubeuten?

Stelle dir vor, wie viel besser unser Planet sein könnte, wenn wir uns dieser innovativen Technologien bedienen, um eine nachhaltige Zukunft zu gestalten.

„Die Währung des Universums ist Energie, und seine Sprache ist Frequenz. Alles, was existiert, kommuniziert durch Schwingungen, die miteinander resonieren und die Grundlage des Seins formen.“

Arthur Tränkle

Von innovativer Heilkraft zur aufklärerischen Schärfe

Ich bin mir sicher, ich habe nicht zu viel versprochen. Die Innovationskraft eines Arthur Tränkle ist mitreißend. Und wir Autoren von „Gesicht zeigen" haben die Hoffnung, dass wir auch mit diesem Kapitel dazu beitragen können, mehr Menschen zu ermutigen, offen für Neues zu sein.

Diese Welt braucht wieder mehr junge Forscher und Entdecker. Sie benötigt Menschen, die sich nicht von Ideologien blenden lassen, sondern die bereit sind, zu hinterfragen und andere Wege zu gehen.

Und wenn du nun Lust verspürst, die Projekte eines Arthur Tränkle zu verfolgen oder gar an ihnen mitzuwirken, dann kannst du über team@gesichtzeigen.info mit ihm in Kontakt treten.

Ich weiß noch, wie ich vor einiger Zeit mit einem Tesla-Oszillator nach Hause kam und mich meine Kinder kritisch, um nicht zu sagen mitleidsvoll ansahen. „Papa, was willst du denn mit dem Kasten? Was hat der gekostet?"

Doch just zu dieser Zeit plagte meinen Sohn Tim eine furchtbare Phlegmone im Gesicht. Er fühlte sich grauenvoll und sah wirklich schlimm aus. Tim, stets sehr selbstbewusst, war ein Häufchen Elend und meine Frau Christine machte sich große Sorgen. Mit einer Seelenruhe wandte ich die Erfindung von Arthur Tränkle an, den Tesla-Oszillator. Bereits nach der ersten Nacht wich die Entzündung zurück und nur drei Tage später ward nichts mehr von der Phlegmone zu sehen. Ein Wunder? Quatsch! Die Befeldung des Körpers mit den richtigen Frequenzen aktivierte das

Wichtigste, was wir Menschen besitzen: die Selbstheilungskräfte unseres Körpers.

Heute befindet sich das Gerät im täglichen Einsatz bei uns, im Übrigen auch bei unseren Tieren, Hund und Pferden. Mit dieser kurzen Schilderung wollte ich keine Werbung für den Tesla-Oszillator machen, sondern ich wollte verdeutlichen, was passieren kann, wenn du offen für Neues bist und wenn du auf das Leben vertraust.

Nun, mein lieber Leser, wird es Zeit für eine geballte Ladung an Wissen über das derzeitige politische Geschehen in Deutschland und Europa. Dieses Wissen ist von enormer Bedeutung, denn was wir aktuell erleben, ist ein Totalangriff auf die Wahrheit. Eine solch provokante Aussage muss natürlich belegt werden. Und ich bin froh, dass dies ein Unternehmer übernimmt, der einen meiner Meinung nach einzigartigen Schreibstil hat. Obwohl er in aller Deutlichkeit auf die Missstände hinweist, so tut er das doch filigran und feinsinnig. So wird es dir dennoch Freude bereiten, mit uns in den größten Irrsinn unserer Zeitgeschichte einzutauchen …

Bitte weiterblättern zu Ulrich Schild von Spannenberg …

DER TOTALANGRIFF

Ulrich Schild von Spannenberg

Als ich gefragt wurde, ob ich mit einem Kapitel zu diesem Buch beitragen wolle, war mein erster Gedanke, dass ich doch kein Wissenschaftler oder Experte bin, der etwas Wesentliches beitragen könnte. Doch rückblickend auf all das, was ich in den letzten Jahren erlebt habe, auf all die ungezählten Demonstrationen, an denen ich zusammen mit unzähligen mutigen Menschen teilgenommen habe, die sich trotz der angedrohten Repressionen nicht haben abhalten lassen, für die Meinungsfreiheit und gegen Unrecht aufzustehen, dabei die unvergessenen und für mich nach wie vor motivierenden Eindrücke vom 20. und 28. August 2020 in Berlin, wurde mir schnell klar, dass ich kein Wissenschaftler sein muss, um zu einem friedlichen Kampf gegen die Bedrohung unserer gewachsenen Gesellschaftsordnung aufzurufen – dazu muss man einfach nur ein Demokrat sein.

Das Recht auf ein selbstbestimmtes Leben und die Meinungsfreiheit bilden das Fundament der Demokratie, unabhängig davon, ob die Meinung „richtig" oder „falsch" ist, denn „falsche" Meinungen werden innerhalb eines demokratischen Diskurses ohnehin „vollautomatisch" aussortiert. Um einen gerechten Interessenausgleich zwischen allen Gesellschaftsschichten und gesellschaftlichen Gruppen herzustellen, ist es notwendig, zu allen bedeutenden Fragen einen öffentlichen Diskurs zu eröffnen, zu dem sämtliche Einzelmeinungen zuzulassen sind. Dabei hat jeder Mensch eine gleichberechtigte Stimme.

Die derzeitige Politik zielt jedoch offensichtlich darauf ab, einen solchen Diskurs zu verhindern, um unerwünschte Meinungen und Menschen aus dem öffentlichen Debattenraum, bei Androhung von gesetzlichen Sanktionen, auszuschließen. Erkennbar belegt wird dies durch das geplante Demokratiefördergesetz oder durch den direkten Angriff auf die Meinungsfreiheit durch die Bundesinnenministerin, Frau Faeser, in deren Auftrag der Chef des Bundesamtes für Verfassungsschutz, Haldenwang, in einem kürzlich in der FAZ erschienen Beitrag erklärt: „Auch die Meinungsfreiheit hat Grenzen, etwa in Hinsicht auf strafbare Propagandadelikte oder Volksverhetzung. Jedoch auch unterhalb der strafrechtlichen Grenzen und unbeschadet ihrer Legalität können Meinungsäußerungen verfassungsrechtlich von Belang sein." Das Medium „Tichys Einblick" titelte erhellend dazu: „Haldenwang erklärt, wie sich der Bundesverfassungsschutz zur Geheimpolizei wandeln will."

Eine Allensbach-Umfrage aus dem Jahr 2023 zeigte in einem erschreckenden Ergebnis, dass nur noch vierzig Prozent der Deutschen glauben, ihre Meinung ohne Nachteile frei äußern zu können.

Es steht aktuell alles auf dem Spiel, was unsere westliche Wertegemeinschaft wertvoll machte: die Aufklärung, die Idee des Bürgers, die Rationalität, das Prinzip von Rede und Gegenrede, die offene Entwicklung. Diese Errungenschaften sollen nun auf dem religiös anmutenden Altar einer kleinen Kaste von Ideologen sterben, die den westlichen Individualismus aufgeben und einem neuen Quoten-Kollektivismus huldigen.

Diese und weitere Angriffe auf die Grundpfeiler unserer Demokratie, Freiheit und Grundrechte gilt es durch intensive Öffentlichkeitsarbeit und Aufklärung abzuwehren, weshalb ich mich entschlossen habe, an diesem wichtigen Buch mitzuwirken.

Schon im September 2020 schrieb ich dazu in einer Mail an meine vielen Follower: „Im Kontext der Corona-Maßnahmen wurden und werden völlig ohne Not und ohne wissenschaftliche Evidenz Millionen Menschen und Hunderttausende Unternehmen wirtschaftlich ruiniert. Hunderte und immer mehr unbescholtene und zum Teil sehr namhafte Wissenschaftler, Ärzte und Juristen bewerten die Corona-Maßnahmen inzwischen als völlig überzogen und rechtswidrig."

Nachdem die RKI-Protokolle, die von dem Magazin MULTIPOLAR nach zweijährigem Kampf öffentlich gemacht wurden und damit viele Lügen zur Durchsetzung der Corona-Maßnahmen offengelegt sind, war mein erster Reflex, dass dieses Buch jetzt eigentlich überflüssig ist und ich mir meine Arbeit sparen kann. Denn jetzt, wo doch viele Machenschaften der Politikprotagonisten offengelegt sind und damit der entscheidende Impuls für eine rechtliche Aufarbeitung gegeben sein müsste, wird dem nichts mehr im Wege stehen. Der Rechtsstaat muss nun endlich – sofern Deutschland noch ein Rechtsstaat ist – zur Tat schreiten und seiner selbst gerecht werden. Schnell jedoch überfielen mich Zweifel. Und ich bin zu der Überzeugung gekommen, dass es trotz der vorliegenden „Beweise", dass die Bevölkerung über Jahre, ohne medizinische Evidenz, drangsaliert, tyrannisiert und geschädigt wurde, aus drei Gründen wichtig ist, dieses Buch zu veröffentlichen.

1. Es ist damit zu rechnen, dass die Tyrannei noch nicht vorbei ist, sondern die verantwortlichen Protagonisten aus den vier Gewalten nunmehr mit allen verfügbaren propagandistischen Mitteln gegen die Kritiker und Aufdecker der offenbarten Lügen zu Felde rücken werden, um sich selbst zu schützen, ihre Machenschaften zu verschleiern und eine rechtliche Aufarbeitung zu verhindern. Die Diskriminierung und Diskreditierung von Kritikern werden daher vermutlich nicht aufhören, sondern, im Gegenteil, neue Höhen erreichen.
2. Dieses Buch soll auch eine Laudatio an die vielen Millionen Menschen sein, die sich in den vergangenen Jahren, mit oft hohen persönlichen Risiken, ihren Überzeugungen und ihrem Gewissen gemäß, offen gegen die nach meiner Überzeugung falsche bis kriminelle Corona-, Wirtschafts- und Klimapolitik gestellt haben.
3. Dieses Buch, mit all den unterschiedlichen Erfahrungen der Verfasser, soll Zeugnis ablegen, zukunftsweisend sein und

aufzeigen, dass die Demokratie und ein Leben in Freiheit und Selbstbestimmung nicht geschenkt werden, sondern täglich neu aktiv erstritten werden müssen. Die freiheitliche demokratische Grundordnung ist nach meiner festen Überzeugung die größte kulturelle Errungenschaft der Menschheitsgeschichte. Wir dürfen sie nicht dadurch aufs Spiel setzen, dass wir uns durch Brot und Spiele einlullen lassen, uns nicht in falscher Sicherheit wiegen, unaufmerksam werden und nicht bemerken, dass uns seit Dekaden unsere nach dem Zweiten Weltkrieg gewonnene Freiheit Zug um Zug im Tausch gegen (Schein-)Sicherheit wieder genommen wird. Im friedlichen Kampf um den Erhalt, die Sicherung und Weiterentwicklung unserer von Generationen erstrittenen freiheitlichen demokratischen Grundordnung kommt es auf den Einsatz jedes Einzelnen an. Wenn ich nur zu oft höre: „Wir können sowieso nichts ändern", fällt mir ein Ausspruch meiner Großmutter ein, die sehr richtig sagte: „Viel Klein ergibt ein Viel", denn die Kraft der vielen kann der Gegenwart und Zukunft eine andere Richtung geben als diejenige, die uns die wenigen Mächtigen zugedacht haben. Es liegt doch auf der Hand, dass ohne das engagierte und couragierte Eintreten von Millionen kritischen, mit- und vorausdenkenden Geistern für die Grundrechte die Demokratie in Deutschland heute, hier und jetzt deutlich an Substanz verloren hätte.

„Willst du die Welt verändern, verändere dein Land, willst du dein Land verändern, verändere deine Familie, willst du deine Familie verändern, verändere zuerst dich selbst."

Konfuzius

Der Totalangriff auf die Wahrheit

Eine Regierung, die die Bevölkerung bewusst falsch informiert, also LÜGT, setzt das Vertrauen in die Demokratie aufs Spiel.

Eine ideologisch geleitete Regierung, die die Bevölkerung zu deren Nachteil oder um des eigenen Machterhalts belügt, handelt kriminell.

Es ist der 17. März 2020. Das RKI verkündet die Verschärfung der Risikobewertung für die CORONA-Pandemie von mäßig auf hoch. Sämtliche folgenden Lockdown-Maßnahmen, wie Lahmlegung von großen Teilen der Wirtschaft, Ausgangs- und Kontaktbeschränkungen, Massentests, Maskentragen, Schließung von Schulen und Kindergärten, Quarantänepflicht, Isolierung von Mitbürgern in Alten- und Pflegeheimen und so weiter sowie insbesondere die Beeinflussung der Rechtsprechung und Staatsanwaltschaften, der Legislative und der Mainstreammedien in den folgenden Jahren basierten und basieren auf dieser Hochstufung. Sämtliche Corona-Maßnahmen „sind nicht infrage zu stellen", so verkündete es Lothar Wieler, der Chef des RKI, nachdem er noch kurz zuvor (zu Recht) selber Zweifel an der Wirksamkeit der mRNA-Impfung geäußert hatte. Karl Lauterbach begründete die „Corona-Impfung" mit wissenschaftlichen Erkenntnissen und Studienergebnissen. Er betont, dass die „Impfung" einen entscheidenden Beitrag zur Eindämmung der Pandemie leiste und schwere Krankheitsverläufe verhindere und die Bevölkerung vor Ansteckung schütze. Weiter verweist Lauterbach auf die hohe Wirksamkeit und Nebenwirkungsfreiheit der Impfstoffe. Für zwei Kernversprechen, die Nebenwirkungsfreiheit und die Verhinderung von Ansteckungen durch die „Impfung", gab es keine Evidenz und beide Versprechen haben sich als falsch und als Lügen entpuppt. Somit war die Massenimpfung durch die Spritze und die Impfpflicht für Menschen im Gesundheitswesen von Anfang an grundgesetzwidrig. Weltweit haben Zigtausende von Wissenschaftlern, Medizinern und Fachleuten den Thesen und Versprechungen hinsichtlich der Wirkungen der Corona-Maßnahmen, der Impfempfehlungen und Impfpflichten nicht nur widersprochen, sondern auf deren katastrophale gesundheitliche, humanitäre, soziale und wirtschaftliche Folgeschäden aufmerksam gemacht. All diese Hinweise von ungezählten Fachleuten wurden von den Verantwortlichen nicht nur in den Wind geschlagen, noch schlimmer, es wurden sämtliche kritische Stimmen von den Mainstreammedien und der Politik mit allen zur Verfügung stehenden unlauteren Mitteln der Propaganda aufs Äußerste diskreditiert, diskriminiert und oftmals wurden die Mahner beruflich und wirtschaftlich ruiniert.

Es ist festzustellen, dass die Corona-Maßnahmen weltweit zu einem Anstieg von Hunger und Armut geführt haben. Durch Lockdowns und Beschränkungen im öffentlichen Leben haben viele Menschen ihren Arbeitsplatz verloren und somit auch ihre Einkommensquelle. Insbesondere in Entwicklungsländern, in denen viele Menschen ohnehin schon in prekären Verhältnissen leben, hat die Pandemie die gesundheitliche, wirtschaftliche und soziale Lage von Milliarden Menschen verschlechtert und, wie viele Mediziner und Wissenschaftler konstatieren, Millionen sind an den Folgen der „Impfung" gestorben oder haben an erheblichen gesundheitlichen Schäden zu leiden.

Dass die Bevölkerung von Anfang an belogen und tyrannisiert werden sollte, war eigentlich von dem Moment an klar, als das „Strategiepapier des BMI", in der Verantwortung von Horst Seehofer, mit seinen zynischen Unterdrückungsmaßnahmen zur Angstverbreitung schon frühzeitig bekannt geworden war.

Durch die RKI-Protokolle sind jedoch die kriminellen Machenschaften und Lügen, die die enormen, kaum zu beziffernden psychosozialen und wirtschaftlichen Kollateralschäden zur Folge haben, auch für eine breite Öffentlichkeit sichtbar geworden. Im Nachhinein ist heute erkennbar, der März 2020 war der Ausgangspunkt und quasi Startschuss für einen Totalangriff auf unsere Gesellschaftsordnung, auf unsere Wirtschaft, Gesundheit, Freiheit und nicht zuletzt auf unser Bewusstsein. Tiefere Einblicke zum letzten Punkt bieten die erhellenden Bücher von Jonas Tögel „Kognitive Kriegsführung" sowie „Moderne Propaganda" von Johannes Menath und nicht zuletzt „Das indoktrinierte Gehirn" von Dr. med. Michael Nehls.

Dieser Totalangriff hat das gesellschaftliche Gefüge in ungeahntem Maße aus der Bahn geworfen und die Gesellschaft auf nicht absehbare Zeit tief gespalten. Diese menschenverachtende Spaltung der Gesellschaft wurde ausgelöst und oft finanziert durch staatliche Hetz-, Diffamierungs- und Diskreditierungskampagnen in den Mainstreammedien.

Insbesondere Kinder und Jugendliche litten und leiden schwer unter den psychosozialen Belastungen, trieben sie in die Verzweiflung bis hin in den Selbstmord. Noch heute betreiben kinder- und jugendpsychologische Einrichtungen Triagen vor der Behandlung dieser Gruppen. Insgesamt hat diese umfassende Spaltung zu einem tiefen Misstrauen „jeder gegen jeden" geführt. Betroffen sind alle gesellschaftlichen Gruppen und Schichten. Diese unverantwortliche, aus meiner Sicht verbrecherische Corona-Politik erfordert zwingend eine rechtliche Aufarbeitung und Prüfung der Verantwortlichkeit einzelner Entscheider, um den dramatischen Vertrauensverlust von großen Bevölkerungsteilen in die Politik, das Parteiensystem, die Demokratie, die Unabhängigkeit von Wissenschaft, Polizei, das Schulsystem und die Mainstream-Medien wiederherzustellen. Ein erster, entscheidender Schritt zur Wiederherstellung des Vertrauens in unsere Demokratie wäre eine strikte, faktische Trennung der vier Gewalten durch ihre herzustellende radikale Unabhängigkeit. Wie anders kann eine gegenseitige Kontrolle, wie sie die Idee von der Gewaltentrennung vorsieht, sonst stattfinden?

Wie der MDR am 22. April 2023 schreibt, hat der Bund der Steuerzahler ermittelt, dass die Bürgen des Staates (Bürger) nur durch die Corona-Kosten bis dato mit circa 440 Milliarden Euro zusätzlichen Staatsschulden belastet wurden. Hier stellt sich wieder einmal die Frage nach der Haftung.

Während jede private Person und jeder Kaufmann für Schäden haftet, die er Dritten zufügt, bleiben Politiker unbelastet, die unseren Staat ruinieren. Diese Haftungsfreiheit für Politiker ist eine Rechtslage, die zu unverantwortlichem Handeln geradezu anregt. Diese Haftungsfreistellung von politischen Entscheidern muss, wie es beispielsweise der bekannte Rechtskritiker Rechtsanwalt Carlos A. Gebauer in seinem Buch „Grundgesetz 2030" vorschlägt, zum Wohle unseres Landes und deren Menschen dringend geändert werden.

Die unrechtmäßigen, evidenzlosen Corona-Maßnahmen, die zu unvorstellbaren Kollateralschäden geführt haben und noch führen werden, erfordern jetzt zwingend eine rechtliche Aufarbeitung, um den Hunderttausenden geschädigten Menschen zu ihrem Recht auf Schadensersatz und Wiedergutmachung zu verhelfen und insbesondere, um zukünftige durch unverantwortliches Handeln von Politikern verursachte Schäden zu vermeiden.

Heute, am 25. März 2024, vier Jahre nach der Hochstufung der Corona-Pandemie, steht es um Deutschland in jeder Hinsicht schlechter als jemals zuvor seit 1950. Zu keinem Zeitpunkt habe ich mir persönlich mehr Sorgen um dieses wunderbare Land, unsere Freiheit, den Frieden, unsere Demokratie, unsere Sicherheit, seine Menschen und meine Familie, unsere Kinder und Enkel gemacht als jetzt, in meinem 70. Lebensjahr.

Ein Totalangriff auf das nationale Gewissen

Die Corona-Pandemie war nach meiner tiefen Überzeugung ein Vorspiel und Versuchsfeld auf all das, was bereits geplant ist und noch kommen soll. Wir erleben ganz offensichtlich einen Totalangriff auf unser nationales Gewissen. Unter Gewissen wird allgemein eine besondere Instanz im Bewusstsein des Menschen verstanden, das anzeigt, ob eine Handlungsweise als richtig oder falsch, gut oder böse gilt. Als grundlegender Maßstab einer solchen Einordnung können in einer christlich geprägten Wertegesellschaft die zehn Gebote und die Bergpredigt herangezogen werden. Die hierin aufgezeigten Grundwerte spiegeln sich sowohl in unseren Gesetzen als auch im täglichen Miteinander der Menschen, in einer ähnlich sozialisierten Gesellschaft. Abweichendes Handeln wird entweder durch Rechtsprechung oder durch das soziale Umfeld erkannt und entweder sanktioniert oder zumindest angemahnt.

Dieses christliche Fundament unseres Gesellschaftsvertrags wurde durch das Strategiepapier des Innenministeriums für den Kampf gegen die Corona-Pandemie und die Durchsetzung aller folgenden Corona-Maßnahmen aufs Schwerste verletzt. Die in diesem Papier geplanten Maßnahmen waren der erste und wirkstärkste Anschlag auf das nationale Gewissen, denn es leitete die Spaltung der Gesellschaft ein – in die zwei Gruppen, die sich von nun an unversöhnlich gegenüberstehen sollten und von denen sich jede der beiden Gruppen zu den „Guten" zählte, sich also eines reinen Gewissens wähnte. Da war die größere Gruppe, die davon überzeugt war, dass sie durch das brave Befolgen aller Maßnahmen ihre Mitmenschen vor dem sicheren Tod bewahren könne, und die andere, kleinere Gruppe guten Gewissens zu potenziellen Mördern erklärt hat, auf die man mit dem Finger zeigte. Dieser ersten stand die andere Gruppe gegenüber, die zumeist durch eigene umfangreiche Recherchen besser informiert zu der Überzeugung gelangt war, dass die Gefährlichkeit des Virus überhöht dargestellt wurde und sich in der Folge gegen die aus ihrer Sicht unbegründeten schweren Grundrechtseingriffe zur Wehr setzte.

Nach dem frühen Bekanntwerden dieses zynischen Strategiepapiers, das sich nach meinem Menschenbild nur menschenverachtende Geister ausgedacht haben konnten, hätte eigentlich jedem Leser klar sein können, dass hier mit unredlichen Mitteln Unrecht durchgesetzt werden soll. Persönlich hat dieses Papier bei mir den ersten starken Impuls ausgelöst, eine kritische Haltung einzunehmen und besonders wachsam ob der weiteren Entwicklung zu sein.

Ein Totalangriff auf das nationale Unterbewusstsein

Mit den Corona-Maßnahmen folgte dann bald der konzertierte Totalangriff auf die Gesundheit, danach auf unsere Kultur, auf unsere Gesellschaft, auf unsere Freiheit, auf unseren Wohlstand, auf unsere sozialen Errungenschaften, auf unser Bewusstsein und unser Denken. Der Angriff wurde in der Spitze nach außen getragen von den Rundfunkanstalten und Mainstreammedien. Wusstest du, dass fast sämtliche der uns täglich von den Massenmedien zur Verfügung gestellten Informationen von einer Handvoll, sich in privaten Händen befindlichen Medienkonzernen stammen? Neben den Familien Burda, Madsack, Schaub, Funke, Ströer, Holtzbrinck setzen mit ihrer Medienhoheit den weitgehenden Denkrahmen in Deutschland zwei Frauen, Liz Mohn und Friedl Springer. Diese zwei Frauen geben mit ihren Medienkonzernen (Bertelsmann, Springer) zu einem marktbestimmenden Teil die Richtung über die Inhalte aller Informationen vor, die uns täglich in Deutschland erreichen. Beide Frauen sind seit Jahren enge Freundinnen von Angela Merkel. Mach dir klar, es sind ganz wenige Protagonisten, die meisten mit Milliardenvermögen, die nicht nur bestimmen, welche Informationen wir zur woken Meinungsbildung erhalten, sondern auch was letztlich unsere Meinung sein soll und, neuerdings, was unsere Meinung sein darf. Daher meine Empfehlung: „Glaube nichts – hinterfrage alles."

Nach meiner Wahrnehmung sind das Denken und Verhalten der Bevölkerung durch Narrative und weitere Instrumente aus dem Werkzeugkasten der „kognitiven Kriegsführung" so gezielt steuer- und manipulierbar, dass eine freie Willensbildung der Bevölkerung oft nicht mehr gegeben ist. Dieser hochwirksamen bewusstseinsbeeinflussenden psychologischen Methoden bedient sich bevorzugt die Politik beim Lügen und Verdrehen der Wahrheit, um dem Wahlvolk mithilfe der Werbeindustrie die Sicht auf ihr Versagen zu nehmen oder zu verschleiern. Wie anders wäre es zu erklären, dass die Wähler immer und immer wieder dieselben Parteien und Politiker wählen, die seit Jahrzehnten gegen ihre ureigenen Interessen Politik machen. Literaturempfehlungen: „Kognitive Kriegsführung" von Jonas Tögel; „Propaganda" von Gabriele Kuby; „Moderne Propaganda" von Johannes Menath.

Es gibt jedoch ein sehr wirksames Mittel, sich gegen Manipulationsversuche, die sich gegen das Denken und das Unterbewusstsein richten, zu schützen. Ein solches geistiges Immunsystem, das das eigene Denken und Bewusstsein vor Fremdbeeinflussung wirksam schützt, entwickelst du am ehesten, indem du ein klares Bild von der Welt entwirfst, von der du willst, dass deine Kinder in ihr leben wollen, und du beginnst, diese Welt aktiv mitzugestalten. Wenn deine Ziele wirklich wichtig für dich sind, dann wird dir die Vorstellung von deinem großen Lebensziel, der Schaffung einer liebens- und lebenswerten Welt, dauerhaft so viel Motivation und damit Kraft verleihen, dass dein Unterbewusstsein gegen Manipulationsversuche durch dein eigenes geistiges Immunsystem geschützt ist. Wer keine eigenen Ziele hat, dessen Bewusstsein ist angreifbar und leicht steuerbar, denn es ist kraftlos, lässt sich leicht bestechen und für die Ziele anderer einnehmen. Darum mein Rat, setz dir Ziele, jenseits von materiellen Interessen, für dich selbst, für deine Familie, für deine Stadt, für dein Land, für die Welt, in der du leben willst, und höre nicht auf, daran zu arbeiten, sonst bist du ein Getriebener und nimmst deinem Leben jeden Sinn. Das weitverbreitete Grundgefühl „ich kann ja doch nichts ändern“ macht große Teile der Gesellschaft zur leichten Beute derer, die dies zu ihrem Vorteil gnadenlos auszunutzen wissen.

Ein Totalangriff auf unsere Wirtschaft, auf den Mittelstand und den Wohlstand

Um die Weltwirtschaft mache ich mir keine Sorgen, große Sorgen mache ich mir um den Wirtschaftsstandort Deutschland, der durch eine ideologiegetriebene Grüne Wirtschaftspolitik vor seiner größten ökonomischen Krise seit 1949 steht. Das kann man an drei Daten festmachen, die den Kapitalstock Deutschlands betreffen (der Kapitalstock umfasst, kurz zusammengefasst, die Summe der Werte aller Unternehmen eines Landes).

Im Jahr 2021 hatte Deutschland einen Netto-Kapitalabfluss in Höhe von 100 Milliarden Euro, im Jahr 2022 einen Abfluss mit einem Rekordwert von 125 Milliarden und 2023 ein Minus von 94 Milliarden Euro und das auch nur, weil die Regierung große Investitionen mit staatlichen Subventionen getätigt hat. Diese Zahlen sind ein klares Misstrauensvotum der Wirtschaft gegenüber der Regierung. Wenn Habeck sagt: „Die Politik macht keine Fehler“, kann man nur sagen, die Fehler waren nie größer.

Bei Betrachtung der Entwicklung des DAX (er misst die Wertentwicklung der 40 größten deutschen Unternehmen), der über die vergangenen Jahre um circa 20 Prozent gewachsen ist, könnte man zu dem Schluss kommen, dass es den deutschen Unternehmen doch gut geht. Hierzu muss man allerdings wissen, dass es sich um Konzerne handelt, die weltweit agieren, denen der deutsche Markt relativ egal sein kann. Schaut man allerdings auf den MDAX, erkennt man sofort eine völlig entgegengesetzte Entwicklung. Der MDAX, der die mittelständischen Unternehmen repräsentiert, musste im Vergleichszeitraum einen Verlust von 20 Prozent hinnehmen.

Es sind aber gerade die kleinen und mittelständischen Unternehmen, deren Rückgrat durch die irrationale Grüne Wirtschaftspolitik gebrochen wird. Sichtbar wird dies an der deutlich steigenden Zahl an Insolvenzen, die laut dem Statistischen Bundesamt allein in 2023 um über 27 Prozent gestiegen ist. Dabei stellt die mittelständische Wirtschaft circa 70 Prozent aller Arbeitsplätze und ist zusammen mit ihren Arbeitnehmern der Hauptsteuerzahler.

Kurz zusammengefasst wird die Entwicklung, die unseren Wohlstand und die Wettbewerbsfähigkeit des Wirtschaftsstandortes Deutschland zerstört, durch die Grüne Agenda verursacht. Maßgeblich sind folgende Faktoren:

- ein stetig wachsendes Bürokratiemonster, das insbesondere den Mittelstand zerstört, zum Beispiel durch das Lieferkettengesetz und die ESG-Vorgaben,
- wettbewerbsfeindliche, hohe Energiekosten,
- dauerhafte Energieunsicherheit durch Schließung der AKW und Kohlekraftwerke und die radikale Umstellung auf unsichere erneuerbare Energie,
- Fachkräftemangel durch falsche Bildungspolitik,
- Fachkräfteabwanderung, bedingt durch hohe Steuern und Abgaben, sowie hohe Lebenshaltungskosten und Wohnungsmangel,
- Hochsteuer- und Abgabenland / Staatsquote über 51 Prozent.

Noch vor zehn Jahren war Griechenland auf dem letzten Platz im Ranking der Euro-Zone, heute steht Griechenland auf Platz drei und Deutschland, dank der Grünen Wirtschaftspolitik, auf dem letzten Platz mit einer Wachstumsprognose von 0,1 Prozent.

Es drängt sich zwingend die Frage auf, was die Bundesregierung veranlasst, den Wirtschaftsstandort Deutschland offenbar gezielt zu schwächen, Deutschland durch eine global vollkommen unwirksame CO_2-Politik zu deindustrialisieren und letztlich die Bevölkerung und das ganze Land zu ruinieren. Was veranlasst die Bundesregierung, ganze Industriezweige dazu zu zwingen, das Land zu verlassen und Investitionen statt in Deutschland in den USA oder China zu tätigen und damit Hunderttausende Arbeitsplätze zu vernichten und gleichzeitig den Mittelstand zu zerstören? Warum treibt die Regierung mit ihrer aktuellen Politik immer mehr Menschen, auch aus dem Mittelstand, in die langfristige Armut? Ich kann nur spekulieren, aber rationale Gründe kann es dafür nicht geben.

FAZIT: Die Grüne Wirtschaftspolitik zerstört nicht nur durch Generationen erarbeiteten Wohlstand, erreichte Sicherheit und Freiheit, sie zerstört auch den gesellschaftlichen Frieden und führt uns in eine dystopische Zukunft.

Ein Totalangriff auf unsere Privatsphäre

Seit einiger Zeit werden die Risiken des von der EU und der europäischen Zentralbank geplanten digitalen Euro/CBCD diskutiert. Noch während ich diese Zeilen schreibe, erreicht mich die Nachricht, dass die EU bereits im Juni mit dem Rollout ihrer App „Wero" starten will. Die Einführung des digitalen Zentralbankgeldes zielt, darauf weisen alle Indizien hin, auf massive Einschränkung von Grundrechten und die totale Kontrolle unseres gesamten Lebens ab.

Hier nur einige der zu erwartenden Risiken für unsere Freiheit:

- Digitales Geld birgt das hohe Risiko von Datenschutzverletzungen, da sämtliche Transaktionen elektronisch aufgezeichnet und durch Regierungen oder andere Institutionen überwacht werden können.
- Digitales Geld kann zentral programmiert werden und dadurch können Ressourcen in Abhängigkeit von überwachenden Stellen individuell zugeteilt werden.
- Der digitale Euro bietet den effektiven Einstieg in einen Überwachungsstaat nach chinesischem Vorbild. Digitales Geld bietet staatlichen Behörden unmittelbar die Möglichkeit, individuelle Sanktionen, wie die freie Nutzung von öffentlichen Verkehrsmitteln, die Rationierung von Energie, bestimmten Lebensmitteln, Reisefreiheit, Einzug von Ordnungsgeldern und anderen Abgaben und so weiter, durchzusetzen.

- Wie jede digitale Technologie ist auch der digitale Euro anfällig für technische Störungen und kann zum Beispiel bei Stromausfällen oder in Krisen möglicherweise nicht genutzt werden. Sollte die Grüne Energiepolitik so weitergeführt werden, ist ab 2030 jährlich mit circa 1.000 Blackouts alleine in NRW zu rechnen, prognostiziert die Vorständin der Westenergie AG, Katherina Reiche.

Eine noch größere Bedrohung für unsere Freiheit geht allerdings von den Zielen der New Yorker Organisation ID2020 aus. Sie arbeitet an einem Erfassungskonzept zur transnationalen digitalen Identität für jeden Menschen weltweit, die sämtliche persönlichen Daten erfassen soll. Die Finanziers dieser Organisation sind die üblichen Verdächtigen, wie Microsoft, die Rockefeller-Stiftung, die von Bill Gates finanzierte Impfallianz GAVI und große Hilfsorganisationen, NGOs, die Weltbank. Zu den Kooperationspartnern zählen verschiedene Regierungen, wie die US-Regierung, die EU-Kommission und das UN-Flüchtlingshilfswerk UNHCR.

Bill Gates hat sich beispielsweise dafür stark gemacht, dass der Nachweis einer Corona-Impfung die Voraussetzung für grenzüberschreitendes Reisen werden müsse.

Beschwichtigend wird von dieser Organisation ins Feld geführt, dass diese Persönlichkeitsdaten, wie Zeugnisse, Impfzertifikate, Vorstrafen, Finanztransaktionen, Ausweisdaten, Erkennungsmerkmale, Sozialversicherungsdaten, Reisetätigkeiten, Gesundheitsdaten, Kenndaten, Kontodaten, Vermögensdaten aus dem Vermögensregister und so weiter nur vorgehalten werden, jeder Inhaber jedoch im Einzelfall darüber bestimme, welche Daten er auf Anforderung freigibt, zum Beispiel im Zusammenhang mit Zollkontrollen, Bewerbung auf einen Arbeitsplatz, Versicherungsanfragen und so weiter. Was nützt es jedoch, wenn man nicht bereit ist, bestimmte geforderte Daten, die nun ja immer, jederzeit und vollständig präsent sind, nicht zur Einsicht freizugeben, wenn durch die Weigerung die fordernde Stelle, wie Behörden, Polizei, Arbeitgeber und so weiter, bestimmte Vorhaben unterbinden oder verbieten können? Durch ID2020 wird das Leben jedes einzelnen Erdenbürgers nicht nur vollständig gläsern, er wird auch erpressbar und faktisch den politischen Vorgaben und Zielen der Globalisten unterworfen. Unrechtmäßige staatliche Maßnahmen, siehe Corona, werden dann unausweichlich. Durch die Umsetzung von ID2020 würde die Menschheit weltweit kontrollier- und steuerbar. ID2020 bedeutet für die Menschheit eine dystopische Zukunftsaussicht.

Mein Weg vom diffusen Zweifel zur konkreten Sorge

Die erste offizielle Meldung über einen bestätigten Fall von COVID-19 in Bayern am 27. Januar 2020 haben meine Frau und ich zwar wahrgenommen, ohne uns weiter damit zu beschäftigen. Doch schon nach wenigen Wochen wurde uns klar: „In diesem Land stimmt etwas nicht." Die Medienberichterstattung und die erlebte Wirklichkeit fielen derart weit auseinander, dass sich ein starker Zweifel geradezu aufdrängte. Ich begann, im Netz zu recherchieren, und wurde mehr und mehr fündig. Wir stellten schnell fest, dass die Mainstreammedien (Altpapiermedien) eine beängstigend einseitige Berichterstattung lieferten und dass jede Menge Gegenmeinungen von namhaften Wissenschaftlern und Medizinern, die das Virus bei Weitem nicht so gefährlich und tödlich bewerteten, schlicht unterschlagen wurden. Auffallend war insbesondere, dass kritische Mediziner und Wissenschaftler diskreditiert wurden, wie zum Beispiel Sucharit Bhakdi. Er bezeichnete die Maßnahmen von Beginn an als „unwissenschaftlich" und warnte davor, dass sie mehr Schaden anrichten könnten als das Virus selbst. Bis heute hat dieser in meinen Augen ganz besondere Mensch trotz vieler Anfeindungen und Diskriminierungen mit einer großartigen Kraft und Würde und einer selten erlebten Zivilcourage mit seiner konstruktiven und sachlichen Art der Kommunikation durchgehalten und sich letztlich mit seiner medizinischen Bewertung durchgesetzt.

Dann wurde der erste Lockdown in Deutschland am 23. März 2020 ausgerufen. Er endete am 20. April 2020 und dauerte also insgesamt etwa vier Wochen. Bewirkt hat er, außer gigantischen Kollateralschäden, anders als vom RKI, der Regierung und den Mainstreammedien behauptet, nichts Positives.

Ziemlich zeitgleich mit dem ersten Lockdown wurde ebenfalls im April die Maskenpflicht eingeführt. Auch diese Maßnahme stand im eklatanten Widerspruch zu früheren Aussagen des RKI und des Gesundheitsministers, aber insbesondere stand und steht diese Maßnahme im Widerspruch zu vielen Wirksamkeitsstudien und Anwendungsbestimmungen. So schrieb beispielsweise Prof. Dr. Markus Veit, Geschäftsführer einer Beratungsfirma für die pharmazeutische Industrie, in der Deutschen Apothekerzeitung schon im August 2020: „Er ist entsetzt über Stellungnahmen aus der Politik und von den Medien und schließlich auch in jüngster Zeit über Urteilsbegründungen zur Maskenpflicht. Dieses Entsetzen betrifft auch den undifferenzierten Umgang mit der Thematik seitens der agierenden Kolleginnen und Kollegen. Vor einem Jahr wäre es ein Skandal gewesen, wenn Professionelle im Gesundheitsbereich – wie das Robert Koch-Institut (RKI) – zur Verwendung von Masken aufgerufen hätten, die nicht ein Zertifizierungsverfahren für Medizinprodukte durchlaufen haben und kein CE-Signum tragen. Heute gilt das offenbar alles nicht mehr." Zu gleichen, aber differenzierteren Ergebnissen kommen auch Untersuchungen von Prof. Dr. med. Arne Burkhardt in „Pathologie des Maskentragens" und Prof. Dr. Werner Bergholz.

Ebenfalls im März 2020 wurden die unseligen Massentests eingeführt. Wie allgemein bekannt ist, hat es zu diesen Tests jede Menge Kritik aus dem kritischen wissenschaftlichen Lager gegeben, die sich heute, wie beinahe jede Kritik, als richtig erwiesen hat. Hierzu verweise ich beispielhaft auf die Studie „Gefährdungsanalyse Durchführung von COVID-19-Schnelltests und durch PCR-Tests" von Prof. Dr. Bergholz. Nachgewiesen wurde zudem, dass die durch solche massenhaften Tests erzeugten Inzidenzzahlen beziehungsweise R-Werte keine Relevanz für die Gefährdungsbeurteilung haben.

Mein Fazit aus meinen persönlichen Beobachtungen war, dass solche Massentests zu keinen brauchbaren Ergebnissen führen, wobei sie andererseits erhebliche psychosoziale und gesundheitliche Schäden erzeugen können.

Spätestens jetzt waren meine Frau und ich alarmiert und es stellte sich für uns die Aufgabe: **„Was können wir tun?“**, denn uns war klar, dass wir mit unseren bescheidenen Mitteln etwas unternehmen müssen, um den Menschen in unserem Umfeld eine andere Sichtweise auf die Lage zu vermitteln. Allein an Demonstrationen für Frieden und Freiheit teilzunehmen, war uns nicht genug.

Von jetzt an ging es uns um Aufklärung.

Ausgangspunkt für viele seither von mir in meiner Region organisierte Informationsveranstaltungen, die ich heute als Schwerpunkt meiner Aufklärungsarbeit sehe und mir als Demokrat zur Lebensaufgabe gemacht habe, war mein Protest-Austritt aus der SPD, verbunden mit einer Strafanzeige gegen Saskia Esken. Dieser Austritt war ein gefundener Anlass unserer CSU-orientierten regionalen Tageszeitung, die mit einer Interviewanfrage an mich herantrat, aber mit meiner nachfolgenden schriftlichen Antwort vom 11. September 2020, die ich in Form eines Leserbriefes gegeben habe, nicht gerechnet hat. Wie sich heute, nach vier Jahren, zeigt, haben sich meine frühen Erkenntnisse und Überzeugungen in vollem Umfang bestätigt:

Vorgeschaltetes Schreiben vom 11. September 2020 an die Zeitungsredaktion bezüglich der Interviewanfrage:

„Hallo, Sie wollen über meinen SPD-Austritt und meine Strafanzeige gegen Saskia Esken berichten. Während unseres Telefongesprächs hatte ich den Eindruck, dass Sie eine einfache, schnelle Antwort wollen. Leider muss ich Ihnen sagen, dass es keine einfache, schnelle Antwort gibt. Ich habe mir die Entscheidungen schwer gemacht und es ist erforderlich, den richtigen Kontext herzustellen, und habe sie daher in Form eines Leserbriefes nachfolgend angehängt. ... Mein Vertrauen in unsere Volksparteien und führenden Politiker ist durch die meiner Meinung nach unverhältnismäßigen Grundrechtseinschränkungen und Corona-Maßnahmen stark geschwächt; allerdings nicht nur wegen der Corona-Politik, wie ich weiter unter noch ausführen werde ...“

Leserbrief als Antwort auf die Interviewanfrage:

„Zum Verständnis der Kündigung meiner SPD-Mitgliedschaft und meiner Strafanzeige gegen Saskia Esken geben die nachfolgenden Ausführungen Aufschluss:

In den vergangenen Wochen habe ich einige unruhige Nächte hinter mich gebracht und mir – wegen der großen Bedeutung der Auswirkungen der Corona-Pandemie auf unsere Gesellschaft und Wirtschaft – stundenlang Kommentare, Interviews und Zahlen des RKI und von Wissenschaftlern unterschiedlicher Fakultäten zur Corona-Krise angesehen und angehört, um mir meine Meinung zu bilden. Nach intensivem Abwägen aller mir zur Verfügung stehenden Fakten und Sachverhalte konnten/können mich schlussendlich die Argumente der Bundesregierung und Länderchefs, der aufgefahrenen Experten und die Zahlen des RKI von der Richtigkeit der Corona-Maßnahmen mit ihren tiefgreifenden Grundrechtseinschränkungen und enormen Schäden für Menschen und Wirtschaft nicht überzeugen. Was auf mich besonders verstörend wirkte und mir bis heute völlig unverständlich ist, ist die Tatsache, dass die Stimmen von vielen kritischen Wissenschaftlern, Medizinern und Juristen im öffentlich-rechtlichen Raum völlig unterrepräsentiert waren/sind und nach meiner Wahrnehmung zum Teil regelrecht unterdrückt und diskreditiert wurden/werden. So wurden offensichtlich etliche YouTube-Videos von Prof. Dr. Sucharit Bhakdi gelöscht, der hier stellvertretend für andere genannt sei. Ich persönlich nehme das als staatliche Zensur und Unterdrückung des Grundrechts auf Meinungsfreiheit wahr. So ist – nach meinem Verständnis – ein demokratischer Diskurs zur Meinungsfindung nicht möglich.

Viele Menschen, die an den Großdemonstrationen am 1. August und 29. August in Berlin teilgenommen haben, zu denen auch ich als interessierter politischer Beobachter gehörte, zeigen sich im Nachgang beunruhigt und besorgt über die – auch nach meiner persönlichen Beobachtung – völlig verzerrten Darstellungen der Geschehnisse durch die sogenannten Qualitätsmedien, insbesondere von ARD und ZDF. Dies betrifft insbesondere die überwiegend verwirrend dargestellten Zahlenverhältnisse von anwesenden ‚Reichsbürgern/Rechten, Antisemiten, Wirrköpfen‘

und so weiter (s. Anlage Saskia Esken) zu den unzähligen Menschen (Kinder, Familien, Jugendliche, Großeltern) aus der bürgerlichen Mitte, die nach meiner Beobachtung die ganz große, überwältigende Mehrheit ausmachte. Man kann wohl von keinem Veranstalter erwarten, dass er in der Lage ist, bei einer solch großen Veranstaltung mit einer unüberschaubar großen Menschenmenge, die sich weiträumig um die Straße des 17. Juni, das Brandenburger Tor, die Siegessäule und die umliegenden Parks verstreute, die Teilnahme von einer relativ geringen Anzahl von Menschen mit abzulehnendem, krudem Weltbild zu verhindern. ... An dieser verzerrenden Darstellung der Wirklichkeit hat, neben den Medien, Saskia Esken erheblichen Anteil, indem sie sämtliche Demoteilnehmer pauschal als ‚Covidioten' diffamiert und als Verwirrte, Verschwörungstheoretiker und so weiter beschimpft. Diese undifferenzierte Diffamierung und Beschimpfung von Tausenden besorgten Bürgern ist völlig inakzeptabel und einer Demokratin nicht würdig. Wenn sie weiter in ihrem Tweet (s. Anlage) behauptet, dass Zehntausende Rechtsradikale ... am 29. August in Berlin auf die Straße gegangen seien, dann zeigt die Zahlenangabe eindeutig, dass sie ausnahmslos alle Demoteilnehmer mit ihren Beschimpfungen anspricht. Diese ungebührliche Wortwahl ist aus meiner Sicht Volksverhetzung, weil sie den Menschen bundesweit, die die Situation vor Ort nicht erlebt haben und nicht aus eigener Anschauung bewerten können, den Eindruck vermittelt, als wären ausnahmslos alle Zehntausende Demoteilnehmer Rechtsradikale, Antisemiten und so weiter. Wenn viele Politiker und Frau Esken mit dem Gebrauch des Begriffs ‚Verschwörungstheoretiker' vollautomatisch jede kritische Stimme ins Abseits jeder demokratischen Debatte stellen wollen, dann ist für mich Frau Esken der Prototyp eines Verschwörungstheoretikers. Solcherart Faktenverdrehung und Volksaufhetzung liegen außerhalb meines Demokratieverständnisses und lehne ich ab. Als Konsequenz habe ich meinen Parteiaustritt erklärt. An dieser ganz offensichtlich gezielten Stimmungs- und Meinungsmache, die inzwischen die Bevölkerung bis in die Familien hinein spaltet und wie ich es nie zuvor erlebt habe, haben auch andere Parteien, insbesondere die Linke, ihren Anteil.

Es stellt sich weiterhin die große Frage, warum bei einem angeblich hochansteckenden Virus und Zehntausenden Menschen, die auf Großdemonstrationen ohne Masken und teilweise durch die räumlichen Gegebenheiten (kurzfristige Polizeiabsperrungen) gezwungenermaßen dicht gedrängt, stundenlang, Seite an Seite durch Berlin gezogen sind, kein einziger Krankheitsfall oder auch nur Infektionsfall zu verzeichnen ist?

Besonders schockiert haben mich die weitgehend gleichlautenden Berichterstattungen zu der ‚Erstürmung des Reichstags'. Um die Situation bewerten zu können, muss man wissen, dass am 29. August sehr viele unabhängige Demonstrationen von sehr unterschiedlichen Veranstaltern angemeldet und zugelassen waren. Eine von diesen angemeldeten und zugelassenen Demonstrationen mit diesen allerdings eindeutig rechtsorientierten Teilnehmern war die vor dem Reichstag. Da ich zu keinem Zeitpunkt in der Nähe des Reichstags war, kann ich zu den Geschehnissen aus eigenem Erleben nichts beitragen. Warum der Berliner Senat diese Veranstaltung mit diesem Teilnehmerkreis zugelassen hat, ist allerdings kaum verständlich. Festzuhalten ist jedenfalls, dass die Großdemo auf der Straße des 17. Juni, am Brandenburger Tor und rund um den Stern nichts mit der Demo am Reichstag zu tun hatte und auch räumlich völlig getrennt war. Verstörend ist die Tatsache, dass durch die Medien der Eindruck erweckt wurde, als gäbe es einen Zusammenhang zwischen der völlig friedlich verlaufenden Großdemo und der aufs Schärfste abzulehnenden Demo am Reichstag. Verstörend ist weiter, dass tagelang in den Medienberichten von der ‚Reichstagsstürmung' in den schlimmsten Farben und Tönen berichtet wurde, während von der gleichzeitig völlig friedlich verlaufenden Großdemo mit Zigtausenden friedlichen Teilnehmern unverhältnismäßig wenig berichtet worden ist. Außerdem wurde durch diese Form der selektiven Berichterstattung und die scheinbare Verquickung der beiden getrennten Demos bei den Menschen vor den Fernsehgeräten der Eindruck erweckt und vertieft, dass die zigtausend friedlichen Demonstranten desselben Geistes Kind seien wie das laut Medienberichten aus circa 400 Personen bestehende erbärmliche Häufchen Rechtsradikaler auf den

Reichstagstreppen. Diese Art der Darstellung in den Medien zeigt ein unerhörtes, selektives Missverhältnis auf, wie ich es bis vor wenigen Wochen nicht geglaubt hätte. Da ist es kein Wunder, wenn die Qualitätsmedien Stück für Stück an Vertrauen verlieren und sich immer mehr Menschen alternative Informationsquellen suchen.

Die Basis für wirtschaftliche Stabilität ist Vertrauen. Kein Unternehmer wird auch nur einen Euro investieren (eigenes Geld riskieren), wenn er keine Planungssicherheit hat. All die staatlichen Corona-Hilfen und Kurzarbeitergelder, die zur Überbrückung der Corona-Krise gedacht sind, laufen ohne Vertrauen in stabile wirtschaftliche Rahmenbedingungen völlig ins Leere, denn durch den Schlingerkurs der Regierung während den vergangenen Monaten ist viel Vertrauen in stabile Rahmenbedingungen zerstört worden. Deutschland (und die Welt) läuft vermutlich in eine Wirtschaftsdepression unvorstellbaren Ausmaßes hinein, denn es ist kaum zu erwarten, dass den vielen Tausend zu erwartenden insolventen Unternehmen ein Neustart gelingen könnte. Vor diesen liegt ein gigantischer Berg von Schulden, zerstörten Träumen und Lebensleistung.

Die Frage, die sich immer wieder stellt und die man immer wieder stellen muss und auf die bisher noch niemand eine Antwort geben konnte und auf die die Bundesregierung festzunageln ist, lautet: ‚Was treibt die Bundesregierung an, dem Wirtschaftsstandort Deutschland durch die Corona-Maßnahmen einen derart großen wirtschaftlich Schaden zuzufügen und die Zerstörung der Existenzen von Millionen Menschen und Zigtausenden Unternehmen in Kauf zu nehmen?‘ Diese Frage stellt sich insbesondere auch vor dem Hintergrund, dass viele – und immer mehr – Juristen die Auffassung vertreten, dass die vom Bundestag beschlossene ‚epidemische Lage von bundesweitem Ausmaß‘ aufgrund der Zahlen des RKI hätte längst zurückgenommen werden müssen und vermutlich keine Rechtsgrundlage mehr habe. Solange solche weitreichenden Fragen nicht beantwortet werden, stehen sie im Raum und erzeugen Unsicherheit, Vertrauensverlust, wirtschaftliche Instabilität und strategische Handlungsunfähigkeit für unzählige Unternehmen und Arbeitnehmer. Ich erlebe eine bis in die Familien tief gespaltene Gesellschaft, verursacht durch desaströse Informationspolitik und extremen Schlingerkurs der Politik. Man möge auch bedenken, dass sich keine einzige Prognose des RKI zur Entwicklung der Pandemie seit Februar bewahrheitet hat. Wer in einer solch verwirrenden Lage keine Fragen stellt und sich keine faktenbasierte eigene Meinung bildet und diese zur Diskussion anbietet, hat von demokratischen Prozessen nichts verstanden!

Aus meiner persönlichen Sicht reihen sich die unverhältnismäßigen Corona-Maßnahmen in einen Kontext von meines Erachtens weiteren weitreichenden politischen Fehlentscheidungen ein. So wurde dem Wirtschaftsstandort Deutschland unter anderem durch folgende politische Entscheidungen schon vor der Corona-Krise erheblich geschadet:

- der gleichzeitige Ausstieg aus dem Atom- und Kohlestrom,
- eine völlig überzogene und abrupte Klimapolitik,
- die Verteufelung der Verbrennungsantriebe und die damit verbundene weitgehende Zerstörung des Automobil-Standorts Deutschland,
- im Kontext der weltweiten Überschuldung von Staaten wurde die Verschuldung Deutschlands – ohne dagegenstehende Wirtschaftsleistung – in neue Höhen getrieben. Da unser Wirtschaftssystem in immer neue Verschuldenshöchststände getrieben wird, ist sein Ende zwar zeitlich nicht terminierbar, aber sicher.

Anm.: Deutschland verursacht 2 Prozent des weltweiten CO_2-Ausstoßes. Wenn Deutschland einen vollständigen CO_2-Ausstieg schaffen würde, hätte das auf den weltweiten CO_2-Ausstoß keinerlei Auswirkung. Während also Deutschland seine Standortvorteile zerstört, bauen die Haupt-Emissionstreiber Atom- und Kohlekraftwerke weiter aus. ...

Jeder, der mit wachen Augen die gesellschaftlichen und politischen Entwicklungen beobachtet, kann erkennen, dass die Politikverantwortlichen – über das gesamte Parteienspektrum hinweg – für drängende Zukunftsfragen schon lange keine Lösungen mehr liefern, völlig überfordert sind und nur noch taktieren.

Persönlich habe ich mein Vertrauen in eine nachhaltige, lösungsorientierte Handlungsfähigkeit unserer verantwortlichen Politiker weitgehend begraben. Nach meiner Beobachtung haben sie den Kontakt zur Basis, also zu den Menschen, für die sie ein ‚gutes Leben' zu gestalten den Auftrag haben, verloren. Die Sicherung von eigenen Karrieren und Privilegien scheinen den führenden Politikern in Berlin wichtiger zu sein als die konkreten Sorgen und Nöte der Menschen, denen sie zu dienen angetreten sind. Stand heute ist für mich persönlich keine politische Partei wählbar, insofern wäre ich heute aus jeder Partei der sogenannten Mitte ausgetreten. ...

Die Corona-Politik des Bundes und der Länder ist für mich völlig unerklärlich und ein Rätsel. Wenn wöchentlich mehr und mehr getestet wird, müssen im Ergebnis immer mehr Positiv-Getestete herauskommen. Wo aber sind all die Millionen Corona-Kranken und -Toten, die aufgrund der RKI-Prognosen, der ermittelten positiv Getesteten und der angeblichen Gefährlichkeit des Virus da sein müssten? Soweit ich das anhand der RKI-Zahlen und der Aussagen vieler Mediziner (zum Beispiel Anlage Infobrief) beurteilen kann, ist die Entwicklung der Corona-Pandemie nicht auffällig anders verlaufen als jede jährliche Grippewelle. Auch möchte ich verweisen auf die Grippewelle 2017/2018 mit immerhin circa 25.000 Grippetoten, die im Bewusstsein der Öffentlichkeit wohl völlig untergegangen sind. Eine auf Basis der Faktenlage des RKI einleuchtende Strategie ist für mich nicht erkennbar. Dasselbe Rätsel tut sich mir im Hinblick auf die Maskenpflicht auf. Auf jeder Verpackung ist groß zu lesen, dass die Masken weder gegen COVID-19 noch gegen irgendwelche Viren schützen. Die Maskenpflicht wird von vielen Experten (Medizinern, Psychologen) allgemein und insbesondere für Schulkinder wegen nicht abzusehenden psychischen Langzeitfolgen abgelehnt. (S. beispielhaft Anlage: Informationsbrief, Link Apothekerzeitung)

Vor dem genannten Szenario stellt sich für unsere Gesellschaft die Frage, wie wir zukünftig mit jährlichen Grippewellen/Pandemien umgehen wollen. Wollen wir dann jedes Mal einen Lockdown ausrufen und die Volkswirtschaft und Millionen Menschen wirtschaftlich ruinieren, wollen wir jedes Mal die Schulen in ein Guantanamo für Kinder verwandeln? Dieser Diskurs muss auf jeden Fall von der Gesellschaft insgesamt geführt werden, um zu einer gesellschaftlich anerkannten und akzeptierten Lösung zu kommen. Durch die derzeitigen, unverhältnismäßigen Corona-Maßnahmen der Regierungen des Bundes und der Länder befürchte ich einen Gesamtschaden auf Deutschland zukommen, der den beabsichtigten abzuwendenden Schaden bei Weitem übersteigen wird. Die Aufrechterhaltung der Maßnahmen halte ich persönlich für unverantwortlich und demokratiegefährdend."

Ende Leserbrief und Antwort auf die Interviewanfrage der Tageszeitung.

Der Angriff auf meine Aufklärungsarbeit

Mein Ziel war es, neben wöchentlichen Teilnahmen an Demonstrationen, Spaziergängen und Protestaktionen gegen die unrechtmäßigen Grundrechtseinschränkungen und Verbote Menschen Informationen zu liefern, die sie durch die „Altpapiermedien" nicht erhielten. Hierzu nutzte ich zunächst die sozialen Medien und unterhielt Kanäle auf LinkedIn und YouTube, um dort informative Links, meine Meinung zu unterschiedlichen Vorkommnissen und Videos zu teilen. Dies tat ich stets respektvoll und ohne Personen persönlich anzugreifen. Später unterhielt ich einen umfangreichen Mail-Verteiler mit interessierten kritischen Menschen, die ich auf diesem Weg wöchentlich mit vielen gesammelten Informationen und Links von wichtigen Artikeln informierte. Durch diese Arbeit fand ich Kontakt zu vielen klugen und interessanten Menschen, führte viele spannende Gespräche, lernte so nebenher spannende Lebensläufe kennen und war oft genug ein gesuchter Zuhörer für Sorgen und Nöte, die die Menschen bewegte. Es entstanden aber auch wunderbare, bereichernde Freundschaften, die über die vergangenen vier Jahre gehalten haben und inzwischen sehr wichtig für mich geworden sind. Besonders aufschlussreich waren für mich allerdings Anrufe von mir fremden Personen, die ich in dieser Zeit zwei- bis dreimal wöchentlich bekam. Einziger Grund dieser Anrufe war stets, mich in meiner Arbeit zu bestätigen und mich dazu anzuhalten, damit unbedingt weiterzumachen. Meistens erklärten mir die Anrufer bei dieser Gelegenheit, dass sie sich selber nicht öffentlich äußern könnten, weil sie das Risiko, ihren Job zu verlieren, nicht eingehen könnten, denn sie hätten eine Familie zu ernähren oder dass sie sich eine freie Meinungsäußerung aus anderen, meist finanziellen Gründen oder aus Angst, dass sich dies ungünstig in ihrem sozialen Umfeld auswirken würde, nicht leisten könnten. Die damit geäußerten Existenzängste, für die ich Verständnis habe, stimmten mich jedoch immer sehr nachdenklich und machten mich oft betroffen, denn sie zeigen nur zu deutlich an, dass wir in einer durch und durch korrumpierten Gesellschaft voller existenzieller Abhängigkeiten leben. Da stellt sich die Frage, in welchem Zustand befindet sich eine Gesellschaft, die für sich die freie Meinungsäußerung als eine der bedeutendsten demokratischen Grundrechte proklamiert, aber sie gleichzeitig durch gesetzliche oder soziale Repressionsandrohungen und -erwartungen unterdrückt? Nach mehreren Abmahnungen durch YouTube und LinkedIn wurden meine beiden Kanäle schließlich endgültig gelöscht, wodurch ich einige Tausend Follower verlor.

Nach diesen Erfahrungen mit staatlich veranlasster Zensur entschloss ich mich, Informationsveranstaltungen mit namhaften Wissenschaftlern und Fachleuten zu organisieren und regional anzubieten. Meine naive Idee war, hier könne eine Zensur schließlich nicht stattfinden. Aber es kam zunächst noch schlimmer. Als ich zusammen mit einer kleinen Gruppe von Mitaktivisten begann, Vorträge zu organisieren, war es kein Problem, passende Referenten zu finden. Die Probleme begannen mit der Suche nach geeigneten Veranstaltungsorten. Hier ein Beispiel, das als repräsentativ gelten kann. Für den Vortrag eines namhaften Mediziners buchten wir durch Vertrag als Veranstaltungsort einen für solche Veranstaltungen vorgesehenen Saal im alten Rathaus meiner Stadt. Alles war organisiert, circa einhundertfünfzig Zuhörer hatten sich pünktlich eine Stunde vor Veranstaltungsbeginn vor der Eingangstür eingefunden, der Referent war unterwegs, als plötzlich ein Vertreter der Stadt auftauchte und im Auftrag des SPD-Oberbürgermeisters den Zutritt zum Veranstaltungsort untersagte mit dem Hinweis, dass es sich um eine für diesen Saal nicht zugelassene politische Veranstaltung handele. Eine sofort beim zuständigen Amtsgericht eingereichte „Einstweilige Verfügung" wurde abgewiesen. (Der oben genannte Oberbürgermeister war zuvor Richter an dem Amtsgericht, von dem die einstweilige Verfügung abgewiesen wurde.) Zu unserem großen Glück konnten wir innerhalb einer halben Stunde durch Vermittlung eines Teilnehmers eine Alternative finden, sodass der Abend gerettet war. Ähnliche Erfahrungen machten wir im Großraum meiner Stadt immer wieder und erhielten Absagen am laufenden Band, offenbar verursacht, wie sich herausstellte, durch interne Absprachen von den Bürgermeistern der umliegenden Städte und Gemeinden. Der interne Vorwurf gegen uns und unsere Aktivitäten: Wir seien politisch rechts zu verorten, was natürlich ein völlig absurder und aus der Luft gegriffener Vorwurf war und ist. All diese irritierenden Erfahrungen haben mich jedoch nicht davon abgehalten weiterzumachen. Inzwischen können wir auf eine Reihe von Veranstaltungsorten zurückgreifen, deren Betreiber uns bei unserer Arbeit unterstützen. Unsere Erfahrung jedoch ist, die Zensur gegen unliebsame Stimmen greift bis auf die untersten politischen Ebenen, was mir jedoch ein Ansporn war und ist, den Weg der Aufklärung dauerhaft weiterzugehen.

Ist Deutschland tatsächlich (noch) ein Rechtsstaat, wenn aufgrund politisch motivierter Anklagen durch politisch weisungsgebundene Staatsanwaltschaften (§§ 146/147 Gerichtsverfassungsgesetz GVG) die Angeklagten gezielt wirtschaftlich ruiniert werden können, wie dies in den Fällen vieler Ärzte und Kritiker geschieht?

Deutschland – ein Mangelland

Laut Verband Bildung und Erziehung fehlen bis 2030 mindestens 81.000 Lehrkräfte, unterschiedliche Forschungsberichte gehen davon aus, dass 2030 circa bis 50.000 Ärzte fehlen werden, weiter geht es mit zunehmendem Wohnungsmangel, einem unermesslichen Investitionsstau, Fachkräftemangel, Mangel an Auszubildenden, Bildungsmangel, einem zunehmend unbezahlbaren Sozial- und Rentensystem, wachsender Armut und Kinderarmut und so weiter. Vor allem mangelt es aber, so scheint es mir, in der Politik an Verstand und Charakter und bei der Mehrheit der Bevölkerung mangelt es (noch) an Erkenntnisfähigkeit und der Motivation, sich für die Erhaltung und den Schutz unserer hochgepriesenen westlichen Errungenschaften und Werte einzusetzen. Wohin man immer den Finger in Deutschland legt, er trifft auf eine wunde Stelle. All diese Entwicklungen sind zum Teil seit Jahrzehnten bekannt. Sämtliche Regierungen haben nichts nachhaltig Wirksames gegen diese seit Dekaden bekannten fatalen Entwicklungen unternommen. Wer wollte, konnte diese Entwicklungen erkennen. Die Wähler haben nicht reagiert und dieses Desaster sehenden Auges überwiegend klaglos hingenommen. Während eine kleine Elite über Jahrzehnte immer reicher und mächtiger wurde, hat über die Hälfte der Bevölkerung inklusive eines immer größer werdenden Teils der Menschen, die sich als Mittelstand verstanden und verstehen (ohne es noch zu sein), immer mehr Wohlstand, Sicherheit und Freiheit verloren. Wenn die Menschen nicht endlich aus ihrer Lethargie aufwachen, lässt sich der harte Aufprall auf dem Boden der Realität kaum mehr vermeiden.

Während ich mein Kapitel zu diesem Buchprojekt schreibe, ist mir mit jeder Zeile klarer geworden, dass ich leicht ein dickes Buch hätte schreiben können. Mir sind immer mehr tragische Themen eingefallen, die man zusammengefasst öffentlich aufzeigen müsste. Es gibt so viel mehr ungelöste Probleme und Leiden in diesem Land, die in der Öffentlichkeit einfach nicht besprochen und von der Politik unter den Tisch gekehrt werden, aber deutlich machen, wie verkommen unsere Politik ist, weil sich die Politikdarsteller um die menschlichen Tragödien, die sich in diesem „besten Deutschland" abspielen, seit Dekaden nicht kümmern. Im Grunde geht es ihnen nach meiner Erkenntnis und Überzeugung nicht um ein gutes Leben für die Menschen in unserem Land, die sie gewählt haben, sondern ausschließlich um Profite für sich selbst und für die, in deren Abhängigkeit sie sich befinden (wenige superreiche Familien, NGOs und Konzerne). Der Wert der Menschen wird in unserem „westlichen Wertekanon", der vom Kapitalismus geprägt ist, radikal auf ihre Kaufkraft und auf ihre Funktionalität reduziert. Menschen sind in unserem kapitalistischen System einfach nur Verbrauchs- und Gebrauchsmaterial und systemisch den Zielen und Händen weniger Spielbestimmer nach aktuellem Recht und Gesetz ausgeliefert, bis hin zum Kanonenfutter in Kriegen, die Mütter, Väter und deren Kinder nie gewollt haben. Viele Gesetze, die dem Schutz der Menschen dienen sollen, verschleiern oft dieses zynische System der Ausbeutung und werden beliebig umgedeutet oder an die Ziele der Eliten angepasst. Eine tragische Erkenntnis.

Demokratie bekommt man nicht geschenkt, es sei denn, du bist mit allem zufrieden, was andere daraus machen und dir zuteilen. Dazu braucht es jedoch keine Demokratie, dafür reicht der Sozialismus.

Ein persönlicher Wunsch zum Schluss: Ich wünsche mir, dass sich immer mehr Menschen berufen sehen, praktische Aufklärung vor Ort zu betreiben, also zur Stärkung unserer Demokratie als Demokraten tätig zu werden. Das ist gar nicht so schwierig. Es gehört nur ein erster Schritt, etwas Mut und die Motivation dazu, sich für die Wahrheit, die Demokratie in Freiheit und für eine gute Zukunft für alle zu engagieren. Wenn es uns gelingt, ein großes Netzwerk von aktiven „regionalen Veranstaltern" aufzubauen, können wir gemeinsam viele Menschen erreichen und Impulse zum Selberdenken setzen. Viele Wissenschaftler und Fachleute stellen ihre Expertise gerne und unkompliziert zur Verfügung, um Menschen mit fundiertem Wissen bei der Meinungsbildung zu unterstützen, damit sie ihrerseits, mit fundierten Argumenten ausgerüstet, als Multiplikatoren aufklärend tätig werden können. Wie selbstverständlich entwickeln sich durch dein TUN wichtige Netzwerke, ohne die ein solches Wirken nicht möglich wäre.

Wir alle, jeder Einzelne, müssen anfangen, Demokratie zu leben, Verantwortung zu übernehmen und zu definieren, in welcher Welt wir leben wollen. Wir dürfen nicht länger zulassen, dass uns unsere Zukunft durch Globalisten oder Eliten, ob gewählt oder demokratisch nicht legitimiert, eine Welt vorschreiben, die nur wenigen Mächtigen nützt und der Menschheitsfamilie schadet. Wir müssen gemeinsam unsere Stimmen öffentlichen erheben, lauter, klarer und wahrer als die veröffentlichte Meinung des öffentlich-rechtlichen Propagandaapparats und der Altpapiermedien. Wir stehen als Menschheitsfamilie am Scheideweg. Wir haben es noch in der Hand zu entscheiden, welchen Weg wir einschlagen wollen. Noch können wir zwischen größtmöglicher Freiheit und einem selbstbestimmten Leben oder einem von den Globalisten digital kontrollierten Gefängnis wählen, in dem wir als Menschheitsfamilie völlig den Zielen, dem Willen und der Kontrolle von Globalisten und den von ihnen eingesetzten Eliten ausgeliefert sein werden. Lasst uns gemeinsam die Entscheidung für Frieden in Freiheit und ein selbstbestimmtes Leben treffen, dann gibt es keine Macht, die uns aufhalten kann. Dies zu erreichen ist im Prinzip ganz einfach – du musst nur NEIN sagen und nicht darauf warten, dass andere für dich Nein sagen. Während der letzten vier Jahre haben bereits Hunderttausende couragierte Mitmenschen bewiesen, dass NEIN sagen möglich ist, und du kannst das auch. Sag ab heute NEIN, wenn du anderer Meinung bist und dir Demokratie und Freiheit für dich und deine Kinder etwas bedeuten, sonst werden wir die letzte Generation sein, die Freiheit in Demokratie noch persönlich erlebt hat.

Konfuzius schrieb: „Alles Große beginnt als Kleines und alles Schwere beginnt als Leichtes." Darum gilt, wenn wir in Frieden sind, wird es die Welt auch sein.

Von aufklärenden Vorträgen zur präzisen Analyse

Was Ulrich am Ende seines Kapitels als Wunsch äußert, stellt für jeden von uns eine Art Handlungsempfehlung dar: mit dem Wissen von heute zur Aufklärung beitragen, auf dass auch die Informationen der neuen, alternativen Medien und unabhängigen Wissenschaftler, Ärzte und Experten gehört beziehungsweise gesehen werden. Erst das ermöglicht jedem von uns, eine eigene, weitestgehend objektive Entscheidung zu treffen. Demnach darfst auch du spätestens nach dem Lesen dieses Buchs zu unserem Team stoßen und Gesicht zeigen.

Ulrich ist im Übrigen in Punkto Aufklärung ein großes Vorbild. Es vergeht kein Monat, in dem er nicht interessante Vorträge organisiert, zu dem großartige Referenten aus dem gesamten Bundesgebiet anreisen. Mehrere Tausend Teilnehmer haben seine Veranstaltungen bisher besucht, und es ist nicht nur kein Ende in Sicht, ich habe den Eindruck, als würde Ulrich Schild von Spannenberg nochmals eine Schippe drauflegen wollen. Angesichts dieser turbulenten Zeiten wahrlich eine großartige Idee. Über unsere Webseite www.gesichtzeigen.info kannst du dich an Ulrich wenden, wenn du mehr erfahren möchtest.

Apropos erfahren ... Erfahrung stellt beim nächsten Autor ein wahres Trumpfass dar. Für mich persönlich ist er ein begnadeter Analyst. Seine Expertisen beruhen nicht auf Modellen und Annahmen, sondern auf präzisen und knallharten Berechnungen und der Prüfung aller Zahlen, Daten und Fakten. Diese auch noch für jedermann verständlich zu vermitteln, ist eine weitere Gabe, die man als Wissenschaftler erst einmal besitzen muss. Doch keine Bange, er kann das wie kaum ein Zweiter, weil er das eben auch von der Pike auf lernen durfte ...

Bitte weiterblättern zu Professor Werner Bergholz ...

ZURÜCK INS MITTELALTER? NEIN DANKE!

Prof. Dr. Werner Bergholz

Diesen Titel könntest du auf den ersten Blick als übertrieben empfinden, er trifft jedoch ins Zentrum dessen, was ich im Lauf der letzten zwei Jahrzehnte erlebt und an Erkenntnissen gewonnen habe. Mein Ziel ist es, dass dir meine praktische Erfahrung hilft, die in meinen Augen zentrale Herausforderung unserer Zeit zu meistern: manipulierte Informationen beziehungsweise Desinformationen.

Ursula von der Leyen erklärte beim Weltwirtschaftsforum, dass man das Phänomen der Falschinformation bekämpfen müsse. Ich finde das auch, aber ich meine es aus der gegenteiligen Perspektive: Die Wahrheit sollte nicht von der Obrigkeit (im Mittelalter Kaiser und Könige, heute EU, WHO, Regierungen) verkündet werden. Jeder Mensch muss in der Lage sein, das Geschehen auf dieser Welt selbst objektiv beurteilen zu können und die Wahrheit selbst herauszufinden. Einen wichtigen Baustein hierfür bilden die alternativen Medien und das Bewusstsein, dass Mainstreammedien sehr einseitig informieren.

Mein langer Weg zum „selbst denkenden" Bürger (also Querdenker) begann vor fast 60 Jahren: Meinen Lehrern am Gymnasium war es ein ganz wichtiges Anliegen, dass wir Schüler verinnerlichten, kritisch alle Informationen in den Nachrichten auf Stimmigkeit und Wahrheitsgehalt zu hinterfragen und unsere eigenen Schlüsse zu ziehen. Ich bin meinen Lehrern dafür sehr dankbar! Auch das Zitat von Immanuel Kant: „Sapere aude", das Leitmotiv der Aufklärung, wurde uns immer wieder ins Bewusstsein gerufen. Das Ziel, uns zu kritischen und nicht manipulierbaren Bürgern zu machen, gipfelte in dem Thema meines Abituraufsatzes. Titel sinngemäß: „Legen Sie dar, warum eine objektive Information der Bevölkerung notwendig für das Funktionieren von Demokratie ist." Natürlich ahnte ich damals nicht, wie wichtig dieses Thema einmal in meinem späteren Leben werden sollte. Auf jeden Fall hatte ich kein Problem, diese Thematik mit Engagement und Lust so zu bearbeiten, dass ich mit dem Ergebnis selbst ganz zufrieden war. Wohl auch meine Lehrer, denn die Note war erfreulich.

Die meisten der damaligen Lehrer hatten als Erwachsene das Dritte Reich erlebt. Ihre Erfahrung floss in die Bildung der Schüler ein. Ist das möglicherweise eine Erklärung, warum viele Schüler heutzutage unkritisch gegenüber den Narrativen Klimawandel oder Corona sind, weil ihren Lehrern die Erfahrung und somit die Bildung fehlt?

Nach meinem Studium schien es mir, als ob wir in einer Demokratie mit vernünftigen Informationsquellen leben würden, was sich jedoch in der Rückschau relativieren sollte, ganz besonders ab dem Jahr 2020. Doch im Grunde genommen spürte ich das schon sehr viel früher, und die Zweifel, dass wir doch nicht in einer lupenreinen Demokratie mit objektiver und ausgewogener Information leben, wuchsen kontinuierlich.

Um zu verstehen, wie sich dieser Erkenntnisgewinn entwickelte, sei erwähnt, dass ich nach dem Abitur Physik studiert habe, ein Studium, in dem Zahlen, Daten und Fakten in strenger mathematischer Logik Natur- und Technikphänomene analysiert und modelliert werden. Ich hatte erneut Glück, dass mein Doktorvater es sehr gut verstand, seinen Diplomanden und Doktoranden zu lehren, dass man unvoreingenommen und immer selbstkritisch die eigenen Experimente und Ideen zu bewerten und immer wieder zu hinterfragen hätte. Dieses „Wahrheitstraining" baute ich in meinem Berufsleben stets weiter aus und hatte als „Problemlöser" wohl ein gutes Händchen für das Lösen von komplexen technischen Problemen, da ich immer wieder mit solchen Aufgaben beauftragt wurde. Diese Herangehensweise übertrug sich unbewusst auch auf die Bewertung und Einordnung von Nachrichten und „gängigen" Meinungen.

Der Einstieg in die kritische Würdigung von Medieninhalten durch Anwendung eines „ZDF"-Prinzips (Zahlen, Daten, Fakten) begann zunächst eher zaghaft einige Jahre nach den Ereignissen des 11. September. Es kamen im Laufe der Jahre immer mehr Fakten ans Licht, die im Widerspruch zu den offiziellen Darstellungen standen. Der konkrete Einstieg in „nanu, was ist denn da los?" war die Tatsache, dass das Gebäude WTC 7, das nicht direkt beschädigt worden war, viele Stunden später einstürzte. Pikanterweise berichtete die BBC schon eine Viertelstunde vor dem Einsturz davon. Es hätte nicht peinlicher sein können, denn als die BBC-Mitarbeiterin, die sich in einem Studio mit Blick auf das World Trade Center befand, den Einsturz verkündete, stand das Gebäude noch – also direkt und vor allen Augen der Lüge überführt! Die offizielle Erklärung, dass Brände den Einsturz verursacht hätten, sind wenig überzeugend, wohl aber die Erklärung von Sprengstoffexperten, dass das komplette und gleichmäßige Zusammensacken des WTC 7 nur mit einer gut vorbereiteten Sprengung zu erklären sei. Das also war mein persönlicher Einstieg in meinen Aufwachprozess.

Achte auf Merkwürdigkeiten und offensichtliche Widersprüche in allen Informationen von Medien, Politikern und anderen Informationsquellen.

Der nächste „Erwachens"-Schub kam dann im Zusammenhang mit der Erzählung vom menschengemachten Klimawandel. Dieses Narrativ war für mich zunächst einigermaßen überzeugend, aber in der Rückschau nur deswegen, weil ich nicht ernsthaft zu

Ende gedacht hatte. Als ich durch Zufall auf eine zum behaupteten menschengemachten Klimawandel widersprüchliche Information stieß, fing das kritische Nachdenken (endlich) an: Im Zeitraum 1650 bis 1720 hatte es die sogenannte kleine Eiszeit gegeben, sodass zum Beispiel in London die Themse und in Holland die Grachten jeden Winter zufroren. Als Konsequenz der kühlen Witterung gab es immer wieder Missernten und Hungersnöte in Europa.

So ein Wetterdurchhänger kann ja im Prinzip vorkommen, aber was mich regelrecht „elektrisierte", war die Tatsache, dass genau für diesen Zeitraum praktisch keine Sonnenflecken zu beobachten waren (das Teleskop war zum Glück ein paar Jahre vorher erfunden worden). Dass diese zeitliche Koinzidenz kein Zufall sein konnte, erhärtete sich dadurch, dass es ein ähnliches Phänomen im 19. Jahrhundert gegeben hatte. Vollends plausibel war der Zusammenhang zwischen Temperatur auf der Erde und der Anzahl der zu beobachtenden Sonnenflecken durch die Erkenntnis, dass der seit 1970 beobachtete Temperaturanstieg wiederum begleitet war von einer ungewöhnlich hohen Anzahl von Sonnenflecken.

Auch wenn eine zeitliche Korrelation keine Kausalität beweist, so war es doch eine Tatsache, die in den offiziellen Darstellungen unterschlagen wurde. Später sollte dann mit falschen Argumenten „bewiesen" werden, dass die Sonne nur einen untergeordneten Einfluss haben könne. Es sei kurz erwähnt, dass es definitiv eine gut belegte physikalische Begründung für den dominanten Einfluss der Sonne gibt, auf die aber hier nicht eingegangen werden soll.

Schon damals waren Zweifel am menschengemachten Klimawandel in der öffentlichen Diskussion verschmäht Bei einem Vortrag zum Klimawandel im Januar 2020 habe ich daher zwei Zitate gegenübergestellt:

Zitat 1: *„Wer in Anbetracht des Forschungsstandes immer noch zweifelt, dass Kohlendioxid-Emissionen vorrangig für den gegenwärtigen Klimawandel verantwortlich sind, ist daher nicht ein kritisch-rationaler Skeptiker, sondern ein Klimawandel-Leug-*

ner.“ (Mathias Frisch, 2019, Professor für Philosophie an der Leibniz Universität Hannover)

Zitat 2: *„Die Wissenschaft dient der Menschheit am besten, wenn sie sich vorbehält, alle Thesen anzuzweifeln.“* (Albert Einstein)

Wenn ich meinen persönlichen Aufwachprozess mit einer Opernaufführung vergleiche, dann waren der 11. September und die Zweifel am menschengemachten Klimawandel erst die Ouvertüre. Der erste Akt begann dann im März 2020 mit einem wahren Paukenschlag, mit Corona und den unglaublichen Einschränkungen der Grundrechte.

Ich fragte mich: Gibt es dafür wirklich eine Evidenz? Also schaute ich mir die Daten des Robert Koch-Instituts RKI und andere ausländische Quellen genauer an, mit jenen Werkzeugen, die ich über Jahrzehnte gelernt hatte.

Ich kann mich noch genau erinnern: Die Daten des Robert Koch-Instituts über die Anzahl der täglichen Neuinfektionen erschienen mir vom ersten Tag an fragwürdig, denn:

- Ein positiver PCR-Test ist für sich allein keine Diagnose einer COVID-19-Infektion, es wurde aber so „verkauft“.
- Es wurde immer nur über die Anzahl positiver Tests berichtet, ohne Rücksicht darauf, wie viele Tests durchgeführt wurden. Jeder Schüler weiß, wenn ich wild drauflosteste und nicht anlassbezogen, dann bekomme ich desto mehr positive Tests, je mehr ich teste. Fun Fact am Rande: Bei einem Auftritt im Gesundheitsausschuss des Bundestags im Oktober 2020 habe ich diesen Anfängerfehler moniert (wörtlich: „Die Inzidenzen sagen nicht mehr aus als Hausnummern.“), geändert wurde aber nichts.
- Es gab NIE einen exponentiellen Anstieg der Fälle (wie dramatisierend behauptet), sondern die Kurve der täglichen positiven PCR-Tests folgte der sogenannten Gompertzfunktion, die die Ausbreitung von Infektionen beschreibt.
- Das Sahnehäubchen: Bei Verkündung des Lockdowns im März 2020 war das Maximum der Infektionsrate schon überschritten, und der Kurvenverlauf der Gompertzfunktion ging

weiter wie vor dem Lockdown, also als ob es keinen Lockdown gegeben hätte!

Die Herausgabe der RKI-Protokolle bestätigt heute meinen damaligen Verdacht, dass der Lockdown keine wissenschaftliche Grundlage hatte.

Ich sehe hier dein Stirnrunzeln. Wer, außer mathematisch und messtechnisch Geschulte, hätte dieses Verwirrspiel der Behörden bemerken können? Ja, ganz richtig, aber weil das selbst für Mediziner ohne entsprechende mathematische Kenntnisse nicht erkennbar gewesen wäre, habe ich, beginnend im März, regelmäßig meine jeweiligen Befunde und Schlussfolgerungen in Dokumenten zusammengefasst und an einen großen Verteiler geschickt. Ich hatte ausdrücklich auf Copyright verzichtet und geschrieben, Verbreitung sei ausdrücklich erwünscht.

Wenn du über Spezialkenntnisse verfügst, teile dein Wissen, damit viele die wahren Fakten erfahren!

Diese Vorgehensweise muss gut funktioniert haben, denn in der Folge wurde ich von vielen Gleichgesinnten kontaktiert, was ich gehofft hatte. Womit ich aber nicht gerechnet hatte: Ich wurde von Organisationen kontaktiert, die sich auf die Fahnen geschrieben hatten, Vernunft in den Corona-Komplex hineinzubringen. Dazu zählten beispielsweise Anwälte für Aufklärung (AfA), Netzwerk der kritischen Richter und Staatsanwälte (KRISTA), Mediziner und Wissenschaftler für Gesundheit, Freiheit und Demokratie (MWGFD), Corona-Ausschuss und diverse alternative Medien wie AUF1. Es war für mich überraschend und sehr befriedigend, dass sich vor dem Hintergrund der offensichtlich gleichgeschalteten Mainstreammedien in kurzer Zeit ein Netzwerk von engagierten Experten und eng damit verbunden eine Vielzahl alternativer Medien gebildet hatte.

Ende April 2020, als die Zahl der täglich positiv Getesteten schon stark zurückgegangen war, wurde eine Maskenpflicht angeordnet. Bemerkenswert, da Christian Drosten noch zwei Monate zuvor von Masken abgeraten hatte (da hatte er mal etwas Richtiges gesagt). Wie erwartet, in der Kurve war auch für diese Maßnahmen nicht der Hauch einer Änderung erkennbar, denn die Poren der Masken sind zwischen 10 und 100 Mikrometer groß (was mir aus meiner beruflichen Tätigkeit bekannt war), die Viren beziehungsweise die schwebefähigen Aerosole, die als Transportvehikel für Viren dienen, um einen Faktor 10 bis 100 kleiner. Niemand käme auf den grotesken Einfall, vor dem Schlafzimmerfenster einen Maschendrahtzaun gegen Mücken anzubringen. Auf den Verpackungen der FFP2-Masken stand am Anfang: „Schützt nicht gegen Viren", dieser Aufdruck verschwand jedoch sehr schnell. Wie sich anlässlich der Veröffentlichung der RKI-Protokolle herausstellte, war das dem RKI intern auch bekannt, das Gegenteil wurde nach außen kommuniziert. Letzteres wurde bei Maskenverfahren von Gerichten genutzt, um Beweiserhebungen zur Unwirksamkeit von Masken „abzubügeln", damit dürfte jetzt Schluss sein.

Was allerdings außer Frage steht: Masken schaden der Gesundheit. Und zwar massiv, wenn man diese viele Stunden am Tag tragen muss. Der ganze Vorgang ist einfach nur grotesk und ausgesprochen perfide und erreichte seinen traurigen Höhepunkt, als Kinder in der Schule zum stundenlangen Maskentragen gezwungen wurden. Noch grotesker ist jedoch, warum die Mehrheit der Bevölkerung dem Märchen, dass Masken das Infektionsrisiko reduzieren, auf den Leim gegangen ist.

Schlimmer noch, wer keine Maske trug, und das weiß ich aus eigener Erfahrung, wurde in barschem Ton zurechtgewiesen: „MASKE!" Auf die Verhältnismäßigkeit der angeordneten Maskenpflicht in Gerichtsverfahren gegen Ärzte, die entweder keine Maske trugen oder Maskenbefreiungsatteste ausgestellt hatten, gehe ich später im Detail ein.

Man fragt sich, warum wurde die Maskenpflicht überhaupt eingeführt. Die für mich plausibelste Erklärung: Die Infektionszahlen gingen schon im April so stark zurück und irgendetwas musste her, um die Panik aufrechtzuerhalten und erkennbar zu machen, wer den Maßnahmen kritisch gegenüberstand, um ihn von Blockwarten und anderen Linientreuen wieder auf Linie zu bringen. Also keine medizinische, sondern eine disziplinarische Maßnahme.

Masken als Angst-Symbol und Überwachung, nicht als sinnvolle medizinische Maßnahme!

Die nächsten Absurditäten und schädlichen Maßnahmen folgten: im November 2020 ein weiterer Lockdown und im Frühjahr 2021 die Testpflicht in Schulen, Betrieben und bei Veranstaltungen.

Meine persönliche Beziehung zu diesen beiden Absurditäten: Ende Oktober 2020 hatte ich bei der Anhörung im Gesundheitsausschuss mit meines Erachtens schlüssigen Argumenten dargelegt, dass der geplante „Lockdown-light“ unangemessen und sinnlos wäre, natürlich ohne Erfolg. Dazu hatte Angela Merkel später erklärt, das sei eine politische Entscheidung gewesen.

Im Zusammenhang mit der Testpflicht an Schulen führte ich eine Analyse auf der Basis einer Art Probelauf in Bremen durch. Nach Datenanalyse war angesichts der falsch positiven Raten eine anlasslose Testung aller Schüler völlig sinnlos, es produzierte nur höhere, aber falsche Inzidenzen. Desweiteren sind aus verschiedenen Gründen die Corona-Schnelltests gesundheitsschädlich und gefährlich in der Handhabung. Solche Tests in die Hände von Kindern zu geben, war nach meiner Fachkenntnis mehr als grobe Fahrlässigkeit derer, die das angeordnet und durchgesetzt hatten.

Erkenntnis: Wenn es nicht ins Konzept passte, wurden Ergebnisse von soliden Analysen von der Politik und den Behörden ignoriert.

Ich hatte zunächst gemeint und gehofft (und du wahrscheinlich auch), dass wenigstens die dritte Gewalt im Staat, die Judikative, einschreiten würde. Leider war die Erwartung, dass der Rechtsstaat der unglaublichen Übergriffigkeit des Staats Einhalt gebieten würde, vergeblich.

Erfreulicherweise verbreitete sich meine Bewertung hinsichtlich Sinnhaftigkeit und Risiken der Schnelltests schneeballartig, angestoßen von den Anwälten für Aufklärung (AfA). In der

Folge gab es vor Gerichten viele Verfahren, in denen gegen die Zwangstestungen vorgegangen wurde und dabei meine Darlegungen in Beweisanträgen genutzt wurden. Leider nur zu einem kleinen Teil mit Erfolg bei Gerichten, aber immerhin. Erfolg immer dann, wenn die Richter in eine vorurteilsfreie Beweisaufnahme eingetreten waren. Die ernüchternde Erkenntnis war aber, dass die übergroße Mehrzahl der Richter nicht den Mut hatte, ein Urteil gegen offenbar ausgegebene Vorgaben des Staates zu fällen, meistens unter Ignorieren der vorgelegten Argumente oder sogar Ablehnung entsprechender Beweisanträge. Also wurden Kinder weiter mit völlig nutzlosen Tests gequält und Erwachsene ebenso.

Die Justiz hat ihre Plicht noch nicht mal im Ansatz erfüllt, unvoreingenommen die Gesetze und Verordnungen durch Staat und Behörden kritisch zu hinterfragen, von wenigen Ausnahmen abgesehen. Dritte Gewalt ade?

Wenn du vielleicht erwartet hast, dass es nicht schlimmer kommen könne – es kam noch schlimmer.

Die Prozesse gegen Ärzte waren, wiederum von wenigen Ausnahmen abgesehen, eine Steigerung der Boshaftigkeit und des bewussten Ignorierens von wissenschaftlich belegbaren Fakten. Meine Erlebnisse in mehreren Prozessen, in denen ich als sachverständiger Zeuge anwesend war, waren nach meinem Empfinden weitere Tiefschläge für den Rechtsstaat. In jedem Fall schafften es die Vorsitzenden, wortreich zu begründen, warum man mich nicht anhören müsse. Das Hauptargument war, dass zum Beispiel das Bayerische Oberste Landesgericht entschieden habe, dass für die Ausstellung eines Attests zur Maskenbefreiung in jedem Fall eine körperliche Untersuchung stattfinden müsse. Das wäre die eigentliche Rechtsfrage, und nur auf die käme es an. Dabei verwies das Gericht auf eine Entscheidung des Reichsgerichts von 1940, in dem für die Ausstellung eines Gesundheitszeugnisses eine körperliche Untersuchung notwendig sei.

Der ehemalige Oberstaatsanwalt Holger Wielandzheimer hat es als Erster geschafft, den Wortlaut dieses Urteils zu ermitteln. Es wurde deutlich, dass nicht nur Politiker und Publizisten gerne Zitate aus dem Zusammenhang reißen. Die Kammer des Bayerischen Obersten Landesgerichts hat sich nicht gescheut, diese zutiefst unfaire Vorgehensweise anzuwenden. In dem zitierten Fall war ein Arzt verurteilt worden, weil er entgegen einem Vertrag mit dem Gesundheitsamt in Düsseldorf Prostituierten bescheinigt hatte, dass sie frei von Geschlechtskrankheiten wären, ohne sie körperlich zu untersuchen. Es lag also eine Vertragsverletzung vor und es handelte sich tatsächlich um ein Gesundheitszeugnis. Im Zusammenhang mit den Maskenattesten gab es aber weder einen Vertrag noch handelte es sich um ein Gesundheitszeugnis. Es wird lediglich die „Reaktion" von Patienten auf einen äußeren Eingriff, die Maske, konstatiert und festgestellt, dass das Tragen der Maske kontraindiziert sei. Eine ähnlich unlogische Vorgehensweise wäre es, wenn man Autofahrern das Tragen eines Sturzhelms vorschreiben würde, weil es sich bei Motorradfahrern bewährt hat.

Aber selbst unter den Corona-Vorgaben gab es Richter, die sich etwas trauten. Ich habe erlebt, dass der Vorsitzende in dem Prozess gegen den Arzt Andreas Triebel in Bochum die Zeugen mit penibler Sorgfalt befragte und am Ende feststellte, dass er kein strafwürdiges Verhalten gefunden habe. Er verkündete einen Freispruch, der rechtskräftig ist. Allerdings konnte Andreas Triebel auf eine körperliche Untersuchung verweisen, aber immerhin Freispruch.

Es ist eigentlich unverständlich, dass sich die Richterschaft konsequent der Beweiserhebung zur Verhältnismäßigkeit des Maskenmandats verweigert. Es sei denn, es gibt eine Order „von oben", das nicht zu tun. Der Einzige, der gewagt hat, gegen die Order zu handeln, war der Familienrichter Christian Detmar, der prompt wegen Rechtsbeugung angeklagt und verurteilt wurde, zum Glück noch nicht rechtskräftig, der nächste Schritt hier ist das Verfassungsgericht.

Ist die Weigerung der Justiz zur Verhältnismäßigkeit von Maskenzwang de facto Rechtsbeugung?

Wenn du an dieser Stelle sicher bist, es kann nicht noch schlimmer kommen, dann hast du dich wiederum getäuscht. Aber in dem Fall, den ich jetzt schildere, hätte auch ich nicht im Traum daran gedacht, dass ein Gericht so grob wahrheitswidrig entscheiden konnte.

Es ist nicht irgendein Gericht, sondern das Bundesverwaltungsgericht in Leipzig. Es ging um den Antrag von zwei Luftwaffenoffizieren, die erreichen wollten, dass sie von der Duldung der Impfung gegen COVID-19 befreit würden. Ich war bei dem Prozess als einer von mehreren Sachverständigen geladen und schildere quasi als Zeitzeuge meine Beobachtungen in diesem wichtigen Prozess, der sicher bei der zukünftigen Aufarbeitung eine Rolle spielen wird:

- Im Gegensatz zu den Maskenprozessen wurde ausführlich und ohne „Tabus" Beweis erhoben.
- Zusammen mit Prof. Jörg Matysek war es meine Aufgabe, die Vorgehensweise des Paul-Ehrlich-Instituts (PEI) bei den Chargenfreigaben zu durchleuchten. Bemerkenswerterweise hatte der Vorsitzende offenbar ein ernsthaftes Interesse zur Aufklärung der Fakten. Auch war anhand von Nachfragen seitens des Richters und anhand Mimik und Gestik eindeutig eine positive Einstellung erkennbar, der Sache auf den Grund zu gehen.
- Auffällig war auch, dass es seitens der Gegenseite, also von den Vertretern der Bundeswehr, bestehend aus Juristen und Medizinern in hohen Rängen, so gut wie keine Beteiligung an der Befragung der PEI-Mitarbeiter gab. Zudem war das Plädoyer des Bundeswehrvertreters, Oberst Bullwinkel, kurz und äußerst dürftig.
- Am Vorabend der Urteilsverkündung waren sich Verteidiger, Sachverständige und Antragsteller einig, dass angesichts der erdrückenden Faktenlage dem Antrag der beiden Offiziere stattgegeben werden müsse, die Duldungspflicht für die COVID-19-Impfung bei der Bundeswehr aufzuheben.

Doch am nächsten Morgen der Schock: Der Antrag wurde abgelehnt! Die mündliche Urteilsbegründung war so unlogisch, dass mein spontaner Gedanke war, dass wohl für die Zeit der Urteilsverkündung und Begründung vorübergehend die Regeln der Logik und der Naturwissenschaften außer Kraft gesetzt waren. Der Schock bei einem der drei anwesenden Anwälte war so groß, dass er aufsprang und den Saal verlassen wollte, weil er sich die Urteilsbegründung gar nicht mehr anhören wollte. Er konnte nur mit Mühe von seinen beiden Kollegen davon überzeugt werden, doch zu bleiben.

Äußerst bemerkenswert war die dramatisch veränderte Gestik des Vorsitzenden: Während der Beweisaufnahme am Vortag hatte er einen sehr offenen, freundlichen und selbstbewussten Gesichtsausdruck, und auch in der Sprechweise drückte sich Selbstbewusstsein und Zuversicht aus. Während der Urteilsverkündung und -begründung wirkte er dagegen bedrückt und lustlos, es erinnerte mich an das Verhalten eines geprügelten Hundes. Im Laufe der mündlichen Urteilsbegründung trug der Richter zudem vor, dass man ohne die Impfung „der Seuche schutzlos ausgeliefert wäre“, was mit einem lauten Lachen der etwa 100 Zuschauer quittiert wurde. Dies nahm er kommentarlos hin – ein stillschweigendes Schuldeingeständnis?

Was war wohl zwischen 18 Uhr am vorletzten Verhandlungstag und der Urteilsverkündung um 11 Uhr am Folgetag geschehen? Man kann zwar nur spekulieren, aber es gibt nur eine plausible Erklärung: Es wurde Druck ausgeübt, sodass entgegen der erdrückenden Beweislage und völlig unlogisch ein Urteil gefällt wurde, das im Sinne der Exekutive lautete. Demnach wurde die Gewaltenteilung ausgehebelt. Für mich war erschütternd, dass es offensichtlich bei eindeutiger Unverhältnismäßigkeit der Duldungsplicht zu diesem Urteil kam.

Die Entwicklung der Infektionszahlen bei der Bundeswehr seit dem 6. Juli 2022 zeigen eindeutig, dass die Impfungen die Einsatzfähigkeit der Bundeswehr sogar gefährdet hatten und dass die Argumentation der Bundeswehrexperten, die sich das Gericht zu eigen gemacht hatte, in Gänze völlig widerlegt war. Bemerkenswert, dass der jetzige Verteidigungsminister Pistorius circa 18 Monate später immer noch im Bundestag behauptete, die Impfung wäre ein guter Schutz, völlig entgegen der Faktenlage.

Schockierend: Selbst das höchste Verwaltungsgericht von Deutschland kann offenbar nicht unbeeinflusst von der Exekutive Recht sprechen. Eine andere Deutung bezüglich des Ausgangs des „Soldatenprozesses" ist völlig unplausibel.

Viele Menschen haben danach die Meinung vertreten, dass alles keinen Zweck mehr habe, wenn die Exekutive selbst auf höchster Ebene einen ihr nicht zustehenden Einfluss ausübt und es offenbar keinen wirksamen Rechtsschutz mehr gibt, selbst in einem so eindeutigen Fall. Vielleicht siehst du das im Moment genauso. Das ist aber nicht meine Meinung. Denn wer aufgibt, hat schon verloren, und Aufgeben ist keine Option. Ich bin mir sicher, ich kann dich noch von meiner Sichtweise überzeugen, dass die Wahrheit sich auf jeden Fall durchsetzen wird.

Es gibt noch einen bemerkenswerten Vorgang in einem deutschen Höchstgericht, der vordergründig eigentlich den Pessimisten recht gibt: Das Bundesverfassungsgericht hat mit seinem ersten Senat unter Leitung von Stephan Harbath die einrichtungsbezogene Impfpflicht (eigentlich Meldepflicht) als verfassungskonform erklärt, entgegen aller statistischen Evidenzen zu Impfschäden. Aber: Von den meisten nicht bemerkt, steht in dem Beschluss, der am 27. April 2022 veröffentlicht wurde, eine Art „Hintertür", mit der sich die Verfassungsrichter aus der Verantwortung stehlen werden.

„Allerdings kann eine zunächst verfassungskonforme Regelung später mit Wirkung für die Zukunft verfassungswidrig werden, wenn ursprüngliche Annahmen des Gesetzgebers nicht mehr tragen" (Randnummer 167).

Die ursprüngliche Annahme, die sich das Gericht zu eigen gemacht hatte, war, dass die Impfung wirksam ist. Einen Tag später (!), am 28. April, enthielt der RKI-Wochenbericht eine Grafik, aus der eindeutig hervorging, dass die Impfeffektivität bezüglich Infektion praktisch null war. Somit hätte nach dieser Vorgabe die Impfpflicht für Mitarbeiter im Gesundheitswesen (und in der Bundeswehr) sofort kassiert werden müssen, was aber natürlich nicht geschah.

Ich bin der Meinung, das wird für die verantwortlichen Politiker strafrechtliche Konsequenzen haben müssen, aber der 1. Senat des Bundesverfassungsgerichts ist fein raus. Dass die Politik Kenntnis von der Sprengkraft des zitierten Satzes hatte, kann man daraus folgern, dass alle folgenden Wochenberichte NICHT mehr in dieser eindeutigen Grafik über die fehlende, eigentlich sogar negative Impfeffektivität berichteten.

Die Justiz hat selbst beim Verfassungsgericht versagt, obwohl die dortigen Richter an der Spitze der Karriere angekommen sind. Fazit: Es besteht zurzeit kein Rechtsschutz – aber Kopf hoch, lieber Leser, es gibt noch Hoffnung.

Das Maximum von Desinformation durch Politik, Parlament, Rechtsprechung und Medien kommt aber erst jetzt (bevor es optimistischer wird). Alle Informationen zu dem wahren Ausmaß der Impfnebenwirkungen wurden unterdrückt, Minister Lauterbach fabulierte noch im August 2021 sogar von einer nebenwirkungsfreien Impfung. Ich war nur noch fassungslos: Bereits im September 2021 hatte ich auf der Basis von PEI-Daten ermittelt und in dem Ärztesymposium in Lahnstein, organisiert von Rechtsanwalt Elmar Becker, vorgetragen, dass zum Beispiel bei COVID-19-Injektionen 50(!)-mal so viel Verstorbene wie bei konventionellen Impfungen gemeldet werden. Aus verschiedenen wissenschaftlichen Untersuchungen geht hervor, dass bei circa drei bis fünf Prozent der „Geimpften" schwere Nebenwirkungen vorkommen müssten (die unter Umständen zunächst nicht bemerkt werden, wie eine „stille" Myocarditis).

Meine persönliche Schlussfolgerung aus den erfragten Informationen in dem erwähnten Soldatenprozess: Das PEI macht maximal 20 Prozent von dem, was Pflicht wäre, wenn man umfassend die Sicherheit und Wirksamkeit der COVID-19-Injektionen fundiert ermitteln will. Anders ausgedrückt: Beim PEI herrscht „organisiertes Wegschauen und institutionalisierte Verantwortungslosigkeit“. Aber in diesem Zusammenhang ist das Schlimmste, dass Impfgeschädigten unterstellt wird, sie würden sich alles nur einbilden, flankiert von einem so offensichtlichen Schweigekartell der Medien.

Im Vergleich dazu nimmt sich schon fast als „Kleinigkeit“ folgender gesetzlicher Umstand aus, dass für Medizinprodukte die gesetzliche Anforderung GMP (Good Manufacturing Practice) gilt. Wie gleich klar wird, hat dies aber große Sprengkraft. Diese Anforderung heißt, dass die Entwicklung und Produktion den Anforderungen von Qualitätsmanagement genügen müssen.

Ohne auf Einzelheiten einzugehen: Es gibt in Entwicklung, Produktion und Monitoring der Nebenwirkungen fast nichts, was GMP entsprechen würde. Interessante „Nebenwirkung“: Sollte die geleakte Version des Vertrages zwischen der EU und Pfizer authentisch sein, dann wäre damit die Freistellung von Haftung und Strafverfolgung nichtig. Mein Fazit:

Bei dem „Wettbewerb“ um die dreistesten Falschinformationen und die Maßnahmen mit dem größten Schadenspotenzial heißt um Längen der „Gewinner“ COVID-19-Impfung. Die Täuschung fängt schon beim Namen an, es ist keine Impfung, sondern eine Genbehandlung.

Ich hoffe, dass du jetzt nicht einer Depression nahe bist, denn unsere gemeinsame Reise durch die Corona-Pandemiejahre hat immer schlimmere Fakten und Lügen zutage gefördert. Doch ab hier geht es jetzt endlich um „Gute Nachrichten“ und Ideen, wie wir aus dem Dilemma herauskommen.

Nach meinem Bauchgefühl markieren die herausgeklagten RKI-Protokolle DEN Wendepunkt, sozusagen das „Stalingrad“ des Corona-Schwindels:

- Die ungeschwärzten Teile sind ein nicht zu widerlegender Beweis, dass die RKI-Kommunikation, auf denen alle Maßnahmen beruhten, nichts mit Wissenschaft zu tun hatten, sondern politischen Vorgaben folgten.

- Bisher hatte außer von der AfD kein Politiker eine Aufarbeitung haben wollen, klar, es könnte am Ende sehr unangenehm werden. Jetzt hat sich aber als einer der Ersten aus der Ampel zum Beispiel der Justizminister Buschmann für eine Aufarbeitung ausgesprochen, also die Seiten gewechselt. Das könnte der Anfang einer „Überläuferwelle" sein.
- Ganz wichtig: In den meisten Corona-bezogenen Gerichtsverfahren wurde die Beweisaufnahme abgelehnt, mit dem Verweis auf die Fachkompetenz des RKI. Jetzt ist klar, die offiziellen Stellungnahmen des RKI waren politisch gelenkt, damit als Beweis wertlos, sollte weiter von den Gerichten in dieser Weise gemauert werden, dann ziehen die Richter den Vorwurf der Rechtsbeugung auf sich, das sollte sich jeder aus dem Justizbereich durch den Kopf gehen lassen.

RKI-Protokolle als „Game Changer"?

Jetzt fragst du dich vielleicht: Das ist ja schon mal erfreulich, aber wie könnte es ganz konkret weitergehen? Vorhersagen sind schwierig, besonders wenn sie die Zukunft betreffen, sagte einst schon Mark Twain. Ich wage trotzdem eine.

Erste Vorhersage: Der erste Schritt wird wohl ein parlamentarischer Untersuchungsausschuss auf Bundesebene sein. Der muss aber gar nicht bei null anfangen: Nur wenigen ist bekannt, dass es schon ein circa 150 Seiten starkes Dokument gibt, das die 18-köpfige Sachverständigenkommission nach § 5 Abs. 9 Infektionsschutzgesetz (IfSG) in neun Monaten erarbeitet, am 2. Juli 2022 vorgestellt und dem Gesundheitsministerium übergeben hat. Da ich Mitglied dieser Kommission war, bin ich optimistisch, dass eine schonungslose Aufarbeitung möglich sein wird, denn obwohl die Hälfte der Sachverständigen vom Ministerium benannt worden waren (mit entsprechender Grundeinstellung), waren die Analysen durchaus kritisch.

Einige bemerkenswerte Aussagen seien kurz genannt:

- Es gäbe keine belastbare Evidenz für einen Nutzen der Lockdowns oder des Maskentragens.
- Die Daten des RKI seien mangelhaft.
- Es wäre keine Diskussion zwischen Befürwortern und Kritikern der Maßnahmen auf Augenhöhe möglich (zum Beispiel in den Medien), so könne Demokratie nicht funktionieren (!). Hatte mich an meinen Abituraufsatz erinnert.
- Die Runde, bestehend aus den 16 Ministerpräsidenten und Kanzler(in), sei eindeutig grundgesetzwidrig.

In dem Gutachten sind sehr viele weitere Fakten und ausführliche Quellenangaben, damit könnte eine Untersuchungskommission aus dem Stand „von null auf 100" in wenigen Sekunden beschleunigen.

Es gibt aber in dem Gutachten eine bemerkenswerte und in meinen Augen unentschuldbare Lücke: Ausdrücklich seien die Impfungen (Mehrheitsbeschluss) nicht Untersuchungsgegenstand, das wäre ja Aufgabe des PEI. Ein Schelm, der Böses dabei denkt.

Der Bericht der Sachverständigenkommission nach § 5 Abs. 9 IfSG könnte so etwas wie die Startrampe für die „Rakete Aufarbeitung des Corona-Wahnsinns" werden.

Zweite Vorhersage: Parallel zu einer Untersuchungskommission werden und müssen die RKI-Protokolle einen massiven Einfluss auf alle Gerichtsverfahren im Zusammenhang mit Anklagen wegen Verstößen gegen Corona-Auflagen haben. Dies gilt insbesondere für Verfahren gegen Ärzte wegen der Ausstellung von Maskenattesten. Für alle Corona-Maßnahmen, die Grundrechte einschränken, ist selbstverständlich, dass eine Begründung auf solider wissenschaftlicher Grundlage vorhanden sein muss. Bisher gab es, wie gesagt, einen Verweis auf die Expertise des RKI. Das geht jetzt nicht mehr, mit anderen Worten: Allen Verfahren ist die Grundlage entzogen. Es ist also absehbar, dass es eine Vielzahl von Anträgen auf Wiederaufnahme geben wird, die die ohnehin überlasteten Gerichte noch weiter in Bedrängnis bringen werden. Ich kann mir durchaus vorstellen, dass in absehbarer Zeit (besonders nach den bevorstehenden Wahlen) es als „Befreiungsschlag“ zu einer Amnestie in all diesen Verfahren kommen wird. Zusätzlich dürfte in absehbarer Zeit ein Klagetsunami wegen Impfschäden auf die Gerichte zurollen, denn bei der Aufarbeitung werden die Impfschäden und deren wahres Ausmaß klar und unwiderlegbar sein, mit entsprechenden Schadensersatzforderungen an die Hersteller. Denn es zeichnet sich meines Erachtens ab, dass die Haftungsfreistellung der Hersteller kippen wird, dass in der Folge die Hersteller insolvent werden und dann finanzielle Forderungen auf die Impfärzte zukommen werden. Das ist aber kein wirkliches Problem, denn die haben ja fürstlich an den Impfungen verdient!

Der Rechtsanwalt Dr. Josef Hingerl erwartet, dass die Justiz das Rückgrat der Widerherstellung von rechtsstaatlichen Verhältnissen sein wird. Ich teile vorsichtig seinen Optimismus, das wird aber kein Selbstläufer, sondern jeder von uns muss nach Kräften Druck in dieser Richtung aufbauen.

Die Justiz wird sehr wahrscheinlich als erste staatliche Institution eine Bresche in die Corona-Schweige- und Vertuschungsmauer schlagen.

Dritte Vorhersage: Die World Health Organization (WHO) strebt eine Verabschiedung der überarbeiteten Internationalen Gesundheitsvorschriften und des neu entworfenen Pandemievertrags an. Sollte das Vorhaben gelingen, dann wären die Folgen dramatisch und quasi eine Verstetigung von Pandemieeinschränkungen:

- Der Generaldirektor Tedros würde weitgehend Vollmachten erhalten, nach eigenem Gutdünken eine neue Pandemie auszurufen und Gegenmaßnahmen zu verkünden, wie Lockdowns, Maskenzwang, Reisebeschränkungen, Impfzwang und so weiter.
- Der entscheidende Punkt dabei: Diese Maßnahmen wären dann keine Empfehlungen an die Mitgliedsstaaten mehr, sondern verpflichtend umzusetzen.
- Zusätzlich enthalten die Vertragswerke auch die Verpflichtung zur Unterdrückung/Zensur von Falschinformationen

und zu vielen Informationen, belegt mit dem kuriosen Namen „Infodemie".

Das heißt, der Generaldirektor Tedros wäre de facto eine Weltregierung für alle WHO-Mitgliedsstaaten mit diktatorischen Vollmachten, gegen die es nach den zwei oben erwähnten Dokumenten keine Rechtsmittel geben würde. Du hattest dich am Anfang vermutlich gefragt, warum ich als Titel dieses Kapitels „Zurück ins Mittelalter" gewählt habe – genau aus diesem Grund, hier ist „des Pudels Kern":

Der Generaldirektor Tedros hätte die gleiche Machtfülle wie ein mittelalterlicher oder ein römischer Kaiser. Im Mittelalter galt, was Kaiser und Kirche verkündeten, als DIE Wahrheit. Anders lautende Aussagen konnten das Leben kosten, zum Beispiel endete Giordano Bruno auf dem Scheiterhaufen wegen seiner Aussage, die Sonne und nicht die Erde sei der Mittelpunkt der Welt. Genau zu diesem Punkt kehrten wir zurück, wenn die Verträge wirklich Gültigkeit bekämen. Klingt extrem negativ, ABER:

Bevor du, lieber Leser vor lauter Verzweiflung aus dem Fenster springst: Ich bin sicher, das Vorhaben der WHO wird scheitern, nicht zuletzt deswegen, weil sie bei der Pandemie „die Maske hat fallen lassen". Sie hat ganz und gar nicht im Sinne der Gesundheit, sondern im Sinne der Pharmaindustrie beziehungsweise der privaten Geldgeber gehandelt.

Die WHO hat ihr Blatt überreizt und das Spiel verloren.

Nach den Vorhersagen nun meine Ideen, wie man nicht zurück ins Mittelalter gerät, sondern wie wir eine bessere Zukunft gestalten, auch wieder nicht von heute auf morgen, sondern in stetigem Einsatz für die Sache. Es müssen nach meiner Einschätzung vier Lösungswege adressiert werden:

Lösung Nr. 1

Anknüpfend an das Stichwort Infodemie: Das wichtigste Problem ist für mich die einseitige und in weiten Teilen falsche Berichterstattung der Mainstreammedien. Da im Moment die Mehrheit der Menschen noch (!) ausschließlich diese Medien konsumieren, kann Demokratie nicht funktionieren (siehe Thema meines Abituraufsatzes und eine Kernaussage in dem Bericht der bereits erwähnten Sachverständigenkommission nach § 5 Abs. 9 IfSG). Aber immer mehr Menschen merken, dass sie regelrecht betrogen werden. Wie sonst ist es zu erklären, dass die große Mehrheit den Regierenden nicht mehr traut. Vertrauensverlust dürfte der Anfang vom Ende dieser Leute und deren Vormachtstellung in den Institutionen sein.

Wie kann das umgesetzt werden: Eine „sanfte" Vorgehensweise wäre eine geeignete Reform der Aussichtsgremien für den öffentlichen Rundfunk und des Presserats für die privaten Medien, flankiert von Gesetzgebung, die die offensichtliche Korruption in der Medienwelt unterbindet. Ein härteres Durchgreifen, zum Beispiel mit juristischen Mitteln oder Abschaffung der öffentlich-rechtlichen Medien, könnte sich als nötig erweisen, wenn die Entkoppelung der Medien von der Exekutive und den sie beeinflussenden Kreisen nicht umgesetzt werden kann. Auf jeden Fall müssten parallel dazu die „Neuen Medien" gefördert und anerkannt werden, denn diese Medien, die auf Spenden angewiesen sind, tragen im Moment die Hauptlast, ausgewogene Informationen bereitzustellen und damit mindestens wichtige Elemente der Demokratie aufrechtzuerhalten.

Lösung Nr. 2

Die vierte Gewalt, die Presse, hat während der Corona-Pandemie jämmerlich versagt, das hatten wir gerade festgestellt. Auch die Justiz als dritte Gewalt hatte, von wenigen Ausnahmen abgesehen, keinen Schutz bieten können gegen einen übergriffigen Staat. Das Justizsystem muss komplett von der ersten und zweiten Gewalt entkoppelt werden, nur dann kann sie auch in Zeiten der Übergriffigkeit der Regierung und des Parlaments noch funktionieren und einen effektiven Rechtsschutz bieten. Jeder darf sich Gedanken machen, mit welchen Parteien das machbar ist und mit welchen nicht.

Lösung Nr. 3

Auch das parlamentarische System als zweite Gewalt muss gründlich überarbeitet werden. Meine Idee dazu, die du vielleicht auch schon hattest: Die Parteien sind offenbar von Interessengruppen so stark „durchseucht", dass diese Interessengruppen einen viel größeren Einfluss haben, als ihnen zusteht, die Interessen der Wähler treten dabei in so gut wie allen Fällen in den Hintergrund. Es gelangen über Listen Menschen ins Parlament und gegebenenfalls in Ministerämter, die inkompetent sind und fremdgesteuert wirken. Meine simple Idee: Nur noch Einzelkandidaten zulassen, keine Listen mehr und eine direkte Demokratie nach Schweizer Vorbild umsetzen, also Volksabstimmungen auf allen Ebenen ermöglichen.

Lösung Nr. 4

Die Exekutive als erste Gewalt muss ebenfalls „vertikutiert" werden. Statt immer mehr Regulierung und einer „Inflation" von Ministerien ist eine Reduzierung auf die wesentlichen Themen/Ministerien und last, but not least ein wirklicher Abbau der Bürokratie geboten, die nicht nur zu viel Arbeit macht, sondern durch Verhindern de facto Macht ausübt. Als Folge des Antretens von Einzelkandidaten wird es dann eine Regierung geben, in denen nicht immer dieselben „Parteisoldaten" den Ton angeben, sondern es werden vermutlich die in Ministerämter gelangen, die was können und noch einen funktionierenden moralischen Kompass haben. Letzteres halte ich für eine der wichtigsten Charaktereigenschaften, und die sind anhand von Äußerungen und gezielten Fragen ganz gut erkennbar.

Ran an die Wurzeln unserer Probleme: Alle vier Gewalten auf den Kopf stellen oder komplett umkrempeln

Mit anderen Worten: Ich bin ausgesprochen optimistisch, dass wir kurzfristig den momentanen bezüglich Demokratie grenzwertigen Zustand heilen können und dass wir mittel- und langfristig etwas viel Besseres aufbauen können und werden.

Zu guter Letzt noch einmal eine Rückschau und wie es mir in dem Corona-Komplex gegangen ist, und vielleicht kannst du ja auch davon etwas gebrauchen, um dich fit zu machen für die nächste „Angst-Sau", die durchs Dorf getrieben wird, die wir dann gemeinsam als „Scheinriesen" so an den Pranger stellen, dass es fast jeder merkt. Die gescheiterte Affenpockenkampagne hat gezeigt, dass das geht.

Als Nichtgeimpfter und Maskenverweigerer und überhaupt wegen des vielfältigen Frusts hätte es mir eigentlich nicht so gut gehen sollen, aber ich habe mich fast noch nie so gut gefühlt wie zu jener Zeit und erst recht heute, wo die Niederlage der Lügner und Märchenerzähler erkennbar wird. Ich denke, meine Gelassenheit lag und liegt daran, dass meine Bemühungen, die wahren Fakten zu ermitteln und zu verbreiten (quasi als „Hebamme für die Wahrheit"), das Gefühl vermitteln, an etwas wirklich Wichtigem und Wirksamem mitzuarbeiten. Willkommene „Nebenwirkung": Ich habe noch nie so viele Menschen kennen- und schätzen gelernt wie in dieser Zeit – eine unglaubliche Bereicherung!

Ich hoffe, lieber Leser, dass ich mit diesen Seiten zwei Dinge erreicht habe, und zwar erstens die Schlüsselrolle von guten Informationen über Medien und andere Quellen schlüssig darzustellen, und zweitens Mut zu machen, die noch vor uns liegenden Herausforderungen mit Optimismus und innerer Begeisterung anzugehen. Nichts motiviert mehr als Erfolge, und die sehe ich.

Von beständiger Zuversicht zur Bildungsrevolution

Ist das nicht grandios? Da deckt Werner Bergholz die größten Missstände auf und verliert dennoch nichts von seiner Zuversicht. Exakt das bestätigt einmal mehr, was auch meine Maxime darstellt: Je mehr du weißt, desto sicherer und ruhiger wirst du. Während in deinem Umfeld sehr rasch wieder Angst und Panik ausbrechen wird, wenn die nächste Sau durchs Dorf getrieben wird, bleibst du souverän und gelassen. Ich bewundere Professor Bergholz für diese wunderbare Fähigkeit und hoffe, dass er noch sehr viel am Wandel zum Guten beitragen wird.

Werner hat zu Beginn seines Kapitels auf seine Schulzeit zurückgeblickt und von Lehrern berichtet, die ihren Schülern nicht nur nackte Lerninhalte vermittelt, sondern auch Werte und wertvolles Wissen für das Leben an die Hand gegeben haben.

Mit dem Thema Schule befasst sich seit einigen Jahren intensiv ein noch relativ junger Mann – das Nesthäkchen in der Riege unserer Autoren –, der in Österreich zu Hause ist. Als er seine besondere Gabe entdeckte, begann er einen wahren Feldzug durch die Schulen dieser Welt. Über seine Gabe und das, was du damit anfangen kannst, wird er dir gleich selbst berichten. Doch da ich weiß, dass er sein Licht stets unter den Scheffel stellt, ist es mir ein großes Anliegen, dich um deine volle Aufmerksamkeit zu bitten. Es geht um unsere Kinder beziehungsweise Enkelkinder und deren Bildung. Es geht um Schule, und ja, ich weiß, du hast möglicherweise auch keine guten Erinnerungen daran. Doch umso wichtiger wird es, eine BildungsEvolution loszutreten. Denn die ist nicht nur für die jüngeren Menschen von enormer Bedeutung, sondern auch für uns …

Bühne frei für Ricardo Leppe!

VON DER AUS-BILDUNG ZUR BILDUNG

Ricardo Leppe

Ich habe viele junge Eltern gefragt, was sie sich für ihr Kind wünschen. Wie soll es leben? Wie soll es aufwachsen? Was soll anders laufen als bisher? Fast immer kamen folgende Antworten: „Unser Kind soll frei, glücklich, gesund und wohlhabend sein und mit dem Beruf leben, den es liebt. Es soll das tun, was es möchte, und offen und glücklich durch das Leben gehen."

Das klingt doch wunderbar, oder? Wenn man diese Eltern dann aber fragt, wie viele Menschen sie kennen, die ihr Leben genau so führen, kommt das große Schweigen. Im Grunde genommen wächst kaum jemand so auf. Kann es also eine Lösung sein, die Kinder wieder exakt in das gleiche System zu stecken, das uns schon nicht frei, glücklich und gesund gemacht hat?

„Die Definition von Wahnsinn ist, immer wieder das Gleiche zu tun und ein anderes Ergebnis zu erwarten."

Albert Einstein

„Da musst du durch", „Ich habe es auch überlebt", „So schlimm wird es schon nicht werden", „Das war schon immer so", „Das ist alternativlos". Kennst du auch solche Sätze? Stell dir vor, du fragst Mama oder Papa, wie denn die Ehe so ist und bekommst diese Antworten ... Ich würde dann sofort sagen: „Das klingt ja furchtbar, ich heirate garantiert nicht." Aber wenn wir solche Sätze über die Schule sagen, dann akzeptieren wir diesen Zustand, wie er eben ist.

Es braucht zwingend und dringend eine BildungsEvolution! Und sie ist bereits im Anrollen. Diese Entwicklung kann möglicherweise gebremst, aber nie wieder gestoppt werden. Auf in eine neue Zeit!

Bevor wie uns jedoch in luftige Höhen einer neuen Zeit begeben, dürfen wie noch einmal in den Abgrund tauchen und Schwung holen.

Unser Schulsystem – eine Totgeburt

Ich habe viele Tausend Schüler gefragt, ob sie denn gerne und freiwillig in die Schule gehen und ob sie freiwillig in ihrer Freizeit und in ihrem späteren Leben so lernen würden wie in der Schule. Ab dem 10. Lebensjahr war nur sehr selten eine Hand für ein Ja oben (die Jüngeren durften ja teils noch etwas freier lernen und mehr spielen) und ab 14 so gut wie keine mehr. Dieselbe Frage habe ich ebenfalls unzähligen Lehrern und Eltern gestellt. Auch hier kann sich nur äußerst selten – und zwar gerade mal eine Person von hundert – jemand vorstellen, erneut so zu lernen oder freiwillig so weiterzumachen.

Wir haben also ein Schulsystem, das eine erschreckende Mehrheit jener, die es betrifft, gar nicht so möchte und niemals freiwillig ausführen würde. Es wird nur durch eine Zwangsfinanzierung über Steuergelder und über Angst, Druck und Strafen aufrechterhalten.

Ich habe für mich im Leben gelernt, dass, wenn Druck, Angst und Strafe vorherrschen, immer eine Lüge damit verdeckt wird.

Wenn es doch das Beste für die Kinder ist, würden sie dann nicht eine ganz andere Einstellung zur Schule haben und sich täglich darauf freuen? Bräuchten wir dann einen Schulzwang, wenn die „Penne" so großartig ist? Viele freuen sich auf die Schule, aber dabei geht es meist nur um das Treffen von Freunden, schließlich sind wir soziale Wesen. Aber warum lehnen die meisten Menschen das aktuelle Schulsystem ab?

„Wir sorgen uns, was morgen aus unserem Kind werden wird, dabei vergessen wir, dass es heute schon jemand ist.“

Stacia Tauscher

Vollkommen gegen die Biologie gerichtet

Ich betone an dieser Stelle, dass es geniale Schulen und geniale Lehrer gibt, nur sind diese leider massiv in der Unterzahl. Das System Schule ist meiner Ansicht nach komplett gegen das Kind und dessen Natur ausgerichtet.

Nehmen wir als Beispiel den kleinen Peter. Der hat gerade gehen, laufen, springen und klettern gelernt. Plötzlich muss er aber stundenlang ruhig sitzen bleiben und sich an genaue Zeitvorgaben halten. Wann er aufstehen oder sich bewegen darf, entscheidet plötzlich ein Fremder.

Wenig Bewegung ist bei Erwachsenen schon schlimm genug, beim kleinen Peter hingegen ist es eine Katastrophe. Wenn der Bewegungsdrang dann mal durchkommt, was bei Kindern ja völlig normal und natürlich ist, hat dies schlichtweg negative Folgen. Viele unterwerfen sich diesem Druck und finden ein Leben lang keine große Freude mehr an der Bewegung.

Im „besten Fall“ wird das Kind vor der ganzen Klasse erniedrigt, indem es ermahnt wird, still sitzen zu bleiben. Im schlimmsten Fall aber hat es „ADHS“ und bekommt Medikamente, um ruhiggestellt zu werden. Ich kann schwer beschreiben, wie krank diese Ansichten der Bildungseinrichtungen sind und wie sehr das gegen meinen inneren Drang nach Freiheit geht.

Es ist doch paradox, wenn man sich mal überlegt, wie in einem Moment das Sprechen, Singen sowie laute Lesen gefördert und das Kind auch noch dazu ermutigt wird und im nächsten heißt es auf einmal, es soll sich nicht bewegen und nur dann sprechen, wenn es gefragt wird. Selbst dann darf es nur Antworten geben, die ihm vorgesagt werden oder vorgegeben sind. Wenn das Kind aber viele Fragen hat, oder noch schlimmer, etwas hinterfragen will, hört man plötzlich Phrasen wie „Das war schon immer so", „Weil ich es sage", „Weil es im Buch steht", „Das ist halt so ..." und das Kind wird als Störenfried abgestempelt.

„In den ersten Lebensjahren eines Kindes bringen ihm die Eltern Gehen und Sprechen bei, in den späteren verlangen sie dann, dass es stillsitzt und den Mund hält."

Johann Nestroy

Ich kenne diese nichtssagenden Aussagen noch aus meiner eigenen Schulzeit und kann mich gut an so manch hilflosen Lehrer erinnern, wenn ich eben gewisse Dinge hinterfragt habe und wissen wollte, warum etwas so ist oder warum ich dieses für mich sinnlose Kapitel lernen soll. Leider bekam ich aber selten Antworten. Heute weiß ich, sie können mir keine geben, ohne ihren Job zu verraten oder ihren gesamten Lernplan und dessen Inhalte infrage zu stellen. Da dies äußerst unangenehm ist, stellt man fragende Kinder lieber ruhig.

Als Neuankömmling auf diesem Planeten lernt man, eigene Wege zu gehen und sich beim Lösen großer Probleme Zeit zu lassen, wie zum Beispiel: Wie komme ich auf dieses gigantisch große Sofa?

Man lernt, Dinge oft wiederholen zu dürfen.

Niemand schafft beim ersten Versuch, eine sportliche Bewegung perfekt auszuführen, und kein Kind steht auf und läuft einfach los, ohne je hinzufallen.

Doch plötzlich heißt es: „Du hast genau eine Stunde Zeit, um diese Seite mit ausgedachten, sinnlosen Aufgaben zu lösen und wenn du beim ersten Versuch keinen Erfolg hast, bist du ein schlechter Schüler und bekommst eine schlechte Note."

Diese Umstände führen unweigerlich zu folgendem Dogma:

„Sprich mir nach, dann wirst du belohnt, habe eine eigene Meinung oder einen anderen Weg, dann wirst du bestraft."

Dabei soll man kreativ (in der vorgegebenen Box der sogenannten schulischen Kreativität) bleiben und sich am Leben und Lernen erfreuen. Lieber Leser – finde den Fehler ...

Hier spricht Kapitän Niveau, wir sinken!

Die Kinder leiden schon sehr lange in den Schulen, aber was 2020 startete, hat alle roten Linien auf einmal übersprungen. Ausgrenzung, Demütigung, Angst und selbst die lebensnotwendige Luft wurde abgeschnürt. Die Traumatisierung der Kinder wird bei vielen wahrscheinlich ein Leben lang anhalten.

Ich habe Geschichten von Eltern gehört, da stellen sich jedem vernünftigen Wesen die Zehennägel auf. Ich zitiere aus einigen Mails, die ich 2020 bekommen habe, ohne Namen oder Orte zu nennen, um dir ein Bild davon zu geben:

„Mein Kind ist autistisch und kann Menschen nur anhand von Gesichtszügen erkennen. Mit den Masken schreit es nur noch, dass alle Menschen tot sind und es sich selbst im Spiegel nicht erkennt. Die Lehrer zwingen meinem Kind die Maske auf und halten diese fest, da er sie sich notfalls mit blutigen Fingernägeln vom Gesicht kratzt. Die Maskenbefreiung wurde von der Schule abgelehnt und das Jugendamt droht, das Kind mitzunehmen (zu entführen), wenn es keine Maske aufsetzt. Bitte, bitte, hilf mir."

„Meine 7-jährige Tochter ist heute zu mir gekommen und hat gesagt, dass wir sowieso alle sterben werden und sie auch bald Oma umbringen wird und sie daher jetzt nicht mehr leben will."

„Mein kleiner Junge hat aufgehört zu sprechen und traut sich keinen anderen Menschen mehr zu berühren."

Der Höhepunkt war 2021 erreicht, sowohl für das Leid der Kinder als auch für mich persönlich. Bis zu 500 Mails, 100 Anrufe und unzählige Nachrichten auf den sozialen Netzwerken prasselten regelmäßig, oft täglich, auf mich ein. Unendliches Leid wurde mir berichtet und jede Mutter kämpfte verständlicherweise darum, dass ihr Kind am allerwichtigsten ist und bitte eine Lösung für ihre Familie entstehen soll. Noch härter waren die vielen Nachrichten, die ich direkt von Kindern erhielt. Ausgrenzung, Mobbing durch Lehrer, Missbrauch auf allen Ebenen, Demütigungen und vieles mehr. Es ist schwer vorstellbar, wie schrecklich es ist, wenn eine Mutter von ihrer 9-jährigen Tochter die Nachricht bekommt, dass sie so nicht mehr leben will und sich jetzt einen Weg aus dieser Inkarnation suchen will. Oder wenn ein Junge, weil er einen positiven Test hat, jetzt alleine im Schulhof sitzen muss und die ganze Schule mit dem Finger auf ihn zeigt. Ich kann dir nicht sagen, wie viele Nachrichten dieser Art ich bekommen habe ... Bei vielen konnte ich helfen, aber etwa 90 Prozent der Nachrichten konnte ich nur mit „Es tut mir leid, mein Kalender ist übervoll, ich kann nicht helfen“ beantworten.

Das hat mich wortwörtlich fast umgebracht.

So viel Leid und ich kann nur für so wenige eine Lösung bieten ... Ich habe fast 3 Jahre gearbeitet wie ein Roboter. Auto, Vortrag, Mails, Auto, Vortrag, Mails, Auto, Vortrag, Mails ... so lange, bis mein Körper fast aufgegeben hat. Ich bekam blutige Ausschläge auf dem Kopf, Aussetzer im Alltag und viele weitere unromantische Zustände. Einige Eltern haben dies auch mitbekommen bei meinen Vorträgen und mir geraten, ruhiger zu treten, aber gleichzeitig wollten sie, dass ich mich bitte noch um ihr Kind kümmern soll ... Ein furchtbarer Moment war es, als mich meine Mama angesehen und einfach geweint hat. Das war wie ein Schlag in die Magengrube und ich wusste, das halte ich nicht ewig durch. Wie heißt es so schön: „Der Geist ist willig, aber das Fleisch ist schwach.“ Ich habe daher meinen Körper gebeten, durchzuhalten, bis zumindest die Maskenpflicht in den Schulen aufgehoben ist.

Gesagt, getan. Ich habe danach den ersten Flieger genommen, um wieder auf die Beine zu kommen. 4 Wochen Thailand und nur noch ein bis zwei Stunden Mails pro Tag und keine Anrufe mehr. Sehr bald spürte ich, wie mein Körper sich wieder aufgeladen hatte. Auch musste ich diese unendlichen Eindrücke in Ruhe verarbeiten und die nächsten Schritte planen. Bis zu diesem Zeitpunkt habe ich weitestgehend nur reagiert und mich bemüht, die größten Brandherde zu löschen. Ab diesem Zeitpunkt habe ich dann begonnen, mir noch klarer zu überlegen, wie wir weltweit ein neues Bildungsangebot aufbauen können. Doch dazu später noch mehr.

Genug von dieser elenden Zeit mit den völlig unverhältnismäßigen Maßnahmen. Ich möchte stattdessen deine Aufmerksamkeit auf das Mögliche, das Positive, die große Vision richten. Fangen wir an zu gestalten, was wir wollen, lassen das Alte einfach hinter uns und entziehen ihm unsere Aufmerksamkeit.

Auf in eine Zukunft, in der Kinder gerne lernen und alle Werkzeuge für ein glückliches Leben an die Hand bekommen.

Das hätte ich fast vergessen! Jede Medaille hat zwei Seiten. Diese Zeit war zwar zweifellos für viele die schlimmste in ihrem Leben, aber für die Gesamtbewegung in eine neue Welt war es das Beste, was je passiert ist. Rückwirkend werden wir sagen können, dass hier der größte und beste Wendepunkt unserer Geschichte eingetreten ist.

„Leute hören nicht auf zu spielen, weil sie alt werden, sie werden alt, weil sie aufhören zu spielen.“

Oliver Wendell Holmes

Der BildungsEvoluzzer

Jetzt liest du schon bis hierher und weißt gar nicht, wer hier die Buchstaben für dich angeordnet hat. Das möchte ich kurz nachholen. Gestatten, Ricardo Leppe, Baujahr 1990, Zauberer, Gedächtnistrainer und BildungsEvoluzzer.

Meine Eltern waren damals schon kein Fan des Schulsystems, und so verbrachte ich die ersten Jahre im Heimunterricht mit etwa 30 Minuten Lernzeit pro Woche (ja das geht, wenn man versteht, wie das Gehirn lernt). Die Kinder können sich schließlich 500 Pokémon und jedes Handyspiel auswendig merken, aber keine 3 Buchstaben einer Chemieformel. Damit liegt es wohl nicht am Kinderhirn! Dann war ich 9 Jahre an normalen staatlichen Schulen. Damals wusste ich nicht, warum ich auch die andere Seite der Medaille kennenlernen musste, heute ist es mir vollkommen klar. Für meinen aktuellen Weg ist es zwingend notwendig, diverse Erfahrungen gemacht zu haben beziehungsweise heute noch zu machen, daher war die staatliche Schule ein Muss für meine Arbeit.

Direkt nach der Schule ging es zum Zivildienst. Anschließend habe ich mich als Zauberer für Erwachsene selbstständig gemacht. Hier haben, abgesehen von meinen Eltern, alle gelacht. „Davon kann man nicht leben. Das ist nur ein Hobby. So kannst du keine Familie ernähren. Lass dich anstellen. Such dir einen sicheren Job." „Bla, bla, bla." Die Menschen zeigen dir ihre Grenzen auf, nicht deine!

„Mach nur einmal das, von dem andere sagen, dass du es nicht schaffst, und du wirst nie wieder auf deren Grenzen achten müssen."

James Cook

Als Zauberer war es anfangs holprig, aber ich stand zu dem, wofür mein Herz bis heute brennt. Mit der Zeit ging es dann auch finanziell bergauf und das Lachen der Außenwelt verstummte. In diesem Beruf ist es sehr wichtig, ein gutes Gedächtnis zu haben (stell dir vor, du besuchst eine Show und der Zauberer vergisst die gezogene Karte und muss den Trick neu starten ...), und somit habe ich mich weiter mit diversen Lerntechniken aus der ganzen Welt befasst. Mit 25 Jahren lud mich eine Lehrerin ein, ihrer Klasse (7- bis 8-jährige Kinder) zu zeigen, mit welcher Methode ich rechne und mit Zahlen im Kopf spiele. Dort musste ich erst nachfragen, was in dem Alter in Mathematik gelehrt wird, da ich ja in diesem Alter nie in der Schule war. Das Einmaleins stand auf der Tagesordnung. Um hier abzukürzen, wir konnten die Lernzeit von Monaten (teils auch noch länger) auf Stunden kürzen! Dies hat sich schnell herumgesprochen und urplötzlich war ich jeden Tag in Schulen unterwegs. Mathe, Vokabeln, Formeln und alle sonstigen Lernprobleme der Kinder waren nun für mich an der Tagesordnung. Vormittags arbeitete ich mit den Kindern, nachmittags mit den Lehrern und abends mit den Eltern. Mein Engagement an Schulen ist bis heute kostenlos, da die meisten von ihnen chronisch unterfinanziert sind.

Im Laufe der Jahre habe ich über **50.000 Kinder** gefragt, wie sie sich die Schule und das Lernen der Zukunft wünschen würden. Aus diesen Gesprächen habe ich Schulmodelle abgeleitet. Und bis heute überprüfe ich beinahe alles, was ich mache, indem ich es Kindern zeige und mir ihre Meinung einhole.

Komplett gegensätzlich läuft es im heutigen Schulsystem. Da meinen wir, alles in der Schule ist für die Kinder, aber sie haben kein Mitspracherecht und niemand fragt sie, wie es ihnen geht und was sie wollen. Tut mir leid, aber das kann nur scheitern.

Ende 2020 startete ich mit eigenen Kanälen auf YouTube und Telegram, da ich nicht mehr physisch in die Schulen gehen durfte. Online ist zwar nicht so gut wie die persönliche Begegnung, aber so konnte ich noch mehr Menschen erreichen.

„Ja aber Ricardo, Schule kann man nicht verändern. Die war schon immer so. Du bist kein Professor. Du hast nicht studiert. Niemand wird dir je zuhören. Keine Mutter wird dir ihr Kind schicken. Keine Schule wird dich einladen. Man kann so etwas Großes nicht verändern."

Wie oft habe ich diese Sätze gehört ... Alle haben wieder gelacht. Nun ja, fast alle, meine Eltern wissen schon lange, dass ich ein Sturkopf bin. 8 Jahre, nachdem ich ausgesprochen habe, dass ich den Samen für eine weltweite neue Bildungslandschaft setzen möchte, ist es die größte alternative Schulbewegung in Mitteleuropa und schlägt Wurzeln in die halbe Welt. Von Freilernern in Mexiko zum Raj Bhavan (Parlament) in Kalkutta, Indien, von staatlichen Schulen zu kleinen Projekten in Afrika, überall durfte ich Impulse für eine neue Bildung setzen. Die neuen Schulen (wenn man es noch so nennen wird und diese im herkömmlichen Sinne überhaupt noch brauchen wird) sind auf dem Vormarsch und es lacht schon lange niemand mehr.

An dieser Stelle ein großer Dank an die Mami Armee, die dies alles umsetzt, verbreitet und möglich macht.

„Bildung ist das, was übrig bleibt, wenn wir vergessen, was wir gelernt haben.“

Edward Frederick

Rückmeldung von 50.000 Kindern – die Schule der Zukunft

Die zwei Hauptwünsche der Kinder sind vollkommen klar:

1. Wir wollen mit Spaß und Freude lernen!
2. Wir wollen Inhalte lernen, die wir für unser Leben wirklich brauchen und im Alltag umsetzen können!

Wow, dies sind doch bitte die Grundbedingungen eines jeden Menschen, oder? Jeder möchte Spaß im Leben haben und an etwas arbeiten, das einen Sinn ergibt. Wo sind wir gelandet, dass wir diese grundlegenden Dinge in den Augen der Kinder mit dem Schulsystem nicht einmal annähernd erfüllen. Dies musste ich erst einmal sacken lassen.

Als dritten Wunsch hörte ich öfter: „Wir wollen selbst bestimmen, wann wir etwas lernen.“ Diese drei Punkte und alle Gespräche mit den Schülern bilden die Basis für mein Modell „Schule der Zukunft.“

Schritt 1

Dies ist in allen Schulmodellen der Welt möglich. Egal ob staatlich, privat oder sonstige Varianten. Hier nutzen wir Lerntechniken aus aller Welt, um den Lernstoff deutlich schneller zu erlernen. Wir greifen hier nicht in die Inhalte ein und ändern nicht die staatlichen Lehrpläne, und somit kann dies auch jeder aktuelle Lehrer bis zu einem gewissen Grad umsetzen. Mittels der Lerntechniken können wir aus jahrelanger Erfahrung sagen, dass etwa 30 bis 90 Prozent der Lernzeit eingespart werden kann. Diese nutzen wir primär für Sport, Musik und Kunst, denn das sind die Schulfächer, die das Gehirn mit Abstand am effizientesten trainieren und entwickeln. Rate mal, welche Schulfächer seit Jahrzehnten immer gekürzt und vernachlässigt werden. Ein Schelm, wer Böses dabei denkt.

Die restliche Zeit nutzen wir für lebensnahe Inhalte. Kochen, kommunizieren, reparieren, Reifen wechseln, Verträge ausfüllen, Überweisungen tätigen, Gemüse anbauen, Atemtechniken, Meditation etc. Also alle Inhalte, die sehr wahrscheinlich in deinem restlichen Leben auf dich zukommen, aber dir in der Schule niemand zeigt. Natürlich machen wir keine Überweisungen bei 6-Jährigen und natürlich ist es von den Fähigkeiten des Lehrers und den Möglichkeiten in der Schulumgebung abhängig, aber jeder kleine Schritt zählt. Ich gebe dir hier zwei reale Beispiele.

1) Ein Mathelehrer in Dresden, der weder mit Atemtechniken noch sonstigen Inhalten viel am Hut hat und dies auch gleich so gesagt hat. Aber nach einem Jahr Übung konnte er die Lernzeit in Mathematik halbieren und hat sich jeden Tag 20 bis 25 Minuten Zeit für die Schüler genommen, um sie zu fragen: „Wie geht es euch? Wo gibt es Probleme, die wir gemeinsam lösen können? Wer möchte mit mir unter 4 Augen über ein heikles Thema sprechen? Kann ich euch sonst irgendwo helfen?"

Überlege dir einmal, was es für einen gigantischen Unterschied macht, wenn dich jeden Tag (Mathe gibt es ja täglich) jemand fragt, wie es dir geht, wie wir die Probleme lösen können und dir ein offenes Ohr anbietet ... Jetzt stelle dir vor, mehrere Lehrer nehmen sich diese Zeit für die Kinder, da sie nicht mehr jede Minute für den Schulstoff benötigen ...

2) Eine Schulleiterin in Bayern (Gymnasium 10- bis 14-jährige Kinder). Sie ist Englischlehrerin und war schon lange verzweifelt, wie wenig die Kinder aus dem Sprachenunterricht mitnehmen und wie wenig Lust sie größtenteils darauf haben. Als wir uns das erste Mal an einen Tisch setzten, machte ich ihr bewusst, dass, wenn sie wirklich eine Veränderung will, sie alles, was sie bisher über Englischunterricht gelernt hat, vergessen muss und es nicht von heute auf morgen funktionieren wird. Sie war einverstanden und ihr erstes Jahr war sehr holprig. Sie fiel oft in alte Muster und sie bekamen den Jahresstoff nicht annähernd durch. Im zweiten Jahr ging es deutlich schneller und sie holten das erste Jahr nach und absolvierten auch das zweite Schuljahr. Ab hier kam sie in den Rhythmus, den ich sie gelehrt hatte, und es ging steil bergauf. Im dritten Jahr waren sie nach nur sechs Wochen fertig! Also im Oktober! Die restliche Zeit nutzten sie für Theater, Spazier-

gänge, Trommelworkshops, Sprechtrainings und vieles mehr. Die Kinder durften eigene Ideen präsentieren und das Jahr mitgestalten. Weitere Ideen und Möglichkeiten zu Schule der Zukunft findest du übrigens auf www.wissenschafftfreiheit.com.

„Die Aufgabe der Umgebung ist es nicht, das Kind zu formen, sondern ihm zu erlauben, sich zu offenbaren.“

Maria Montessori

Schritt 2

Dieser kommt zum Tragen, wenn es schon viele neue Schulen gibt. Das bedeutet, dass der Umdenkprozess bei den meisten Menschen schon stattgefunden hat und wir gemeinsam mit den Kindern eine grandiose neue „Schulform“ erschaffen können.

Unsere bisherige Schule ist meiner Meinung nach ein totes System. Alles, was lebt und lebendig ist, möchte sich aber entwickeln. Menschen, Tiere und Pflanzen möchten besser, schöner, größer, stärker werden. Das geht im alten Schulsystem nicht wirklich. Aus diesem Grund kommen die meisten Jugendlichen mit einem hängenden Gesicht aus der Schule. Sie verlieren ihre Freude und Lust am Lernen. Ein totes System kann kaum Lebendiges und Erfreuliches hervorbringen. Die Schule entwickelt sich seit vielen Jahren nicht weiter und versucht auch nicht zu wachsen und besser zu werden.

Ausgehend von den Wünschen der Kinder stellte ich folgende Überlegungen an:

Wie kann man das zum Positiven verändern? Ich bin nicht in der Lage, ein Schulsystem zu präsentieren, das perfekt ist. Das gibt es so nicht. Doch: Wie erschafft man eine Basis, auf der die Schule immer mehr in Richtung Perfektion wachsen kann? Wie können wir eine lebendige Schule gestalten? Vielleicht braucht es aber auch keine Schulen mehr, sondern eine ganz andere Form von Lernorten?

Wie schaffe ich es, die Schule so zu wandeln, dass sie jedes Jahr besser wird, sie sich aus sich selbst weiterentwickelt und immer schöner wird? Schöner und besser im Sinne der Kinder. Nicht für den Staatshaushalt oder um noch mehr Geld zu erwirtschaften, sondern rein für die Kinder!

Ich gebe dir mal ein Beispiel dazu: Einmal im Jahr nimmt man sich vier Wochen raus, zum Beispiel im Juni. Dieser Monat wird zum Projektmonat und wir stellen den Schülern folgende Fragen:

Was hat euch gut gefallen?

Was ging euch in diesem Jahr auf die Nerven?

Was würdet ihr euch für die Zukunft wünschen?

Die Aussagen der Kinder dürfen keinerlei negative Konsequenzen haben, sonst sprechen sie wieder nicht offen und ehrlich. Wenn ein Lernbereich (als Beispiel nehmen wir die binomischen Formeln) von einer großen Mehrheit als sinnlos erachtet wird, dann wird dieser aus dem Lernplan gestrichen.

Bitte glaubt mir, es werden keine wichtigen Inhalte wegfallen. Die Gesamtzahl der Schüler würde nie sagen: „Wir wollen nicht lesen lernen." Das kann ich mir beim besten Willen nicht vorstellen und auch in der Praxis habe ich das so nie erlebt. Macht euch keine Sorgen, dass dadurch die lebenswichtigen Inhalte nicht mehr gelehrt werden. Die jungen Schüler wollen diese behalten, das zeigt mir meine Erfahrung in der täglichen Praxis.

Aber alles, was die Schüler nur Nerven kostet, muss sich ändern oder aus dem Lehrplan verschwinden. Was du nicht willst und nicht freiwillig machst, das machst du auf Dauer so oder so nicht gut. Es nervt dich und kostet wertvolle Lebensenergie. Wir müssen aus diesem alten System des „Lernens" raus!

Sobald die obigen drei Fragen klar beantwortet wurden, geht es an die Umsetzung in die Praxis. Die Schüler bekommen die Aufgabe, die Inhalte des aktuellen Schuljahres zu verbessern und diese für die jüngeren Schüler noch einfacher und lustiger zu gestalten.

Projekt- und Evaluierungswochen:

Die meisten Menschen wollen gerne etwas für andere tun, aber für sich selbst oft nicht. Viele kochen nicht gerne für sich, aber wenn sie das für jemand anderen machen, tun sie es plötzlich mit einem Lächeln. Das zeigt sich auch in vielen anderen Bereichen. Menschen sind von Natur aus sehr hilfsbereit, speziell unsere Kinder. In diesen drei Wochen haben die Kinder die Aufgabe, ihre Erfahrungen und Projekte zu evaluieren. Sie reflektieren ihre Erfahrungen und was sie daraus gelernt haben. Sie stellen sich die Fragen:

Wie machen wir diese bestimmte Erfahrung für die nächste Klasse noch viel interessanter?

Da haben wir zum Beispiel den Ausflug gemacht. Was wäre denn vielleicht noch besser als das?

Wie optimieren wir das?

Das sollen die Schüler selbstständig erarbeiten. Ihre Ergebnisse sollen die Schüler am Ende der drei Wochen den jüngeren Schülern auch gleich vorführen. Damit lernen sie, Verantwortung zu übernehmen und auch, wie man eigene Ideen präsentiert. Die Lehrer haben dabei die Aufgabe, das ganze Projekt zu dokumentieren.

Die Ergebnisse werden auf einer Plattform hochgeladen und gesichert. Dort können dann alle Menschen einsehen, welche großartigen Ideen unsere jungen kreativen Geister dieses Jahr hatten. Über den Sommer dürfen dann Lehrer, Eltern und Schüler wählen, welche Projekte an ihrem Standort realistisch umsetzbar sind.

Das ist einer von vielen möglichen Prozessen, die gewährleisten, dass die Schule jedes Jahr im Sinne der Kinder besser wird und an sich selbst wächst. Stell dir mal vor, tausend oder gar Millionen Kinder überlegen sich jedes Jahr, wie man die Schule verbessern kann. Welch unglaubliches Potenzial werden wir erfahren? Genau weiß ich es auch nicht, aber ich freue mich darauf!

***„Du brauchst keinen Lehrer, der dich beeinflusst,
du brauchst einen Lehrer, der dich lehrt,
dich nicht mehr beeinflussen zu lassen!“***

Dieter Hörner

Schritt 3

Wir sind in der Zukunft (wobei die Geschwindigkeit jede Region und jeder Mensch für sich selbst bestimmt – manche sind gleich zu Schritt 2 oder 3 gesprungen) und haben keinerlei staatliche Schulzwänge mehr. Wir leben in allen wichtigen Lebensbereichen wieder selbstbestimmt und dezentral. Kinder lernen wieder hauptsächlich von Eltern, Großeltern, den Bauern, Tischlern und vielen Menschen in ihrem Umfeld. Hier werden wir den Begriff Schule wahrscheinlich begraben, da er für so viele Generationen viel zu negativ behaftet war. In jeder Region, jedem Dorf oder Bezirk wird es eine Art Lernort geben. Dieser unterscheidet sich aber massiv von dem, wie wir diese bisher kennen. Ich könnte hier über diesen Schritt ein eigenes Buch schreiben (was auch auf der langen To-do-Liste steht …) und werde daher nur die zwei wichtigsten Punkte anführen.

1. Jeder darf, aber niemand muss an diesen Lernort gehen. Der Druck ist vollkommen aus der Gleichung gefallen. Jedes Lebewesen entscheidet selbst, ob, wann und wie lange er an diesen Lernort gehen möchte.

2. Dort lehren nur noch weise Menschen. Weise bedeutet nicht, alles zu wissen, niemand weiß alles. Damit meine ich, dass wir bei den jungen Menschen keine Barrieren mehr installieren. Aktuell bekommen wir gesagt: „Biologie läuft so, Mathematik ist so, Physik lernen wir so, Geschichte war exakt so." Stell dir einmal vor, wir hätten einem Nikola Tesla damals gesagt: „Junge, mit Strom und Frequenzen kennen wir uns schon aus, da brauchst du gar nicht rumforschen und deine kindischen Ideen ausleben." Das wäre eine Katastrophe gewesen, oder? Alles, was du und ich gerade nutzen, Internet, Bücher, Laptops, Strom etc., ist durch Menschen entstanden, die eben nicht den normalen Weg gegangen sind. Sie haben ihrem Herzen und ihren Visionen vertraut und sind gegen alle Widerstände in eine andere Richtung gegangen. Exakt dadurch hat sich die Welt geändert und entwickelt.

Ich sitze oft mit Kindern auf der Wiese und da sagte mir einmal ein Junge: „Schau, wie schön die Sterne funkeln, die will ich alle besuchen und berühren.“ Von außen bekam er sofort Gegenwind. „Wir sind gerade mal bis zum Mond gekommen. Das geht nicht.“ Und so weiter und so fort. Wie ich schon sagte, das sind deren Grenzen, nicht deine, nicht meine und nicht die des kleinen Jungen. Wenn wir ihn ermutigen, vielleicht baut er in 20 Jahren den ersten Raumhafen für alle. Wissen wir es? Nein. Also hören wir auf, diese harten Grenzen in die Köpfe der Kinder zu installieren.

Aber zurück zum Thema. Weise heißt also, dass wir diese Grenzen nicht mehr setzen. Angenommen, ich biete an einem dieser Lernorte das Fach Wildkräuterkunde an und du interessierst dich freiwillig dafür, dann sage ich nicht mehr, dass Wildkräuter eben so und so funktionieren und dass das so sein muss, sondern: „Es freut mich, so viel Begeisterung für dieses Thema in dir zu sehen. Mein Wissen habe ich aus diesem Buch, von diesem Menschen etc. Meine Erfahrungswerte habe ich hier, dort und über dies und jenes gesammelt. Das hier ist mein Resultat. Wenn dies mit deinem Verstand und mit deinem Herzen in Resonanz geht, dann nimm es und entwickle es weiter.“ Das dient nur als Beispiel, aber somit lernen die jungen Menschen, alles zu hinterfragen, stets weiterzuentwickeln und keine Grenzen zuzulassen. Das wird so eine spannende Zukunft und du und ich dürfen sie mitgestalten. Grandios!

„Was oft den strengsten Pädagogen nicht gelingt, gelingt oft der Liebe mit Leichtigkeit.“

Unbekannt

Ein lebenslanger Prozess

Oft meinen Menschen, dass Bildung der Lebensabschnitt in der Schule oder der Universität ist. Es könnte nicht weiter von der Wahrheit entfernt sein. Bildung beginnt mit deinem ersten Herzschlag und hört mit dem letzten auf. Jedes gute Gespräch, jeder Streit mit dem Partner, jeder Urlaub, jeder Verlust oder Gewinn bildet dich weiter. Ein Kind möchte alles wissen, alles können, alles hinterfragen und alles erreichen. Durch die Schule wird dieser positive Lebensdrang, dieses Leuchten in den Augen meist unterdrückt. Wir akzeptieren die einengenden Vorschriften und einen Weg, der unserem inneren Pfad meist nicht entspricht. Das Leuchten und der Bildungshunger verschwinden bei den allermeisten Menschen und sie glauben, dies sei normal. Traut sich das Kind meist noch alles zu, antworten Erwachsene sehr oft mit: „Das schaffe ich nie“, „Dafür bin ich zu alt“, „So intelligent bin ich nicht“, „Ich bin eben kein Sprachentalent“, „Ich habe nun mal ein schlechtes Gedächtnis“ und, und, und.

Diese Ausreden höre ich regelmäßig in Vorträgen oder lese ich in Nachrichten an mich. Diesen Zahn möchte ich dir ziehen und dich aus deiner Ohnmacht (ohne Macht) herausholen und dich in die Selbstermächtigung (wer sonst soll sie dir denn geben?) begleiten.

„Dafür bin ich zu alt.“

Ach tatsächlich? Das Gehirn ist keine Seife, es wird nicht weniger, wenn man es nutzt. Deine Laptopfestplatte wird langsamer, je mehr Datenvolumen darauf abgespeichert ist. Dein Gehirn jedoch wird leistungsfähiger, je mehr Erfahrungen es gesammelt hat. Willst du mir also sagen, dass dein 5- oder 8-jähriges Ich mehr wusste als du jetzt? Wohl eher nicht. Warum bist du dann zu alt, um gewisse Dinge neu zu lernen? Ich habe nur zwei Gründe gefunden. 1. Viele, wenn nicht alle, sind schwer traumatisiert. Einigen ist es nicht bewusst, aber es ist klar erkennbar, wenn man ein Auge dafür bekommt. 2. Du machst die Dinge nicht mehr so wie ein Kind.

Schauen wir uns doch mal die Grundprinzipien des Lernens an:

Wir lernen über die **Beziehungsebene**. Mag ich dich, vertraue ich dir. Wir lernen über die **Vorbildebene**. Lebst du das, was du sagst? Kinder machen wenig von dem, was wir ihnen sagen, und viel von dem, was wir ihnen vorleben.

Desweitern lernen wir über Bilder (heißt ja auch Bild-ung), **Lustiges**, **Emotionen** und **Verknüpfungen**.

All dies streben wir bei einem Kind an, aber bei einem Erwachsenen nicht mehr und meinen, das hätte etwas mit dem Alter zu tun. Was für ein Unsinn, mir fehlt hier der Raum, um dir klare

Beispiele dafür zu geben, aber du findest auf der Webseite unter „Vorträge" reichlich Videos, die detailliert darauf eingehen.

„Ich habe ein schlechtes Gedächtnis."

Diesen Blödsinn kann man schnell widerlegen. Viele behaupten etwa, sie können sich Namen nicht gut merken und sagen dann, dass sie eben ein schlechtes Namensgedächtnis haben. Bisher sind ausnahmslos alle (!) an meiner ersten Frage dazu gescheitert. „Weißt du, wie dein Namensgedächtnis funktioniert, und hast du es jemals trainiert?" Niemand hat bisher mit einem „Ja" geantwortet. Du würdest doch auch von niemandem verlangen, dass er ein Auto fahren kann, ohne ihm zu zeigen, wie es funktioniert und ohne je eine Fahrstunde gehabt zu haben, oder? Auch würdest du nicht von deinem Kind verlangen, sofort das Klavier zu beherrschen, ohne zuvor zu üben. Warum sollst du dann bitte ein gutes Namengedächtnis haben, wenn du nicht weißt, wie es funktioniert, und es nie trainiert hast? Du hast demnach ein untrainiertes, jedoch kein schlechtes Namensgedächtnis!

„Ich bin eben kein Sprachentalent."

Die nächste unhaltbare Behauptung. Was ist wohl schwieriger, die erste Sportart im Leben oder die vierte? Was ist schwieriger, die erste Fremdsprache im Leben oder die fünfte? Richtig, immer die erste. Je mehr Sprachen du gelernt hast, desto leichter fallen dir weitere Sprachen, da dein Gehirn schon mehr Verbindungen aufgebaut hat. Deine erste Fremdsprache war die Muttersprache, die musstest du auf Babysprache übersetzen. Komischerweise hat die Muttersprache aber jeder erlernt. Manche Menschen sind sogar mit zwei oder noch mehr Sprachen aufgewachsen. Auch haben alle, inklusive dir, diese Sprache gelernt ohne Vokabeln, Grammatik, Bücher, Lehrer oder Nachhilfestunden. Unglaublich, oder? Später lernst du dann eine Sprache mit Vokabeln, Grammatik, Büchern, Lehrer und Nachhilfestunden und es funktioniert nicht mehr und deine Schlussfolgerung ist dann, dass du kein Sprachentalent bist? Da springt meine Logik von der Brücke … Du kannst doch nicht erwarten, dass du alles anders machst als du dem Zeitpunkt, an dem es nachweislich funktioniert hat, und dann behaupten, es liegt an dir, am Alter, den Genen oder sonstige Ausreden. Auch hier findest du auf der Homepage viele Videos, die dir zeigen, dass du die Sprache nur wieder aufbauen musst wie eine Mutter mit ihrem Kind.

Ich könnte hier lange weitermachen und von all den Ausreden würde keine stehen bleiben. Also hör auf zu jammern und komm ins TUN.

Was kannst du für die Veränderung tun?

„Die Welt verändert sich durch dein Vorbild, nicht durch deine Meinung."

Paulo Coelho

Fang bei dir an! Jede noch so kleine Veränderung bewirkt etwas. Sei die Veränderung.

Bring nur einem einzigen Kind bei, wie man das Einmaleins mit Freude lernt oder sich leichter bildhaft Vokabeln merkt oder was auch immer du möchtest. Dieses eine Kind zeigt es am nächsten Tag höchstwahrscheinlich einem Freund oder wird es später mal seinen eigenen Kindern beibringen.

Sei ein Vorbild! Habe Spaß am Lernen und erfreue dich des Lebens. Lebe vor, was du dir für die Welt wünschst, hilf Kindern in deiner Umgebung, baue eine bessere Schule, hilf einer Lerngruppe in deiner Umgebung, unterstütze vielleicht Kinderprojekte in deinem Umfeld oder erfinde eine lustige Geschichte und mach auf diese Art langweiligen Lernstoff einfacher und interessanter. Egal ob du Zeit, Geld oder Sonstiges spendest, alles hilft.

Jedes Tun hat eine Auswirkung auf dich und deine Mitmenschen. Wir sind nicht einsam und schwach. Jeder Mensch ist ein schöpferisches Wesen! Lass dir niemals etwas anderes einreden!

Wissen Schafft Freiheit

So heißt unser Verein beziehungsweise unser Projekt. Unser klares Ziel ist die Dezentralisierung der staatlichen Bildung. Lernen muss Spaß machen und jeder Mensch darf in diesem Bereich unabhängig sein. Auch soll jeder Mensch auf diesem Planeten uneingeschränkten Zugang zu Basiswissen gewährt bekommen. Wir möchten eine Bibliothek an Möglichkeiten erschaffen, aus der sich jeder nimmt, was er benötigt. Alle Angebote auf der Webseite sind kostenlos und wir nehmen nur, was man uns gerne und freiwillig gibt. Du findest Anleitungen zu Lerngemeinschaften, Erfahrungsberichte zu Schulgründungen, Vernetzungsmöglichkeiten über die Bundesländergruppen, weit über 300 Lernvideos zu verschiedenen Themen, Unterstützungsgruppen für Schulfächer und einiges mehr. Geh dazu einfach auf www.wissenschafftfreiheit.com.

Auf in die neue Zeit!

Du bist ein schöpferisches Wesen. Du, ich und alle anderen haben die bisherige Schule aktiv oder passiv mitgestaltet. Passiv, indem wir unsere Kinder und uns selbst hineingesetzt haben. Indem wir nichts Neues auf die Beine gestellt haben und Steuern und andere Arten von Energie in die alte Schule eingebracht haben. Aktiv, indem wir staatliche Schulen mitaufgebaut haben, politisch mitgearbeitet oder allen erzählt haben, diese Form der Schule sei alternativlos.

Schluss damit! Wer dick ist, kann dünn werden, wer dünn ist, kann dick werden. Wer das alte Schulsystem unter Druck, Angst und Strafen aufbauen konnte, der ist zu 100 Prozent mächtig genug, etwas Neues zu erschaffen. Nur dieses Mal bitte mit einer Vision im Kopf, mit Liebe im Herzen und gemeinsam mit den Kindern. Aus dieser Energie heraus werden unendlich viele neue Lernorte auf der Welt entstehen – jeder Einzelne so einzigartig wie unsere Kinder. Jeder kleine Schritt zählt und jeder Mensch kann bei sich beginnen. Auf geht's!

Ein Hinweis zum Schluss: Ob du auf deinem Weg richtig bist oder nicht, lässt sich einfach feststellen. Sieh in die Augen deiner Kinder. Leuchten diese und strahlen voller Vorfreude auf das Leben? Dann mach weiter! Leuchtende Kinderaugen sind die Währung einer funktionierenden Bildung.

***„Bildung ist die größte Macht,
um die Welt zu verändern."***

Nelson Mandela

Ich danke für deine Aufmerksamkeit, dein Sein und freue mich auf die gemeinsame Zukunft!

Von revolutionärer Bildung zu ganzheitlicher Ernährungsaufklärung

Ricardo wird mittlerweile in zahlreiche Länder auf der ganzen Welt zu Vorträgen und Workshops eingeladen. Ich werte das als ein gutes Zeichen, belegt dies doch, dass ein großes Interesse daran besteht, die Bildungssysteme zu reformieren.

Du und ich können jedoch bis zu diesem Zeitpunkt bereits heute auf sein großes Können und seine fantastischen Lernmethoden zugreifen. Unter www.wissenschafftfreiheit.com findest du ein nahezu grenzenloses Arsenal an Lernmöglichkeiten – und das meiste davon ist auch für Erwachsene sehens- und lohnenswert. Und noch einmal hebe ich an dieser Stelle heraus, dass Lernen, Weiterentwicklung und Wachsen lebenslange Prozesse sind. Darum bewahre dir deine Neugierde und deinen Wissensdurst, damit wirst du bis ins hohe Alter zu deinem Lebensglück beitragen.

Ich kann allen Regierungen auf dieser Welt nur empfehlen, Menschen wie Ricardo Leppe oder Professor Dr. Gerald Hüther mit einzubeziehen, wenn ein Schulsystem umgekrempelt werden soll. Doch zuvor gilt:

Wer die Welt verbessern will, der darf, ja der muss bei sich selbst anfangen.

Apropos die Welt verbessern. Vor etwas mehr als 30 Jahren lernte ich eine Frau kennen, die sich in den Kopf gesetzt hatte, ihre Mitmenschen über gesunde Ernährung aufzuklären. Sie verfügte bereits im Alter von 35 Jahren über ein schier grenzenloses Wissen und brachte mit ihren Vorträgen unzählige Menschen dazu, zwischen Nahrungsmittel und Lebensmittel zu unterscheiden und sich gesünder zu ernähren – mit weitreichenden Folgen.

Als diese Frau, zum damaligen Zeitpunkt alleinerziehende Mutter und alles andere als auf Rosen gebettet, im Jahr 1999 eine Firma entdeckte, die exakt jene Produkte herstellte, die sie für das A und O der Ernährung betrachtete, begann sie eine Mission, die weltweit wohl einmalig ist.

Mit einer extrem ansteckenden Leidenschaft und einer Authentizität, die die Herzen der Menschen öffnet, wurde sie zu einer, wenn nicht gar der erfolgreichsten Networkerin der Welt. War es anfangs „nur" die Gesundheit, die sich verbesserte, wuchs anschließend auch der Wohlstand der Menschen. Ich habe in meinem Leben nur sehr wenige Persönlichkeiten kennengelernt, die das Leben der Menschen so ganzheitlich zum Positiven verändert haben. Und als die Idee zu diesem Buch entstand, war klar, sie muss dabei sein. Denn auch bei der Aufklärungsarbeit spielt sie eine eminent wichtige Rolle, doch darüber soll sie dir selbst erzählen …

Vorhang auf für Gabi Steiner …

DAS MASS ALLER DINGE

Gabi Steiner

Ich kann mich noch sehr gut an den März 2020 erinnern. Zu Beginn der P(l)andemie war ich im vollen Vertrauen. Zumindest was meine Gesundheit betraf. Der Rest hat mir jedoch große Sorgen gemacht. Denn ich habe sehr schnell erkannt, dass mit den Maßnahmen andere Interessen verfolgt wurden, und das war für mich ein ernsthafter Konflikt.

Als Führungskraft einer inzwischen sehr großen Organisation mit mehr als 180.000 Partnern bin ich quasi verpflichtet, neutral zu sein. Aber wie konnte ich das, angesichts dessen, was ich nach intensiven Recherchen herausgefunden hatte? Ich habe mich tagelang gequält, mit Fragen wie: Soll ich oder soll ich nicht? Darf ich oder darf ich nicht? Was geschieht wohl, wenn ich meine Meinung äußere? Bin ich bereit, mich zu verbiegen? Gerade ich, die immer geredet hat, wie ihr der schwäbische Schnabel gewachsen war. Doch nach einigen unruhigen Nächten habe ich mich entschlossen, Gesicht zu zeigen.

Ich schreibe einen wöchentlichen Blog, der als „Gedanken der Woche" im Team und am Jahresende in einem Jahrbuch veröffentlicht wird. Bereits im April 2020 habe ich mich an das Thema Grundrechte herangewagt, wohlwissend, dass meine Offensive auch vollkommen in die Hosen gehen könnte und ich dann einem Shitstorm ausgesetzt werden würde. Damals wusste ja keiner so genau, wie der Nachbar denkt.

Aber letztendlich ist es so, dass man seine Meinung sagen muss, um auch die passenden Menschen anzuziehen, nicht wahr?

Hier ein paar Auszüge aus meinen damaligen Gedanken der Woche: „Ich weiß, dass eine unserer Grundregeln ist, sich aus Politik, Religion oder allen weltwirtschaftlichen Fragen herauszuhalten. Aber bei diesem Thema, das uns im Moment belastet, geht es nicht mehr um Politik. Hier geht es um unsere Grundrechte!

Speziell geht es um unser Grundrecht der körperlichen Unversehrtheit. Und dafür fühle ich mich als Kopf eines Netzwerks, bei dem es um Gesundheit geht, absolut zuständig und gefordert. Und ich hoffe inbrünstig, dass wir uns zumindest, was diesen Punkt anbelangt, hier in unserem Netzwerk alle einig sind. Alles andere würde mich bis ins Mark hinein erschüttern.

Ich hoffe inbrünstig, dass wir uns hier in dieser engen Gemeinschaft versammelt haben, weil wir ähnlich denken, weil wir wissen, dass Antoine Béchamp, der Gegenspieler von Louis Pasteur, recht hatte, und an unser Immunsystem als inneren Arzt glauben. Alles andere wäre für mich jetzt nicht vorstellbar. Ihr wisst, was Big Pharma ausrichten kann und welche Ziele seit Jahren verfolgt werden."

Ja, es gab in der Tat ein paar Gegenmeinungen. Aber ich war völlig im Glück, als ich an den Reaktionen gesehen habe, dass mindestens 90 Prozent bei mir und dankbar für mein klares Statement waren. So wurden die vier Jahre mit Einschränkungen und Lockdown in unserer starken Gemeinschaft einigermaßen erträglich.

Es ist so wichtig, dass es Menschen gibt, die klare Flagge zeigen. Menschen, an denen man sich orientieren kann.

Ich bin 1955 in eine schwäbische Familie hineingeboren. Meine Kindheit war alles andere als einfach, daher lasse ich diesen Lebensabschnitt einfach mal aus.

Intelligent genug wäre ich als junges Mädchen für die sogenannte Oberschule gewesen. Aber ich durfte nicht. Mein Vater meinte, dass ich dann seinem Einflussbereich entkommen würde, und das wollte er partout nicht.

Für mich jedoch bedeutete dies, dass ich von da an keine Lust mehr auf Schule hatte. Mit 15 Jahren war dann auch schon die Hauptschule absolviert und ich sollte eine Lehre beginnen. Was ich lernen wollte? Ich hatte zu diesem Zeitpunkt nicht den Hauch einer Ahnung. Wir bekamen von der Schule ein paar Kärtchen mit Möglichkeiten ausgehändigt und auf einem wurde eine Ausbildung zum Großhandelskaufmann beziehungsweise -Kauffrau angeboten.

So habe ich mich dort vorgestellt und wurde auch genommen. Das war wirklich nichts Besonderes. Allerdings begann dort für mich ein interessanter Weg. Und erst viele Jahre später habe ich realisiert, dass diese Arbeit im Grunde genommen eine Weggabelung in Richtung meiner tatsächlichen Berufung war. Letztendlich sind es in unserem Leben immer kleine Stellschrauben, die unseren Weg in eine komplett andere Richtung bringen können.

Mein damaliger Chef war in jungen Jahren an Multipler Sklerose erkrankt und saß im Rollstuhl. Durch eine komplette Ernährungsumstellung war er so weit wiederhergestellt, dass er mithilfe eines Gestells auch wieder gehen konnte.

Du kannst es dir vielleicht nicht vorstellen, doch das war im Jahr 1970 absolut ungewöhnlich! Kaum ein Mensch wusste etwas über Vitamine oder Mineralien. Aber mein Chef war so begeistert, dass er mir jeden Tag erzählte, wie wichtig doch Vitalstoffe für die Gesundheit und vor allem für den Alterungsprozess wären.

Ich gestehe, am Anfang hat mich das gar nicht interessiert, aber steter Tropfen höhlt bekanntlich den Stein. Und so habe ich 1972 meine erste Getreidemühle gekauft und angefangen, gesund zu leben. Und nicht nur das, gesunde Ernährung wurde nicht nur mein Hobby, sondern meine große Leidenschaft. Ich habe alles gesammelt, was es darüber zu lesen gab, und das war damals nicht viel ...

Sehr früh habe ich durch meinen Wissensdrang erkannt, dass unser Gesundheitswesen eher ein Krankheitswesen ist. Beim Besuch einer lieben Freundin im Krankenhaus habe ich zum Beispiel deren Essen gesehen, mit Zucker und Weißbrot. Eigentlich nur Dinge, von denen ich bereits wusste, dass es alles andere als unserer Gesundheit zuträglich ist.

Die ganze Tragweite habe ich zu diesem Zeitpunkt noch nicht erkannt. Das kam erst später, als ich 1993 mein Hobby zum Beruf machen konnte. Damals kam ich zum ersten Mal in Berührung mit der Branche Network Marketing in Form eines Direktverkaufsunternehmens. Ich war sofort begeistert. Auch deswegen, weil ich die Chance sah, mein Leben zu verändern. Und das war für mich völlig neu!

In meinem damaligen Bewusstsein sah ich für mich tatsächlich keine Möglichkeit, etwas Besonderes aus meinem Leben zu machen. Ich war damals alleinerziehende Mutter und mein Glaube war, dass man entweder reich geboren werden, etwas erben oder sich selbstständig machen muss.

Das Erste war nicht möglich, mein Vater ist sehr früh gestorben und meine Mutter lebte von einer kleinen Witwenrente. Und selbstständig machen? Ging auch nicht, wenn du alleinerziehend warst, dein Kind zum Hort bringen und abends pünktlich wieder abholen musstest. Abgesehen davon hatte ich dazu auch nicht das nötige Kapital. Irgendwie hatte ich mich mit der Situation abgefunden.

Als ich dann auf die Möglichkeit Network Marketing stieß, war ich begeistert ohne Ende. Ich wusste vom ersten Moment an, dass ich erfolgreich werden würde, weil es das erste Mal war, dass der Erfolg von mir allein abhing. Nicht von meiner Herkunft, meinem Geschlecht, meinem Alter, meiner Ausbildung oder der Tatsache, dass ich alleinerziehend war. Und auch nicht von irgendeinem Chef!

Ich erkannte, es liegt nur an mir und an meinem Willen!

Und den hatte ich. Felsenfest war ich entschlossen, Millionär zu werden. Nicht, weil ich unbedingt Millionär werden wollte, sondern deshalb, weil mir klar war, dass, wenn das System funktioniert, sich diese Tatsache gar nicht vermeiden lässt. Das mag für dich jetzt möglicherweise naiv klingen und eventuell war es das damals auch. Ich kann es an dieser Stelle ruhig vorwegnehmen, einige Jahre später war ich tatsächlich Millionärin.

Allerdings habe ich zu dieser Zeit auch die gesamte Tragweite und die Absurdität unseres Gesundheitssystems kennenlernen dürfen. So zum Beispiel die Aussage, dass Naturstoffe keine Heilung erzielen dürfen! Das dürfen nur Medikamente.

Ich habe mich immer gefragt, warum die Menschen schon allein an dieser Tatsache nicht erkennen, dass sie betrogen werden.

Wir mussten peinlich darauf achten, dass nach der Anwendung unserer Produkte keiner über irgendwelche gesundheitlichen Verbesserungen berichtete. Dabei liegt es doch auf der Hand, dass unser Wunderkörper Reaktionen zeigt, wenn er entgiftet, entsäuert, gereinigt und anschließend gut ernährt wird. Da geschehen nun einmal Verbesserungen im Körper. Doch wehe, du hast darüber gesprochen. Das wurde dir sofort als Heilversprechen ausgelegt. Ich habe das damals wirklich als abartig empfunden.

Warum das so ist?

Das liebe Patentrecht! Alles, was der liebe Gott geschaffen hat, kann nicht patentiert werden. Das heißt, es besteht null Interesse seitens der Pharmaindustrie daran, dass diese Stoffe in den Mittelpunkt gerückt werden. Im Gegenteil, seit 30 Jahren erfahre ich, dass alles, was die Natur erschafft, in den Hintergrund gedrängt wird. Und Nahrungsergänzungsmittel braucht – sofern man der Lebensmittelindustrie Glauben schenken will – sowieso kein Mensch.

So einfach ist das!!!

Jeder normale Menschenverstand müsste sofort erkennen und müsste verstehen, dass unser Immunsystem Vitalstoffe, also Vitamine und Mineralien, braucht und keine Pharmazie.

Man bekommt keine Kopfschmerzen, weil man Aspirin-Mangel hat.

Kopfschmerzen sind ein Warnsignal. Es ist ein Zeichen, dass man irgendwas falsch gemacht hat. Und dann klebt man halt mit einem Medikament die Warnlampe zu und das Problem ist erledigt. Zumindest für die Pharmaindustrie.

Wer glaubt, dass die Pharmaindustrie gesunde Menschen will, der glaubt auch, dass die Rüstungsindustrie für den ewigen Frieden ist!

Seit 30 Jahren halte ich es für meine Aufgabe, über diese Umstände aufzuklären. Und ich denke, nein, ich weiß, ich habe damit sehr viel erreicht und viele Menschen auf die richtige Spur gebracht.

Meine Erfahrung ist ganz einfach: Sobald jemand erkannt hat, dass er mit Vitalstoffen Probleme lösen kann, die er jahrelang vergeblich versucht hat zu bekämpfen, fängt ein Denkprozess an. Sobald jemand merkt, dass er – sagen wir mal positiv ausgedrückt – viele Informationen nicht bekommen hat, stellt er sich natürlich die Frage, wo sonst noch Informationslücken vorhanden sind. Um jetzt nicht „Lügen" zu sagen.

Und plötzlich sind wir beim Thema Eigenverantwortung. Das ist etwas, was mich besonders freut, wenn die Menschen erkennen, dass es ausnahmslos an ihnen liegt, wie es ihnen geht. Dass sie selbstverantwortlich sind für das, was sie essen und trinken. Und mal ganz ehrlich: Die Übernahme von Verantwortung für das, was wir unserem Körper zuführen, ist keine Option, das ist eine Selbstverständlichkeit.

Vitalstoffe gehören da unbedingt dazu, weil es heute vermutlich kaum einem Menschen gelingt, die erforderlichen Mengen in der erforderlichen Qualität zu bekommen.

2020 zu Beginn der P(l)andemie war ich im vollen Vertrauen. Ich wusste, dass mein Immunsystem in Ordnung ist, und ich hatte auch keine Angst vor der wirtschaftlichen Situation. Onlineshops waren sowieso gefragt und so kam es, dass der März 2020 der beste Monat in meiner Karriere war. Jeder meiner Partner und Kunden hatte sich Vitamin C und ähnlich gesundheitsfördernde Produkte für sein Immunsystem bestellt.

Damit komme ich in meinem Kapitel zum Thema Sicherheit.

Für mich ist es in der heutigen Zeit notwendiger denn je, dass jeder Mensch ein zweites Standbein hat. Idealerweise beginnt er damit, dieses aufzubauen, solange sein erstes noch funktioniert. Ich habe in meinen 30 Jahren in der Branche festgestellt, dass Gesundheit auf Dauer nur sehr, sehr selten gegeben ist, wenn ein Geldmangel vorhanden ist. Die meisten Ehen werden geschieden wegen des permanenten Streits ums liebe Geld. Und es sind oft gar keine großen Beträge. 500 Euro zusätzlich pro Monat würden viele Probleme lösen. Überlege mal, was würde sich für dich ändern, wenn du jeden Monat 500 Euro mehr zum Leben hättest. Das sind 6.000 Euro im Jahr. Was würdest du damit machen?

Geld ohne Gesundheit ist natürlich auch nichts, das wissen wir ebenfalls. Beides in der Kombination ist ein Lösungsansatz, das ist meiner Erfahrung nach einfach perfekt.

Du kennst sicherlich auch den Spruch: Lieber arm und glücklich als reich und krank. Damit wurden wir schon als Kinder negativ auf Reichtum gepolt. Warum hat man uns nicht diese Variante erzählt ...

Lieber reich und glücklich als arm und krank!

Angesichts der negativen Entwicklung in Deutschland und Österreich habe ich in den vergangenen Jahren sehr viel recherchiert. Und je tiefer ich in die Materie Gesundheit, Familie, Finanzen oder auch Glück einsteige, desto mehr erkenne ich, dass ich mit meinem Business die perfekte Kombination für jeden Menschen biete. Gesundheit, Sicherheit und Freiheit. Für mich ganz klar eine Mission – meine Mission!

Und ich bin natürlich froh, dass ich mit den Gedanken des Jahres 2020 meinen Enkeln einmal zeigen kann, dass ich eine derjenigen war, die frühzeitig aufgestanden sind. Ich habe zum Beispiel Dr. Michael Spitzbart, Dr. Rüdiger Dahlke und Professor Klaus Püschel sowie andere kritisch denkende Menschen zu Wort kommen lassen und so mit Sicherheit die Meinung von Tausenden beeinflusst.

Seit nunmehr vier Jahren ist es mir mehr denn je ein Anliegen, so vielen Menschen wie möglich Informationen zukommen zu lassen, die ihnen einen anderen, einen besseren Weg zeigen. Den Weg der Natur.

Ich werde nicht müde, darüber zu sprechen, und es ist inzwischen mein Feldzug geworden. Ich weiß eines, jeder, der diese Seite der Gesundheit kennenlernt, ist der Pharmaindustrie für immer entrissen. Und ich will und werde der Pharmaindustrie in den nächsten Jahren noch viele Menschen entreißen! Vielleicht gelingt es mir mit diesem Kapitel, dich für die Themen Gesundheit, Sicherheit und Freiheit zu sensibilisieren. Und eines kann ich dir versichern: Dazu ist es nie zu spät!

Wenn du beim Lesen dieses Buches zum Beispiel gerade 60 Jahre alt bist, beginnt soeben erst deine zweite Halbzeit. In der ersten Hälfte hast du sicherlich manchen Fehler gemacht, weil du noch nicht wusstest, wie das Leben funktioniert. In der zweiten Halbzeit kannst du jedoch dein Wissen praktisch nutzen, um ein Leben im Einklang mit der Natur und in Gesundheit, Fitness und Wohlstand zu führen.

Und möglicherweise hast du jetzt Lust bekommen, mich bei meiner Mission zu unterstützen. Dann darf ich dir zurufen, du bist uns herzlich willkommen. Du kannst sehr gerne Teil unseres Teams „Gesicht zeigen“ werden. Und ich versichere dir, wir werden dich maximal dabei unterstützen, in diesem wunderbaren Netzwerk glücklich und erfolgreich zu werden. Wenn du bereit bist, dann schreibe uns eine Mail an team@gesichtzeigen.info.

Ich hoffe, du spürst, wie wichtig es mir mit meiner Mission ist. Angesichts der unsäglichen Vorhaben der WHO, des WEF und anderer Nicht-Regierungs-Organisationen ist es von großer Bedeutung, dass wir uns vernetzen, austauschen und Strategien entwickeln, wie wir – und vor allem unsere Kinder und Enkelkinder – ein erfülltes und glückliches Leben in Freiheit führen können. Und dazu bedarf es Menschen wie dich und mich, Menschen, die ihre Stimme erheben und Gesicht zeigen!

Schließen möchte ich mein Kapitel mit einem wunderbaren Satz des deutschen Autors Kurt Tepperwein. Es sind Worte, die mich stets daran erinnern, dass ich es selbst in der Hand habe, wie gesund, fit und jung ich mich im Alter fühle.

„Und wer weiß, vielleicht treffen wir uns mit 80 Jahren auf einem Tennisplatz und erkennen an der Lebensfreude, die aus unseren Augen blitzt, da ist auch einer, der das Geheimnis kennt, das eigentlich keines ist."

Und damit möchte ich am Ende den Titel dieses Kapitels noch einmal aufgreifen. Das Maß aller Dinge. Damit meine ich, das Maß aller Dinge ist unser Wohlstand. Und darunter verstehe ich wiederum unseren Wohlstand betreffend unsere Gesundheit, unserer Beziehungen, unserer Freiheit und unseren Wohlstand in unseren Finanzen.

So vielen Menschen wie nur irgendwie möglich die Chancen aufzuzeigen, diesen Wohlstand in ihr Leben zu ziehen und damit frei und unabhängig zu werden, das treibt mich an.

Von inspirierender Führungsstärke zu unerschrockener Aufklärungsarbeit

Ich gestehe, ich finde Gabi Steiner und ihr Lebenswerk großartig. Möglicherweise vermisst du daher bei meinen Aussagen über sie hin und wieder die gebotene Objektivität. Doch ich finde es einfach fantastisch, wie diese Frau mit ihrem Team das Leben von Millionen von Menschen zum Positiven verändert hat. Und sie hat unter denkbar schlechten Voraussetzungen begonnen: alleinerziehend und ohne Geld.

Doch in Gabi brannte das Feuer der Begeisterung und mit diesem entfachte sie im Verlaufe der Jahre einen regelrechten Flächenbrand. Fast 200.000 Partner tragen mittlerweile zur Verbesserung des Wohlstandes der Menschen bei. Und ich möchte wiederholen, was Gabi am Ende ihres Kapitels geschrieben hat.

Es geht um den gesamten Wohlstand der Menschen: den Wohlstand betreffend Gesundheit, Beziehungen, Freiheit und Finanzen.

Obwohl Gabi bereits im „Rentenalter" ist, haben sie und ihr tolles Team ihr Ziel noch lange nicht erreicht. Und solltest du Interesse haben, in diesem Team mitzuwirken, dann bist du herzlich eingeladen.

Gabi zeigt demnach nicht nur Gesicht bei der Aufklärung, sie bietet auch Lösungen an, Lösungen für eine bessere Zukunft. Und daher ist sie für mich ein großes Vorbild!

In die gleiche Kerbe schlägt auch der nächste Autor von „Gesicht zeigen“ – allerdings auf eine völlig andere Art und Weise. Seine Aufklärungsarbeit unterscheidet sich von der einer Gabi Steiner oder auch einer Sara Bennett deutlich: allein schon durch die knallharte, provokante und manchmal durchaus auch radikale Ansprache. Das mag dich möglicherweise an der einen oder anderen Stelle etwas erschrecken, doch bitte berücksichtige, was diesem Mann widerfahren ist.

Ich halte ihn für einen der wichtigsten Aufklärer unserer Zeit. Er nimmt kein Blatt vor den Mund und deckt schonungslos die Machenschaften der Mächtigen auf. Tag für Tag setzt er sich vehement und lautstark für die Rückkehr von Freiheit und Demokratie ein. Dass er dem Regime ein Dorn im Auge ist, wird dir beim Lesen seines Kapitels sehr schnell bewusst werden ...

Bitte umblättern zu Dr. Paul Brandenburg ...

FREIHEIT EXISTIERT ALLEIN IN WAHRHEIT

Dr. Paul Brandenburg

Zum dritten Mal fliehen sie aus Deutschland: die Oppositionellen und die Kritiker unter den Journalisten. Zum dritten Mal in wenigen Jahrzehnten fliehen sie vor einem Totalitarismus, der einen „neuen Menschen“ schaffen und alle „alten“ entsorgen möchte.

Die Zahl politischer Häftlinge mag bisher nur langsam steigen. Die Zahl der Unrechtsurteile wie auch die der Übergriffe von Polizei und Geheimdiensten, wie ich sie am eigenen Leibe erfahren musste, ist jedoch schwindelerregend. Mehr und mehr Menschen sind daher nicht bereit abzuwarten, ob auch sie auf irgendeiner Liste des jüngsten Unrechtsregimes stehen. Und so entstand auch mein Text im Exil. In einem Land, das wegen seines Nachbarn Deutschland seit Jahrzehnten voller Luftschutzbunker ist. „Die werden wir vielleicht ja bald schon wieder brauchen“, scherzte ein Eidgenosse. Auch er blickt mit Verwunderung nach Norden und fragt sich, wie es in nur wenigen Jahrzehnten zum dritten Mal so kommen konnte.

Wer sich von den Lügen befreien möchte, muss der Wahrheit ins Gesicht blicken: In Deutschland existiert heute Redefreiheit so wenig wie Rechtsstaatlichkeit. Damit fehlt im Deutschland des Jahres 2024 sowohl die Freiheit der Demokratie als auch die Schutzgarantie des Bürgertums vor der Willkür eines absoluten Herrschers. Diese Tatsache machte Deutschlands Regime ausgerechnet am „Tag des Grundgesetzes" 2022 überdeutlich, dem 23. Mai 2022.

An diesem Tag rammten Beamte des Sondereinsatzkommandos der Berliner Polizei drei Wohnungstüren ein. Zeitgleich, kurz nach fünf Uhr morgens, zertrümmerten sie mit Rammböcken und den Tritten ihrer Kampfstiefel die Türen dreier Wohnungen, die im Südwesten Berlins wenige Kilometer auseinander lagen. In jede dieser Wohnungen stürmten sie mit einer Handvoll Männer in voller Kampfausrüstung: der eine Teil mit dem Sturmgewehr schussbereit im Anschlag, der andere vor ihnen mit Panzerschild. Unter den Paukenschlägen zerbarsten Türblätter und Schlösser und Sekunden danach knieten die Kampftruppen in den drei Wohnungen in den Nacken von fünf „Zielpersonen"; schrien ihnen aus nächster Nähe durch die Sturmmasken immer wieder „Polizei!" in die Ohren und den Befehl „Liegen bleiben!". Mit vorgehaltenen Gewehren „sicherten" sie Raum für Raum und bellten ihre entsprechende „Erfolgsmeldung" den Kampfgenossen zu. In den drei Wohnungen überfielen diese Männer bei diesem Einsatz insgesamt sechs Menschen im Schlaf. In der ersten zwei Frauen über 70. In der zweiten einen Mann in den mittleren Jahren. In der dritten einen Mann und eine Frau der gleichen Altersgruppe. Die beiden Frauen waren die Mutter und die Tante der eigentlichen „Zielperson". Der einzelne Mann sein Bruder, und in der dritten Wohnung schließlich den „Verdächtigen" selbst: Paul Brandenburg samt seiner Freundin.

Der „Sicherung" aller drei Wohnungen folgte die ihrer Bewohner. Den beiden Männern wurde mit Gewehrläufen im Nacken und den Knien der zugehörigen Schützen im Rücken Handschellen angelegt. Wohl nicht zufällig ein schmerzhafter Vorgang. Anschließend wurden beide von den SEK-Soldaten vom Boden auf Stühle befördert, um direkt in die Mündungen der Gewehrläufe blicken zu dürfen. Die wenigsten Menschen können sich wohl vorstellen, was genau in solch einem Augenblick körperlich als auch seelisch mit einem Menschen vorgeht. Es ist ein Moment, der sich einprägt, wenn man nackt und gefesselt auf seinem eigenen Wohnzimmerstuhl in die Laufmündung eines brüllenden Maskierten in Kampfmontur blickt. Und genauso war es wohl auch in aller Härte beabsichtigt. Diese Annahme bestätigten die Verantwortlichen Wochen später tatsächlich selbst schriftlich in einem Ermittlungsbericht: ihre „Exekutivmaßnahme" sollte einen „normenkonformen Lebenswandel" des „Herrn Brandenburg" befördern. Im gleichen Bericht merkten sie jedoch mit erkennbarer Enttäuschung an, dass dieser Versuch fehlschlug und ich meine „Delegitimierung" ihres Staates „anschließend vielmehr noch steigerte".

Die Erziehungsabsicht der „Staatsschützer", wie ich sie seit diesem einschneidenden Ereignis gerne nenne, wurde am 23. Mai 2022 bereits wenige Minuten nach dem Überfall mehr als deutlich. Dann nämlich, als der erste Schreck sich gelegt hatte.

„Das weißt du doch ganz genau!", lautete die Antwort des vermummten SEK-Schützen. Er stand schussbereit etwa 30 Zentimeter vor mir und meinem Wohnzimmerstuhl, auf dem ich nackt saß; meine Hände auf dem Rücken gefesselt, wie ein Schwerverbrecher.

„Nein. Ich fürchte, das weiß ich nicht", beharrte ich. Tatsächlich wollte mir trotz schlagartiger Wachheit keine Erklärung für das Schauspiel einfallen, dessen Hauptfigur ich gerade geworden war. Keine zumindest, die Vertreter eines Rechtsstaates für sich in Anspruch nehmen dürften. „Ich nehme an, ich habe das Recht zu erfahren, warum Sie meine Tür zerstört haben und mich mit einer Waffe bedrohen?", setzte ich nach.

„Stell dich nicht dumm!", kam es zurück.

„Weil ich nackt vor Ihnen sitze und Sie mich gefesselt haben, dürfen Sie mich duzen?"

Deutlich erkennbar erschien nun in seinen Augen das Pausenzeichen seines Betriebssystems. „Die einsatzführenden Beamten treffen gleich ein. Die informieren Sie über alles." Immerhin waren wir damit wieder beim Sie.

„Darf ich mir bis dahin eine Hose anziehen, oder gehört es dazu, dass auch Ihre Kollegen mich nackt besichtigen?“ Wieder erschien das Pausenzeichen. Es wurde schließlich unterbrochen von einem der anderen SEK-Soldaten.

„Wir ziehen ihm eine Hose an“, wies der aus dem Flur an und setzte an mich gerichtet nach: „Sie bleiben doch friedlich?“ Ein weiterer Maskenmann nahm eine Jeans aus meinem Kleiderschrank. Gemeinsam mit einem dritten setzte er die Lektion dieses Tages fort. Einer hielt mich mit festem Griff am Oberarm, der andere zog die Hose über meine Beine. Ein Vorgang, an dem ich selbst kaum mitwirken konnte. Jede Bewegung schmerzte dank der Fesseln an den Handgelenken ebenso wie in der Schulter. Das alles durfte zur Tageslektion des „Staatsschutzes“ gehört haben.

Welch menschlicher Abgrund an diesem Tag in den Berliner Polizeiuniformen steckte, zeigte sich noch deutlicher in der ersten der erstürmten Wohnungen. Die beiden dort „gesicherten“ Damen in den Siebzigern genossen zwar den Vorzug, in ihren Betten bleiben zu dürfen und nur mit „Handfesseln“ bedroht zu werden. Auch die schussbereiten Gewehre ihrer Bewacher mussten sie nur von der Seite bestaunen, nicht mit Blick in deren Mündungen. Auf die Frage der einen aber, ob sie „irgendwann bitte mal auf die Toilette dürfe“, erfuhr sie von den Zerstörern ihrer Wohnungstür: „Das ist jetzt unsere Wohnung! Ob und wann du darfst, entscheiden wir.“

Was für Sadisten sind das, die auf diese Weise den Terrorauftrag ihrer Befehlsgeber umsetzten? Sadisten, denen es nicht genügt, zwei alte Frauen im Schlaf zu überfallen und ihnen Todesangst zu machen. Sadisten, die aus dem Schutz völliger Anonymität mit überdeutlicher Leidenschaft die ganze Terrorbotschaft ihrer Herren durchstellen: Wir kontrollieren alle Aspekte deiner nackten Existenz.

Die Berliner „SEK“-Sadisten fungierten an diesem Tag als Sturmabteilung des „polizeilichen Staatsschutzes“ ihres Landeskriminalamtes. Dieses wiederum war tätig auf Geheiß der Generalstaatsanwaltschaft, der obersten Strafverfolgungsinstanz, die unmittelbar den Weisungen des politischen Senators für Justiz unterstellt ist.

Es verging rund eine Viertelstunde nach der Zerstörung meiner Tür, bis die Staatsschutz-Kommissare die Szene betraten. „Ist doch ein schöner Zufall, dass Ihr Kind heute gerade nicht hier war, oder?“, stellte der einsatzführende Herr Watzek mit rhetorischer Frage fest, ein Kriminalkommissar des Staatsschutzes.

„Sollte ich Ihnen dafür dankbar sein?“

„Nein, nein. Ich meine ja nur. Das wäre ja deutlich schlimmer gewesen.“ Während er das sagte, war sein Blick an mir vorbei zum Boden gerichtet.

„Sie meinen, Sie könnten sich beim nächsten Mal damit steigern?“ Nun schwieg er ganz. Den halben Tag verbrachte er mit seinen Kollegen anschließend mit der Suche nach angeblichen „Kriegswaffen“ und Belegen dafür, dass ich an selbigen „unberechtigte Dritte ausbilde“. Alles zu dem vermeintlichen Zweck, mit meiner künftigen Privatarmee einen Umsturzversuch zu unternehmen. Allerlei Hunde wurden durch alle drei Wohnungen geführt, die Unterwäscheschubladen durchwühlt und die Spielsachen meines Kindes. Meine Jagd- und Sportwaffen, die ich teilweise seit meinem 18. Lebensjahr besaß, wurden beschlagnahmt; dazu zwei Telefone und ein Computer.

Ich wurde schließlich ins Hauptquartier des LKA Berlin am früheren Flughafen Tempelhof zur „erkennungsdienstlichen Behandlung“ gezwungen. Dazu gehörte neben den Fotos, Fingerabdrücken und Messung der Schuhgröße allen Ernstes auch das „Angebot“ der freiwilligen Abgabe einer Speichelprobe für die DNA-Datenbank der Polizei. Als er dieses Angebot unterbreitete, war Kriminalkommissar Watzek wieder nicht in der Lage, mir in die Augen zu sehen. Meine Reaktion darauf konnte selbst er kommen sehen. Wenige Wochen später musste die Widerspruchstelle der Berliner Polizei einräumen, dass dieser Übergriff, die zwangsweise Mitnahme und „erkennungsdienstliche Behandlung“ einen Schritt zu weit gegangen war, in den Resten unseres Rechtsstaates. Auf Beschwerde meiner Anwältin verfügte sie die Löschung aller abgepressten Daten.

Die Gesamtkosten des Einsatzes dürften sechsstellig gewesen sein. Rund 40 Berliner Polizisten, darunter viele des Sondereinsatzkommandos, waren an drei Standorten einen ganzen Tag beschäftigt. Zuvor verbrachten sie, das war den Ermittlungsakten zu entnehmen, viele Tage mit der „Aufklärung" der „Zielobjekte". Sie waren dadurch auch genauestens im Bilde, welche alten Damen sie in einer der Wohnung demütigen würden. Alle Details ihrer Inszenierung stachen Beamte im Nachgang an ausgewählte Vertreter staatsnaher Medien durch. So konnte die „Welt" beispielsweise im Wortlaut aus den Einsatzprotokollen berichten.

Zwei Jahre später dauern die „Ermittlungen" der Generalstaatsanwaltschaft Berlin unverändert an. Alle geraubten Telefone sind inzwischen „ausgewertet" und sämtliche Waffen auf einen „Zusammenhang mit Straftaten" untersucht. Auch das Ergebnis hat die Polizei bereits verschriftlicht. Nach ihrer Überzeugung hat es die „Kriegswaffen" nie gegeben. Auch der „anonyme Hinweis" auf sie, den die Generalstaatsanwaltschaft zur Rechtfertigung des Überfalls nahm, ist nach offizieller Sicht der Polizei eine plumpe Fälschung. Er geht nach Meinung der Kommissare auf einen früheren Mitarbeiter von mir zurück, der aus Ärger über seine Entlassung auf Rache sann. Ein Umstand, den man bereits bei flüchtiger Ansicht des entsprechenden Hinweises leicht erkennen konnte. Wenn man denn wollte.

Trotz all dieser Aktenkundigkeiten „ermittelt" die politische Generalstaatsanwaltschaft bis heute immer weiter. Gewichtiger Grund dafür dürfte nicht nur sein, dass man sich damit einen Vorwand schafft, den „Verdächtigen" als „politisch motivierten Straftäter" in allen staatlichen Datenbanken zu führen. Allen Staatsanwälten, Richtern und Kommissaren dürfte bewusst sein, dass sie die gleichen Folgen ihres Handelns treffen werden wie meinen ehemaligen Angestellten H. Mit Abschluss des Verfahrens – gleich durch welche Ereignisse – werden ihre Namen mitsamt aller anderen Inhalte der Akten öffentlich; ganz gleich, was mit mir noch geschehen sollte.

Welcher Methoden Polizei und Staatsanwaltschaft sich bedienen, um diesen Zeitpunkt weitmöglichst hinauszuzögern, wurde am 23. Mai offenkundig. Als ich bereits zur „erkennungsdienstlichen Behandlung“ verbracht war, unterhielten sich im Hausflur vor meiner Wohnung zwei Kriminalkommissare. Offenbar waren sie enttäuscht, dass weder in meiner noch einer anderen Wohnung auch nur der Ansatz von Belegen für ihren Verdacht zu finden war.

„Macht nichts“, schloss einer. „Irgendwas werden wir ihm schon drehen können.“ Ein Nachbar hörte diese Worte mit und hielt sie als schriftliche Aussage fest. Dass sie gehört werden könnten, musste den beiden klar sein. Es war ihnen schlicht egal. Im Zweifel, und da dürften die beiden recht haben, wäre das Eingeständnis der Bereitschaft, Beweise unter dem Regime einer bekennenden Verfassungsfeindin als Innenministerin zu fälschen, eher ein Beförderungsgrund. Die Belege dafür sind reichlich.

Die illegal erzwungenen „erkennungsdienstlichen Daten“ beispielsweise gab die Berliner Polizei noch Wochen nach angeblich erfolgter Löschung an andere Behörden weiter. Eine Tat, die ausschließlich die empfangende Behörde in ihren Akten dokumentierte. Dass das Ergebnis aller „Exekutivmaßnahmen“ gegen den „Delegitimierer“ Paul Brandenburg lange vor dem SEK-Überfall feststand, machte ein anderer Umstand einige Wochen vor Eingang der anonymen Falschbeschuldigung vom Mai deutlich. Bereits im April sollte ich als „Delegitimierer“ aus Sicherheitsgründen „entwaffnet“ werden.

Entwaffnung aller „Delegitimierer“

Wir wissen heute: Das Regime stuft politische Gegner nach eigenem Ermessen als „Delegitimierer“ des Staates ein, um sie dann mit polizeilichen und geheimdienstlichen Mitteln zu verfolgen. Im Verfassungsschutzbericht 2021 wurde dazu erstmals die neu erfundene Extremistenkategorie der sogenannten „Verächtlichmacher“ von Politikern und Institutionen des Staates verwendet. Dieser Erfindung nach seien all solche Menschen „staatsgefährdende Extremisten“, die nach Ansicht des Innenministeriums „Agitation gegen und Verächtlichmachung von demokratisch legitimierten Repräsentantinnen und Repräsentanten“ betreiben. Ausdrücklich nicht erforderlich für eine Erfassung in dieser

Kategorie sei, dass Beschuldigte die „Demokratie unmittelbar infrage" stellen.

Was diese historische Ausweitung des „Staatsgefährder"-Begriffes in der Praxis bedeutet, erfuhr ich im April 2022. In einem Schreiben des Landeskriminalamtes Berlin (Abt. Polizeilicher Staatsschutz / Waffenbehörde) teilte dieses mit, dass es den Widerruf meines Jagdscheines und zugehöriger Waffenbesitzkarte beabsichtige – aufgrund der oben genannten Vorwürfe. Nachfolgend ist der Text des Schreibens des Landeskriminalamtes Berlin vom 14. April 2022 unverändert wiedergegeben. Entfernt wurden lediglich personenbezogene Daten sowie Passagen mit allgemeinen Rechtshinweisen (Auslassungen gekennzeichnet durch Klammern):

Polizei Berlin
Landeskriminalamt Berlin
LKA 514 — Waffen- und Jagdrecht
(...)
Herrn
Dr. Paul Brandenburg
(...)

14.04.2022

Durchführung des Waffengesetzes und des Bundesjagdgesetzes
hier: Widerruf Ihrer Waffenbesitzkarte und Einziehung Ihres Jagdscheins

Sehr geehrter Herr Dr. Brandenburg!

Im Rahmen der regelmäßigen Überprüfung Ihrer Zuverlässigkeit habe ich festgestellt, dass Sie auf Ihrer Internetseite „www.paulbrandenburg.com" regelmäßig und systematisch Verächtlichmachungen gegen den Staat und dessen Repräsentanten veröffentlichen. Beispielhaft hielten Sie auf einer Versammlung zum Thema „Für eine freie Impfentscheidung" am 14.03.2022 eine Rede, deren Text Sie veröffentlicht und vielfach verlinkt haben. Darin und in weiteren Beiträgen wird u.a. die Missach-

tung der Verfassung und Gewaltenteilung, die Abschaffung der Unabhängigkeit der Justiz, die Aushöhlung des Rechtsstaats, die Aussetzung der Meinungsfreiheit durch die Regierung, die Zensur der Presse, die Kriminalisierung und Schikane von Publizisten sowie das Verbot regierungskritischer Versammlungen behauptet. Die Regierung wird als ein Regime von Verfassungs- und Gesetzesbrechern dargestellt.

Vergleichbare verächtlichmachende und delegitimierende Inhalte finden sich in einer Vielzahl von Online-Beiträgen und Darstellungen in sozialen Netzwerken und Kanälen wie Telegram, Facebook, Twitter, YouTube, Instagram, Rumble und Odysee. Über diese sowie über die von Ihnen geschäftsführend geführte „theplattform.net" und die Podcasts „zwanzig/eins" und „Nacktes Niveau" veröffentlichen Sie regelmäßig Beiträge, die sich vornehmlich gegen das politische System und Funktionsträger richten. Systematisch und regelmäßig stellen Sie die Regierung als „faschistisches Regime" dar, welche die Freiheiten bzw. Grundrechte seiner Bürgerinnen und Bürger massiv oder gar gänzlich beschneidet. Die Corona-Maßnahmen der Bundesregierung ziehen Sie als Grundlage Ihrer sicherheitsgefährdenden Aussagen heran. Sie behaupten die Machtausweitung der Exekutive hin zu einem Obrigkeitsstaat und die zeitnahe lebensbedrohliche Gefährdung der Regierungskritiker durch den deutschen Staat. In der Gesamtschau schüren die vorstehenden Aussagen systematisch und regelmäßig die Gefahr der Erschütterung des Vertrauens in das staatliche System und dessen Funktionsfähigkeit.

Sie agitieren offensiv gegen demokratisch legitimierte Repräsentanten des Staates. So bezeichnen Sie diese öffentlich und medienwirksam als „Lügner", „Hetzer" und „Faschisten", welche „gestoppt werden müssen". Der amtierenden Bundeskanzler wird zudem in einer seiner Veröffentlichungen mit einer Axt im Kopf und dem Titel „Es gibt keine Spaltung" in gewaltverherrlichender Weise dargestellt. Damit verlassen Sie den Boden einer legitimen Regierungskritik.

Wiederholend und systematisch rufen Sie im Weiteren öffentlich zu „zivilem Ungehorsam“ auf. Bespielhaft beschreiben und zeigen Sie detailliert mittels Videobeitrag auf „paulbrandenburg.tv“ das Fälschen eines Impfpasses. Der Beitrag hebt sich dabei deutlich von dem Zusatz „Nur zur Fortbildung: Niemals umsetzen“ ab und verweist im Weiteren auch auf die „Herstellung von Stempeln und Etiketten“. Ferner bezeichnen Sie in Ihrem Podcast „Nacktes Niveau“ zum Thema „Ziviler Ungehorsam“ die Covid-19-Pandemie als eine politische Terrorerfindung. Eingebettet in die Maßnahmen zur Eindämmung der Covid-19-Pandemie bewerben Sie zudem regelmäßig eine kompromisslose Verweigerung der Unterwerfung unter jegliche Zwangsmaßnahmen und bauen mit beispielhaften Beschreibungen wie „Wer auf Beendigungen der „Maßnahmen“ durch das Regime selbst wartet, wird seine Freiheit nie zurückgewinnen und seine Kinder einem neuen Faschismus überlassen“ ein bedrohlich wirkendes Zukunftsszenario auf.

Diese und weitere Verlautbarungen inkludieren Ihre Bereitschaft zur Regelverletzung, verbunden mit dem Risiko entsprechender Sanktionen. Damit kommt es Ihnen mit der von Ihnen mehrfach beworbenen Protestform des „zivilen Ungehorsams“ gerade auf die punktuelle Rechtsverletzung an.

Ihre Verlautbarungen zeigen in der Gesamtschau und unter Würdigung der Regelmäßigkeit der Verbreitung sowie der Mittel und Formen der Verbreitung, dass Sie die demokratischen Entscheidungsprozesse und die Repräsentanten der Bundesregierung in sicherheitsgefährdender Art und Weise verächtlich machen wollen. Sie negieren die Gewaltenteilung mit den entsprechenden Institutionen von Legislative, Exekutive und Judikative. Mit den Aufrufen zum „zivilen Ungehorsam“ zeigen Sie, dass Sie die Regelungen im Zusammenhang mit der Eindämmung der Covid-19-Pandemie nicht als für sich verbindlich anerkennen. Es steht zu befürchten, dass Sie Ihre ideologischen Ansichten neben der bestehenden Rechtsordnung durchzusetzen versuchen. Zugleich mobilisieren Sie damit auch andere zur Missachtung der bestehenden Regelungen.

Als Inhaber einer waffen- und jagdrechtlichen Erlaubnis wird von Ihnen erwartet, dass Sie (insbesondere waffen- oder jagdrechtliche) Vorschriften jederzeit beachten und befolgen und zwar unabhängig davon, ob Sie persönlich diese Vorschriften für sinnvoll halten. Der o.a. Sachverhalt steht dem aber entgegen, denn von Ihnen kann nicht mit hinreichender Sicherheit angenommen werden, dass Sie waffen- oder jagdrechtliche Vorschriften anerkennen und jederzeit beachten, vor allem dann, wenn Sie nicht Ihrer subjektiven Sicht der Dinge entsprechen.

(...)

Ich beabsichtige daher, Ihre o. g. waffenrechtliche Erlaubnis zu widerrufen und den Jagdschein einzuziehen.

(...)

Mit vorzüglicher Hochachtung
Im Auftrag
Meinert

Zur Einordnung dieser Wertungen der Behörde erscheinen mir folgende ergänzende Tatsachenhinweise relevant: Als Sportschütze besitze ich seit 26 Jahren legal Schusswaffen. Weder bin ich vorbestraft noch wurden mir bis zum Zeitpunkt dieses Schreibens je Zweifel einer Behörde an meiner „Zuverlässigkeit" bekannt. Behördlich „sicherheitsüberprüft" wurde ich vor Beginn der „Corona-Maßnahmen" in regelmäßigen Abständen. Von der Bundeswehr 1998 als Soldat im NATO-Auslandseinsatz (mit Kontakt zu Geheimschutzsachen). Von der Polizei Berlin wurde ich von 2016 bis 2020 als Vertragsarzt unter anderem für Einsätze mit der Bundespolizei, dem polizeilichen „Staatsschutz" des LKA Berlin sowie den Sondereinsatzkommandos der Berliner Polizei im Rahmen sogenannter Rückführungen auch von „islamistischen Gefährdern" beauftragt. Teilweise reiste ich im Rahmen dieser Einsätze mit verschiedenen Sicherheitsbehörden bis in Krisengebiete, über die ich bis zum heutigen Tag vertraglich verpflichtet bin, Stillschweigen zu wahren. Mit dem Bundeskriminalamt arbeitete ich in einem Fall gar im Rahmen notärztlicher Individualbegleitung eines besonders gefährdeten Kabinettsmitgliedes der Regierung Merkel zusammen. Insgesamt meine ich, damit bis zum Beginn des Staatsstreiches durch die Pandemie-Inszenierung ein Unterstützer des Apparates gewesen zu sein.

Mit Aussetzung unserer Grundrechte ab 2020 und der ständigen „Aushöhlung" unserer Rechtsordnung, wie es der frühere Verfassungsgerichtspräsident Hans-Jürgen Papier formuliert, ist deutlich geworden: Das herrschende Regime kennt keinerlei „rote Linien" mehr. Unübersehbar wird seine Bereitschaft zum Bruch aller Rechte – und die seiner Mittäter in den Behörden – am Handeln ihrer obersten Herrin: Bundesinnenministerin Nancy Faeser. Faeser selbst weist Terroraktionen wie die vom Tag des Grundgesetzes 2022 offenkundig persönlich an. Terrormaßnahmen, bei denen es durchaus zur Tötung der „Zielperson" kommen kann, wenn die Sturmtruppen mit ihren entsicherten Schnellfeuerwaffen deren Wohnung stürmen.

Ist Nancy Faeser bereit zu morden?

Dass Nancy Faeser persönlich solche Aktionen im Wissen um ihre Tödlichkeit anweist, ist durch einen weiteren Fall belegt: Einige Monate nach dem „Besuch" bei mir erfuhr ein anderer Kritiker die gleiche „Exekutivmaßnahme": Björn Lars Oberndorf, Vorsitzender des Vereins „Polizisten für Aufklärung". Bei Oberndorf war es das Elitekommando der Faeser direkt unterstellten Bundespolizei, die „GSG-9". Bekanntlich ist diese Einheit für Antiterroreinsätze und Geiselbefreiungen zuständig. Warum sie für die Erziehungsmaßname gegen den weithin als ebenso moderaten wie behördenloyalen Ex-Polizisten Oberndorf zum Einsatz kam, wurde im Nachgang klar – dank eines inzwischen weitverzweigten Netzes von Informanten. Die eigentlich zuständigen Einheiten der Landespolizei galten den Hintermännern der Einschüchterungsaktion als „unsicher". Man vermutete, die Beamten könnten den Einsatz entweder nicht im Sinne des gewünschten Ergebnisses durchführen oder würden das Opfer vorab gar warnen. Daran wird deutlich, dass Nancy Faeser und die Mittäter ihres Staatsstreiches gegen unseren Rechtsstaat zu Recht Zweifel haben an der „Loyalität" ihrer Palastwachen. Die inzwischen erfolgte Einführung eines nach Meinung vieler Rechtsexperten verfassungswidrigen „Disziplinarrechtes" für Beamte dürfte eine direkte Folge dieser Angst sein. Mit diesem neuen Dienstrecht können die Politiker der Parteienkorruption jeden Polizisten, jeden Staatsanwalt und auch jeden Richter per Handstreich aus dem Dienst entfernen, ohne dass es dazu noch wie bisher eines Gerichtsverfahrens bedarf. Wer ehrlich mit sich ist, wird erkennen: Der Staatsstreich in Deutschland ist lange abgeschlossen. Die Wahrheit ist: Was wir derzeit beobachten, ist nur noch die Konsolidierung der vom Volk geraubten Macht.

Das bringt uns zurück zu dem Schweizer Nachbarn, der die Frage aufwarf, wie es dazu kommen konnte.

Wer im fünften Reich Deutschland, dem Reich der „neuen Normalität", ehrlich mit sich war, der hat es lange kommen sehen. Für alle anderen folgt bald ein Aufschlag, der zum Ereignis ihres Lebens werden dürfte. Doch für jeden von uns wird dieser Schlag einen Wendepunkt bedeuten. Für all jene, die ihn zu nutzen wissen, einer zum Guten; zu einem Neuanfang, den auch das Land mehr als alles andere braucht. Wie dieser Neuanfang gelingen kann, hat Vaclav Havel schon beschrieben, wie auch die Gründe der bevorstehenden Zerstörung: in seinem „Versuch, in der Wahrheit zu leben". Wenn es uns gelingt, unsere eigenen Lebenslügen zu überwinden, werden die gemeinsamen ganz von selbst verschwinden. Nur aus individueller Emanzipation von ihnen wird unsere Freiheit auch als Gesellschaft reifen können; zu dem, was Deutschland auf dem Papier so lange schon sein möchte: ein Land der Freiheit, des Rechts und der Demokratie. Damit ist die Verwirklichung dieses Ziels keine Frage von Patriotismus, Nationalstolz oder irgendeiner Ideologie. Sie ist die Voraussetzung zivilisatorischen Fortschrittes als Gemeinschaft und zugleich Ausdruck persönlicher Befreiung ihrer Bürger aus dem Gedankengefängnis des Untertanen.

Bonner Todgeburt

Die zuverlässigste Eigenschaft unserer Gedanken besteht darin, dass wir sie selbst verraten: in unserer Wortwahl. Bis heute ist es für die meisten Deutschen völlig unauffällig, wenn ein Angestellter prahlt: „Ich habe 15 Leute unter mir." Die Abschätzigkeit des Entindividualisierens sowie der Anonymität, die schon im Gattungsbegriff „Leute" steckt, ist dabei nicht einmal das Wesentliche. Vielmehr entlarvt sich die gesamte Lebenswelt des Sprechers durch seine Sprache als eine, die geprägt ist von einem Hierarchiefetisch. „Unter sich" meint er seine Kollegen zu haben. Es ist die Lebens- und Gedankenwelt eines Angestellten, der bei allem mitsprechen, aber für nichts haften möchte. Es ist die Gedankenwelt eines Untertanen, die Gedankenwelt, in der die Bonner Republik entstand und in der sie heute als Berliner Republik verendet: eine Republik voller Untertanen, eine Republik ohne Bürger. Obwohl der Wortlaut unseres Grundgesetzes genau das Gegenteil verlangt: 1949 entstand mit der Bundesrepublik die Nachfolgerin bisheriger deutscher Untertanenreiche. Ihre Lebenslüge war die ihrer Scheinbürger: dass sie die überfällige Emanzipation bedeuten würde, von der ewig deutschen Lebensangst und ihrem Unterwerfungsdrang, der in der Terrorherrschaft Adolf Nazis nur seine vorläufig schlimmste Ausprägung fand.

Der hatten sich so wenige verweigert, weil es nun mal nur wenig Bürger gab in Deutschland. Und diese wenigen, so sie nicht entkamen, zahlten für ihre Freiheit mit dem Leben. Was damals übrig blieb, das waren Untertanen. Denn der eigenverantwortliche Mensch schreit nicht nach Führern, nach Erlösern und Verboten. Für den eigenverantwortlichen Menschen zählt die Freiheit mehr als jeder Schein an Sicherheit. Sie sind dem Staat nicht hörig – und schon gar nicht seinen Funktionären.

Eigenverantwortliche Menschen wissen, dass sie es sind, denen Rechenschaft in einem Staat geschuldet wird; die Rechenschaft jeglicher Staatsgewalt. Aus dieser Einsicht und mit offenen Augen folgen diese eigenverantwortlichen Menschen den Gesetzen, doch niemals blind und aus Prinzip. Auf diese Selbstverständlichkeit baut unser Grundgesetz. Auf diese Selbstverständlichkeit hatten auch all die gebaut, die heute erst, erst mit der Lüge von der „Pandemie" auch die Lebenslüge ihrer Nation erkannten und ihrer Republik von 1949.

Bundeswehr der Untertanen

Diese Lebenslüge dieser Republik und ihrer Untertanen wird an wenigen Dingen so deutlich wie an ihrem Armee-Ersatz: der Bundeswehr. Bis 2011 – und vermutlich sehr bald wieder – mussten Männer darin Wehrdienst leisten. Dieser Dienst war das, was die zugehörige Armee bis heute ist: eine Farce. Beide hatten zu keiner Zeit militärischen Nutzen für das Ziel, das sie zu verfolgen vorgaben, die Verteidigung der Bonn-Berliner Republik. Diese Tatsache war nicht nur für alle offensichtlich, die eigene Erfahrungen mit der „Nationalen Volksarmee" der DDR machen mussten. Die Lebenslüge der Truppe „Bundeswehr" war stets selbst auch ihren eigenen Soldaten offenkundig, auch den einfachsten. Ihr Zweck, das wussten schon Gefreite, ist es, „den Feind so lange zu verwirren, bis eine echte Armee eintrifft". Wer diese echte Armee sein würde, so sie je käme, war nicht weniger eindeutig; so eindeutig wie der Verantwortliche für die Zerstörung von Deutschlands wichtigster Energieversorgung „Nord Stream 2" im September 2022.

Wer den Zwangsdienst leistete in der Bundeswehr, der konnte unmöglich umhin, die eigene Überflüssigkeit dabei zu spüren. Die Überflüssigkeit der eigenen Anwesenheit ebenso wie die der gesamten Truppe. Das Korps der Offiziere und ihrer „Unterführer" gab sich denn auch nur selten Mühe, die Scharade von den „Staatsbürgern in Uniform" im Inneren aufrechtzuerhalten. Zweck der Uniformierung dieser „Bürger" im Rahmen ihres Wehrdienstes war es einzig, ihnen klarzumachen, dass sie eben keine Bürger sind, sondern Untertanen. Nirgends machte der deutsche Staat seinen Untertanen die Geringschätzung deutlicher als in der Vernichtung von Lebenszeit, die er „Wehrdienst" nennt. Das Dasein als Wehrdienstleistender war nie etwas anderes als Käfighaltung um der Unterwerfung willen. Wer daraus aber eine politische Ideologie abzuleiten sucht, eine Nähe gar zum „rechten" Gedankengut, ihrer Vorgänger Reichswehr und Wehrmacht, der geht fehl und dürfte die Truppe nie als Soldat erlebt haben. Bis heute herrscht in der Bundeswehr in keiner relevanten Weise eine Ideologie der Nazis oder des Völkischen. Im Gegenteil ist die Mehrheit ihrer Führung bis heute nicht einmal das, was man als rechtsgerichtet im Sinne des herrschenden Mainstreams bezeichnen könnte. Sie ist vielmehr die immanent unpolitische Masse jener deutscher Angestelltengeister, deren Selbstwertgefühl sich aus der Zahl der „Leute" speist, die sie „unter sich" haben. Aus dieser Eigenschaft folgt ganz unmittelbar die ideologische Beliebigkeit und die Bereitschaft, auch den gröbsten Widersinn als „Leitbild" anzunehmen. So spricht denn die Mehrheit heutiger Obristen und Generäle der Bundeswehr allen Ernstes im privaten Kreise von einer „humanitären" und „polizeilichen" Aufgabe, die ihr Beruf angeblich hätte. Tatsache ist, dass dieses „Offizierskorps" sich in Empörung abwendet, wenn man sie in völliger Neutralität konfrontiert mit dem, was offenkundig ist: Kernaufgabe jedes Soldaten ist es, Menschen im Auftrag seines Staates zu töten. Dieser Grad der Realitätsverleugnung mag für Außenstehende überraschend sein. Er ist jedoch nichts anderes als militärische Adaption der „Wokeness" des übrigen Staatsapparates Deutschlands.

Wenigen ist bewusst, dass der Unterwerfungsapparat „Bundeswehr" das ganze Ausmaß seiner Lebenslüge in einer Ersatzreligion verschriftlicht hat und sie mit eigenen Planstellen unter der Bezeichnung „Innere Führung" betreibt. Ein eigenes „Zentrum" innerhalb der Armeesimulation Bundeswehr widmet sich diesem Konzept. Es propagiert unablässig eine angeblich neue Gewissensbindung des Soldaten in dieser Armee der Republik als Gegenstück zum absoluten Gehorsam der Vorgängerdiktaturen. Wie leer diese Phrasen sind, war jedem Wehrdienstleistenden klar, lange bevor der oberste Bundeswehrgeneral Carsten Breuer im April 2024 mit überdeutlicher Begeisterung das Kriegsvorhaben seines Regimes gegen Russland vorstellte. Niemand, der die Bundeswehr kennt, kann den geringsten Zweifel hegen, dass sie als Vorauskommando der US-Armee jedweden Zivilisationsbruch begehen wird, den ihre Herren ihr befehlen.

Keine Schuldabweisung, kein Erlöserglauben

Wer ob dieser Horrortruppe oder der Republik, für die sie steht, nun aber auf „die Amis" schimpft, gibt sich der gleichen Lebenslüge von Erlösung hin wie alle, die sie in der Unterwerfung suchen. Die so offenkundige wie anhaltende Herrschaft der USA über Deutschland seit 1945 ist einzig und allein Folge der Verbrechen unserer Vorväter. Dass sie heute immer weiter möglich bleibt, gründet meines Erachtens im Ausdruck unseres eigenen Unvermögens, diese Verbrechen zu verarbeiten.

Natürlich gibt es einen Schuldkult und eine ganze Industrie, die von ihm lebt. Entsprechend gibt es eine Lobby, die ihn schützt, ihn nährt und alles daransetzt, ihn zu erhalten. Wo immer man politisch auch stehen mag, kann man an dieser Offenkundigkeit keinen vernünftigen Zweifel vertreten. Im Jahr 2024 hat er den Weg aller Radikalisierungen genommen. Es hat sich durch ständige Übersteigerung in sein Gegenteil verkehrt und wendet sich heute gegen sein ursprüngliches Ziel. Folgerichtig veranstaltet Deutschlands neuestes Regime von Totalitaristen heute unter der Parole „Nie wieder ist jetzt“ Demonstrationen gegen Totalitarismus. Dass es so kommen konnte, daran sind weder „Amis“ noch „die Juden“ schuld. Wer diese Legende zu verbreiten sucht, handelt nicht minder krankhaft wie jene, die ihm anhängen. Er weist damit alle wesentliche Verantwortung für eigenes Versagen von sich. Wirksam werden kann jede Lüge nämlich nur bei dem, dem die Wahrheit tatsächlich unbekannt ist, oder dem, der sie gleich aus welchem Grund in ihrer Kenntnis leugnet. Für Letzteres bedarf es zwingend der Mittäterschaft des Belogenen. Zu ihr gehören alle Anhänger des Schuldkultes wie auch des Antisemitismus. Ihre beiden Welten beruhen auf entgegengesetzten Lebenslügen und der gemeinsamen Eigenschaft, die Verantwortung für sich selbst an andere abgeben zu wollen – freilich unter Beteuerung genau des Gegenteils.

Je offenkundiger eine Wahrheit ist, umso verborgener muss naturgemäß der „Grund“ sein, sie abzulehnen. Der sogenannte „Jude“ verhält sich zum Antisemitismus insofern wie das „Corona“-Virus zur COVID-„Pandemie“. Beide Erzählungen sind infiziert vom Hass auf das Menschliche – angeblich in anderen, aber letztlich in einem selbst. Empfänglich für den Antisemitismus wie auch den Faschismus des „Pandemie“-Terrors kann nur sein, wer Aggressionen gegen sich selbst hegt oder aber tatsächlich unter einer antisozialen Persönlichkeitsstörung leidet. Die Gruppe Letzterer ist nach Erkenntnis der Medizin glücklicherweise sehr überschaubar. Der Großteil sowohl der Antisemiten wie auch der „Pandemie"-Anhänger dürften daher aus Opportunisten bestehen, die diese Erzählungen aus anderen Gründen annehmen.

Dazu verleitet sie ihr Hass auf sich selbst oder genauer: die Frustration, die sich über Jahre in ihnen breitgemacht hat. Sie kommt sowohl beim Antisemitismus wie auch beim „Pandemie"-Mitläufer zum Ausdruck, in dem Vorwurf an den auserkorenen Sündenbock, dass dieser „rücksichtslos" und „gemeinschaftsschädlich" bei der Verfolgung seiner eigenen Interessen sei.

Wer dies erkannt hat, erkennt im gleichen Moment die Motivation desjenigen, der auf beide schimpft: die Eifersucht über das dahinter vermutete Selbstbewusstsein, die „Schamlosigkeit". Genau an dieser nämlich mangelt es dem Kläger. Er wünscht sich so sehr, davon auch nur den kleinsten Teil selbst zu besitzen. Die Schuldzuweisung an „die Juden", Freimaurer oder andere vermutete Eliten ist der Ausdruck des Erlöserglaubens. Gegen die postulierte Übermacht einer irgendwie „übermenschlichen" Macht hilft eben auch nur ein „Superheld". Durch diese Konstruktion „persönlicher Wahrheit" wird die Verantwortung für das „Grundübel" der eigenen Existenz nach außen verlagert. Ohne Erlöser, einen Führer aus der Dunkelheit, ist dann nichts mehr zu machen.

Der erste Schritt mithin zur Wahrheit ist es, allen Glauben an Erlösung im Diesseits abzulegen. Dazu genügt es nicht, nur zu der Einsicht zu kommen, dass kein menschlicher Erlöser Derartiges überhaupt leisten könnte.

Es bedarf vielmehr der Akzeptanz der Tatsache, dass niemals, auch im Angesicht der größten Boshaftigkeit, die „Bösen" schuld sind an der Abwesenheit des Guten – sondern allein das Ausbleiben unseres eigenen Tuns.

Gleiches gilt für den Schuldokkultismus gegen Freimaurer oder Satanisten. Unerheblich, dass beide Gruppen unzweifelhaft tatsächlich existieren. Unerheblich auch, wie viel Macht und Einfluss sie auf die Gestaltung unserer Gesellschaft haben mögen.

Denn wie groß auch immer sie sein mögen: Es befreit niemanden unter uns von der Notwendigkeit zur Annahme der Verantwortung für sich selbst. Genau an dieser Stelle nämlich liegt das Versagen des „ewigen Deutschen", des Untertanen.

Ärzteschaft der Untertanen

Unsere verpasste Emanzipation vom Untertanen erklärt die fehlende Ausbildung eines Bürgertums. Das wird nicht nur am Beispiel der Bundeswehr deutlich. Ein anderes „Korps" in Uniform, das unter Friedrich II. tatsächlich einst der Armee entsprang, bewies sie während „Corona" erneut: die deutsche Ärzteschaft. Sie ist nie eine andere gewesen als die der Konzentrationslager der Nazis.

Erfährt ein Angelsachse erstmals von unserer Bezeichnung „Oberarzt", muss er oft grinsen. In seiner Welt ist sie Satire. Wie entlarvend diese Rangbezeichnung als Relikt des preußischen Militärs ist, macht ein Blick in die Schweiz deutlich. Dort existiert (weit „unter") dem Oberarzt auch tatsächlich noch der Unterassistent. Er entspricht dem deutschen Medizinstudenten im letzten („praktischen") Jahr. Kaum denkbar, den Studenten im Deutschland des Jahres 2024 ebenfalls mit solch einem „erniedrigenden" Titel zu bezeichnen. Es wäre angesichts des realen Hierarchiefetischs der deutschen Medizin viel zu offenkundig und machte die Lebenslüge der Ärzteschaft offenkundig. Die Tatsache nämlich, dass sie sich nie emanzipiert hat von ihrer Unterwürfigkeit im „dritten Reich". In der Schweiz freilich besteht für diese Lebenslüge kein Anlass. Weder unterwarf sich die Konföderation je dem Horror der Nazis, noch leidet sie in anderer Form unter dem Hierarchiefetisch der Deutschen, der alle Aspekte unseres Gemeinschaftslebens zu prägen scheint. Entsprechend ist das Schweizer Militär eine Bürgerarmee. In diesem Bürgertum der Schweiz ist der „Unterassistent" zwar ebenfalls eine überdeutliche Kennzeichnung des Subalternen, aber eben zugleich frei von dem in Deutschland mit solchen Bezeichnungen verbundenen Konnotat des „Untergebenen", den irgendein Führer „unter sich" hätte. In Deutschland prägt genau diese Krankheit die organisierte Ärzteschaft. Ihre Übertragung auf den Nachwuchs beginnt schon im Studium. Erst mit der eigentlichen Berufsausbildung, aber in der sogenannten Facharztweiterbildung schlägt sie richtig zu. Dort gewöhnen deutsche Chef- und Oberärzte ihrem Nachwuchs jegliche Autoritätskritik ab und bedingungslose Hörigkeit gegenüber den „Autoritäten" an. (Ausführlich dazu: Brandenburg, Paul: „Kliniken und Nebenwirkungen". Fischer Scherz 2013.)

Wichtigstes Erziehungssystem auch dieses Hierarchieapparates ist die Konkurrenz seiner Insassen gegeneinander. Ein junger Assistenzarzt erkennt früh: Niemand stößt dir schneller ein Messer in den Rücken als dein Kollege im gleichen Ausbildungsjahr. Er ist im Zweifelsfall bereit, sich für die nächste OP oder die nächste Darmspiegelung noch etwas tiefer zu bücken. Opportunisten sind auch unter den Ärzten in deutlicher Überzahl und selbst die wenigen Idealisten sind irgendwann entweder gebrochen oder sie verlassen den Beruf. Denn auch der größte Idealist erkennt spätestens zu Beginn der Facharztausbildung, dass er sich arrangieren muss, wenn er in diesem Stadium maximaler wirtschaftlicher und menschlicher Ausbeutung nicht den Rest seines Berufslebens verbringen möchte. Es zu überwinden bedarf der Folgsamkeit bis zur Aufgabe jeder Selbstachtung. Die Beispiele aus dem Operationssaal und von der Visite sind Legion. Das morgendliche Kujonieren vor versammelter Mannschaft ist Routine. „Wenn Sie sich um diese Sache nicht sofort kümmern, kümmern Sie sich um gar nichts mehr": So lässt eine Koryphäe der universitären Leberchirurgie sich regelmäßig in der Morgenbesprechung aller Ärzte gehen. Die kleineren Lichter überall in der deutschen Provinz tun es ihm gleich. Ich spreche auch hier aus eigener jahrelanger Erfahrung.

„Nur unter Druck wird aus Kohle ein Diamant." So lautete das Führungsprinzip eines früheren Chefchirurgen der Berliner Charité. Der Mann besaß als Operateur nicht einmal durchschnittliches Talent und war als Arzt für den intensivmedizinischen Teil seines Fachgebietes vollkommen unbrauchbar. Diese Tatsache war selbst unter seinen „Leitenden", die als Oberärzte bezeichnet werden, unbestritten. Trotz dieser Unfähigkeit aber war er als Universitätsprofessor nicht nur Lehrstuhlinhaber seiner Disziplin, sondern noch dazu beim wichtigsten deutschen Finanzierungsapparat, der Medizinforschung, der sogenannten „Deutschen Forschungsgemeinschaft (DFG)", als „Senator auf Lebenszeit" – eine schwulstige Bezeichnung der dortigen Aufsichtsratsmitglieder. Dieser meiner Meinung nach menschliche und ärztliche Totalausfall baut den aus seiner Sicht notwendigen Druck unter Nachwuchsärzten vorzugsweise bei Visiten auf. Sein erklärtes Ziel dabei war es, wöchentlich einen Assistenten vor Patienten zum Zusammenbruch zu treiben. Meistens gelang ihm das.

Es scheint ein Phänomen des ärztlichen Berufsstandes, dass Kollegen nicht geführt, sondern unterworfen werden sollen. Es gilt das Senioritätsprinzip, und es muss sich in Demut in der Standeshierarchie hochgedient werden. Eine Meritokratie nach angelsächsischem Verständnis scheint mit der hiesigen Standes-Unkultur inkompatibel. Im deutschen Krankenhaus hat der Höherrangige nicht nur fachlich stets recht. Er hat auch das Recht zur menschlichen Demütigung seiner Untergebenen. Auf diese verbogenen Charaktere prasselte ab 2020 die Propaganda von der COVID-Pandemie nieder. Für jeden, der sich der geschilderten Natur der Ärzteschaft bewusst war, war entsprechend klar: Keiner ihrer Funktionäre wird sich dem Betrug entgegenstellen, wenngleich der Großteil von ihnen ihn medizinisch sehr wohl erkennen würde.

Die deutsche Ärzteschaft ist bis heute eine verbogene Gruppe von Individuen, deren Selbstverständnis im Wesentlichen auf einer Lebenslüge beruht, die wiederum Ausfluss ihrer Geltungssucht ist. In ihr existiert keine Kultur des menschlichen Umgangs auf Augenhöhe. Im Fachbereich der Chirurgie ist das besonders ausgeprägt. Kollegen der Anästhesie („Narkoseärzte") beispielsweise werden von Chirurgen noch herablassender behandelt als der eigene Nachwuchs. Ein Chirurg „alter Schule" gewährt seinem Kollegen der Anästhesie, der einen halben Meter von ihm entfernt den Patienten sicher durch die OP bringt, oft nicht einmal die Höflichkeit, ihn mit seinem Namen anzusprechen. „Könnte die Anästhesie mal den Tisch höherstellen!" ist eine gängige Formulierung in deutschen Operationssälen. Die meisten Narkoseärzte haben sich daran leider gewöhnt. „Die Anästhesie" bei Betreten des OP nicht einmal zu begrüßen, ist bei einigen Operateuren normal. Die häufigen Luftfahrt-Vergleiche in der Medizin hinken zwar meist allzu sehr, hier aber passt einer ausnahmsweise: Man stelle sich vor, beim Einsteigen in den Urlaubsflieger durch die geöffnete Cockpittür einen vergleichbar schroffen Dialog zwischen den Piloten mitzuhören. Das Vertrauen in die Sicherheit des Fluges dürfte dahin sein. Zu Recht.

Ein weiterer Aspekt der verdrehten „Diamanten-Lehre" in der Ärzteausbildung: Der selbst ernannte „Stand" überhöht die Verantwortung des Arztes für seinen Patienten gern zum Mythos vom einsamen Kämpfer. Auch das ist nichts anderes als eine Lebenslüge. In der deutschen Universitätschirurgie ist sie bewusstseinsbestimmend. Unter ihren „einsamen Helden" gibt es folgerichtig auch keine positive Kollegialität. Ein Kollege ist entweder Befehlsempfänger oder Konkurrent um die Gunst des Chefs. In jedem Fall gilt es, ihn auszustechen oder zu unterwerfen. Dabei ist persönliche Demütigung das wirksamste Mittel. Diesem Arbeitsprinzip folgt meines Wissens heute keine andere legale Organisation mehr. Ärztetypisches Führungsverhalten bringt heute außerhalb der Medizin meist ein schnelles Karriereende. Wieso überlebt es aber im System Krankenhaus? Verfolgen nur defizitäre Charaktere eine Klinikkarriere? Beobachter aus Industrie und Fachpresse stellen solche Fragen häufig. Die Antwort lautet: Weil Klinikärzte aus Opportunismus und Abhängigkeit in einem antiquierten Weiterbildungssystem jede Konfrontation mit ihren Vorgesetzten vermeiden. Eine objektive Notwendigkeit für Kasernenhofton und Miniaturdiktaturen gibt es nicht. Die persönliche Erniedrigung beziehungsweise Unterwerfung der Assistenten durch den Chefarzt trägt nicht zu dessen „Abhärtung" gegen die unfraglich reichlich vorhandenen Widrigkeiten des Berufes bei.

Die deutsche Ärzteschaft hat die Entwicklung eines Kollegialsystems in gleicher Weise verpasst wie die Gesellschaft Deutschlands die eines gesunden Bürgertums. Wer das verstanden hat, dem muss klar sein, warum die „Ärztekammern", die öffentlichrechtlichen Körperschaften (= Behörden) der „Selbstverwaltung", diese Probleme keinesfalls je werden lösen können, sondern vielmehr ihr Ausdruck sind. Die Facharztweiterbildung Deutschlands untersteht allein der Hoheit dieser Ärztekammern. Sie müssen, zusammen mit dem größten Teil des übrigen Korruptionsapparats des deutschen Gesundheitssystems, ersatzlos abgerissen werden. Fast all ihren Angehörigen ist diese Tatsache bewusst und fast alle gestehen dies im Vier-Augen-Gespräch offen ein. Die Ärzteschaft ist, wie das Gesundheitssystem im Ganzen, eine Lebenslüge; für viele von uns leider eine tödliche. Mit dem „Impf"-Betrug von 2022 wurde sie auch für Außenstehende unübersehbar.

Corona machte die Lüge unübersehbar

Die innere Beschaffenheit der deutschen Corona-Republik macht schmerzhaft klar: Die Apokalypse des Nazireiches ist nicht die Ursache deutschen Selbsthasses. Sie war ebenso eine Folge wie die Ereignisse unserer heutigen Gegenwart. Eine Folge, wie sie auch die ständigen Schuldvorwürfe an „die Juden" oder „die Amis" sind. So wenig, wie es je irgendeinen Ansatz der Rechtfertigung für den millionenfachen Mord an Juden, Behinderten und anderen „minderwertigen" Menschen geben kann, kann je einer der heutigen Täter die Folter und die Vergiftung seiner eigenen Kinder entschuldigen; auch nicht das einsame Sterben der Alten und Kranken in den Kliniken und Heimen, denen er sie ausgesetzt hat. Der „gute Glaube" aller Mitläufer der Corona-Jahre war kein anderer als jener der Nazischergen in den Lagern.

Deutschlands Wahrheit 2024

Deutschlands Untertanengeist prägte denn auch seine Entwicklung seit dem Ende der DDR. Die Wahrheit nämlich ist: In 30 Jahren seit der Wende wurde nicht die Einheit, sondern die Spaltung Deutschlands täglich tiefer. Eine Spaltung nicht nur zwischen Ost und West, nicht zwischen links und rechts allein, nicht nur zwischen arm und reich, sondern die Spaltung zwischen allen Bürgern.

Sie ist gewollte Spaltung, die allein einem Zweck dient: das zu zerstören, was Demokratie auszeichnet – freie Bürger und ihre Achtung voreinander; freie Bürger, die über alle Unterschiede miteinander Frieden wahren. Denn ohne solche freien Bürger gibt es nur Herrscher und Beherrschte – Untertanen.

Nach 30 Jahren Spaltung kennt unser Land heute keine freien Bürger und keine funktionierende Demokratie; keine Gewaltenteilung, keine Meinungsfreiheit, die diese Namen noch verdienten. Nach 30 Jahren stetig wachsender Spaltung bezeichne ich unser Land als bankrott: seit Langem schon politisch und ebenso sozial. Nach 30 Jahren Spaltung steht auch das Letzte vor dem Ende, was in diesem Land noch Frieden wahrte: unsere Wirtschaft, unser Wohlstand.

Unser Bankrott ist heute schon sicht- und spürbar: Unsere Straßen und Brücken sind großteils so marode wie unsere Strom- und Leitungsnetze. Am schlimmsten aber: das Zerfallen und Verrotten unserer Kindergärten und Schulen, äußerlich und innerlich. Es fehlt an allem: Lehrer, Bücher, vor allem aber: auch am Willen. Seit Jahren zerfallen die Grundlagen unserer bloßen Existenz. Und heute, nach zwei Jahren blanken Wahnsinns, fehlt es uns auch an Strom und Gas und am Allernötigsten: dem Frieden, den wir uns als Bevölkerung so sehr wünschen.

Das erste Mal seit dem Ende des Weltkrieges droht uns tatsächlich – und ohne jede Not – wieder ein Krieg mit Russland. Es scheint absurd: Noch immer ersticken manche in diesem Land fast an den Resten seiner Überfülle, während immer mehr Bürgern die Armut und der Kampf ums nackte Überleben droht.

Die offensichtlich systematische Zerstörung unserer Zukunft hat einen Grund vor allen anderen: die Dekadenz der Korruption, die Selbstsucht und die Skrupellosigkeit der Macht. Sie ist nicht verschworen oder heimlich, sie stützt sich ganz offen auf die Seilschaften der politischen Parteien.

Die Korruption dieser Parteien ignoriert ganz offen alle Werte unseres Grundgesetzes ebenso wie jedes Recht. Die Korruption dieser Parteien ist unpolitisch. Sie ist kein Kampf der Ideologien. Ihr Antrieb ist nicht Weltanschauung. Hinter der Lähmung dieses Landes, hinter der Spaltung seiner Bürger und der Vernichtung unserer Zukunft stehen weder links noch rechts.

Der einzige Antrieb dieser Täter ist offensichtlich ihr eigener Vorteil, ihre Macht, ihr Reichtum. Restlos alles, was sie treiben, dient einzig und allein dem Erreichen persönlicher Ziele, ohne Rücksicht auf Verluste. Mit Plan und Vorsatz werden sie es weiter vorantreiben, ganz gleich, wie es uns dabei ergeht. Da bin ich mir mittlerweile nach allem, was ich selbst erleben und beobachten musste, sicher. Die Wahrheit aber ist: Wir mussten es kommen sehen.

Ein Regime von solch skrupellosen Akteuren, wie wir sie heute vor uns haben, kann nur in einem Staat gedeihen, von dem seine Bürger sich abgewendet haben. So leisten wir uns heute einen Wirtschaftsminister, der von Finanzen und dem Umgang mit denselben so viel versteht wie die Kleinkinder, für die er hauptberuflich Bücher schreibt. Wir unterhalten mit unseren hohen, unfreiwilligen, erpressten Steuern eine Außenministerin, die sich in ihrer eigenen Sprache kaum verständlich machen kann – geschweige denn in einer anderen. Wir bezahlen einen Arbeitsminister, der in seinem Leben keinen Tag verbrachte in freier Wirtschaft und für Betriebe nie etwas anderes schuf als Hindernisse. Wir alimentieren einen meiner Meinung nach Gewaltverbrecher als Gesundheitsminister und schauen zu, wie er sich als Arzt und Wissenschaftler inszeniert – und mit dem Anstrich von Kompetenz die Gesundheit von Millionen Menschen mittlerweile nachweislich schädigt, um Milliarden für ganz wenige zu verdienen. Wir dulden ein Regime, dessen Wesenskern es ist, alles nur zu verhöhnen, durch das wir Bürger es bezahlen: Leistung, Verantwortung und vor allen Dingen: Arbeit.

Diese Partei-Seilschaften verhöhnen uns als Gesellschaft ganz offen, wenn sie ihre Handlanger und gescheiterten Minister beispielsweise an der Spitze unseres Verfassungsgerichtes installieren oder in Führungspositionen von Behörden setzen.

Wenn solche Unfähigkeit und solche Korruption, wenn die Verweigerung jedweder Leistung, wenn das Verleugnen jeder Verantwortung für eigenes Tun die höchsten Ämter eines Staates rauben können, dann nur deshalb, weil seine Bürger ihn aufgegeben haben. Die Korruption, die unseren Staat zersetzt, hat heute einen Grad erreicht, der all jene demütigen muss, die sich des eigenen Verstandes noch bedienen.

Mit einer selbst erfundenen Sprache, die die Menschen sogar ihrer natürlichen Biologie berauben, glatter Leugnung einfachster Naturgesetze, nicht nachvollziehbarer freier Geschlechterwahl, sogenannter „erneuerbarer Energie" oder „menschengemachtem" Klimawandel, mit all diesen Aspekten der großen Agenda verhöhnen sie ganz offen jeden, der noch halbwegs klar denken kann. Und die, die es wagen, das auszusprechen und die Dinge zu benennen, die verfolgen sie mit allen Mitteln, grenzen sie aus und jagen sie. So geht Faschismus – immer wieder. Haben wir aus der Geschichte wirklich nichts gelernt?

Wir wissen nach den letzten vier Jahren: Corona war nur ein Werkzeug für die Umsetzung einer lange Zeit genau durchdachten und geplanten Agenda. Vier Jahre sind gewiss verloren seit dieser frei erfundenen Pandemie. Viel mehr noch aber: 30 Jahre seit dem Fall der DDR.

Seitdem haben wir als Bürger das stete Wachstum dieser Korruption genährt, die heute aus uns Untertanen macht. Es ist unsere eigene Lethargie und Feigheit, die dazu geführt hat.

Denn wahr ist: Keine Kraft in diesem Land hat sich bisher wirklich für unsere Freiheit interessiert – vor allem nicht wir selbst. Keine Kraft in diesem Land seit den Ostdeutschen von 1989 hat sich jemals für unsere Würde als Bürger interessiert. Jetzt erst sehen wir das – da wir mit allem schon am Abgrund stehen, am Abgrund der Parteien-Korruption. Jetzt erst, da bei Millionen Bürgern das Vertrauen in die Berufspolitik zerstört ist und bei Millionen – zu Recht – nie wiederherzustellen sein wird. Jetzt erst, da die Säulen unserer nackten Existenz für alle sichtbar wanken, erkennen wir das nahe Ende. Aber gut so! Endlich!

Denn unsere Bequemlichkeit allein hat uns träge gemacht. Es war zu allen Zeiten nur die Angst vor Wohlstandsverlust, die aus Bürgern Untertanen machen konnte. Und darum ist es unsere Aufgabe als Bürger, endlich jene zum Teufel zu jagen, die in Berlin und Brüssel nichts anderes als unsere Zukunft rauben. Es wird in Kürze die Wirtschaft sein, die auch dem Letzten klarmacht: Unser Dach brennt! Und wir müssen löschen!

Wer für Demokratie steht, wer seine Freiheit liebt und die seiner Kinder, der muss jetzt aufstehen, Gesicht zeigen und anpacken. Er muss jetzt handeln, vor allem dann, wenn er in diesem Land eine Uniform trägt oder ein Amt innehat.

So wichtig diese Erkenntnis ist, so wichtig ist eine zweite: Jetzt ist nicht die Zeit, darüber zu streiten, welches Wasser zum Löschen wohl am besten ist. Jetzt ist nicht die Zeit zu diskutieren, welche Täter wohl im Hintergrund die Strippen ziehen. Denn diese Diskussion und dieser Streit machen den Schaden für uns minütlich größer und lenken ab von dem, was es zu tun gilt.

Es ist völlig egal, ob unser Grundgesetz eine Verfassung darstellt oder nicht. All das Streiten darüber tut nichts zu unserer Sache, es dient einzig und allein dem Feind. Denn wo wir ihm direkt entgegentreten, da hat er blanke Panik: Er toleriert niemanden, der die Wahrheit offen ausspricht. Er inhaftiert beides, Wahrheit und Menschen, prügelt sie zu Boden. So wie vielfach geschehen bei diversen friedlichen Demonstrationen der vergangenen Jahre. Und wo wir in Frieden und mit einem Lächeln zusammenkommen, dahin schickt er seine Knüppeltruppen, unter deren Schildern, Stiefeln und Schlägern der Erste von uns schon lange zu Tode kam. Unser Feind, das ist allein die Korruption, die Korruption jener Partei-Seilschaften, die wir seit über 30 Jahren dulden. Machen wir Schluss damit! Machen wir Schluss mit dieser Korruption und endlich einen Neuanfang!

Wie aber können wir den finden? Wie soll er aussehen, dieser Weg? Was sollen wir bei all der Macht der Täter und der Zerstörung unseres Staates als Bürger denn noch ausrichten können?

Die Antwort darauf ist offensichtlich, denn das Regime gibt sie uns jeden Tag: Sie steht in unserem Grundgesetz und liegt so klar vor uns, dass viele sie nicht sehen: Es sind die Parlamente eines Landes, in denen jede Tyrannei beginnt. Es sind die Parlamente eines Landes, in denen Korruption Demokratie zersetzt. Darum müssen es die Parlamente unseres Landes sein, in denen wir unsere Würde wiederherstellen. Es müssen die Parlamente unseres Landes sein, mit denen wir die Regime dorthin jagen, wo sie hingehören: vor die Gerichte einer unabhängigen Justiz! Eine Justiz, die wir befreien müssen aus der Geiselhaft dieser Parteien-Korruption.

Das Regime in Berlin muss enden – und mit ihm das in Brüssel. Das Regime in Berlin muss enden – und mit ihm jeder Parteienvorrang bei unseren Wahlen ebenso wie in unseren Medien und der Wirtschaft. Unser Grundgesetz könnte es uns deutlicher nicht machen, dieses Verbrechen der Parteien:

Mitwirken, sagt es, dürfen sie an unserer Willensbildung. Mitwirken! Nicht kapern! Raus also mit den Listen der Parteien!

Raus mit ihren „Vorschlagsrechten" und all dem, was unser Grundgesetz nie wollte! Raus mit der Gier der Parteienkorruption aus unseren Parlamenten! Raus mit ihren Schergen, die zuletzt in Berlin ganz offen das fälschten, was unserem Grundgesetz nach freie Wahlen seien sollten! Lösen wir sie auf, die dekadenten Parlamente der Parteienkorruption, und wählen wir sie neu: zum ersten Mal nach 32 Jahren – frei! Frei von der Korruption all dessen, was gegen unser Grundgesetz aus Bürgern heute Untertanen macht. Lasst uns danach dann in den Parlamenten streiten: Linke, Rechte, alle anderen – als Demokraten – über alles und in Frieden! Im wirklichen Sinne der Demokratie! Dieser Weg, in Frieden, steht uns frei, ob sie uns schlagen mögen, treten oder auf uns schießen. Nur dann aber, wenn wir die Realität unserer Gegenwart erkennen und akzeptieren.

Es droht, im Feuer zu enden

Das Nahziel der regierenden Kräfte ist heute, im Juni 2024, offenbar die Intensivierung der innerstaatlichen als auch der äußeren Konflikte. Während der innere Konflikt längst in Gewalt umgeschlagen ist, verschärft sich auch die Lage im Ausland täglich. Letzteres stellt auf lange Sicht die ungleich größere Bedrohung für uns alle dar. Wenn Bundeswehr-Generalinspektor Carsten Breuer vor dem versammelten Korps (ausschließlich) der regimetreuen Presse von „Krieg" und „Ostflanke" holpert, dann mag man ihn zwar lächerlich finden und seine Armee noch dazu. Beides auch mit allem Grund. Trotzdem muss man diesen Mann und seine Worte ernst nehmen: Breuer ist ein Werkzeug. Das Hauptwerkzeug gar seines Oberkommandierenden, des Verteidigungsministers Boris Pistorius, Staatsmedienliebling und Möchtegern-Kriegskanzler ihrer Funktionäre. Pistorius strebt nach „Kriegstüchtigkeit". Das sagt er ganz ausdrücklich und auch immer wieder. Sein Werkzeug Breuer sowieso. Auch Karl Lauterbach strebt nach „Kriegstüchtigkeit" und Robert Habeck sowieso, der sei, bemerkte er ausdrücklich, schließlich auch „Rüstungsminister". Sogar die Bundesbildungsministerin, deren Namen kaum einer je gehört hat und die unserer Verfassung nach auch für die Schulen unseres Landes nicht zuständig ist, sogar sie spricht von „Kriegstüchtigkeit" und will an diesen Schulen, die sie nichts angehen, die deutsche Jugend wieder krisenfest machen. Wer aus all dem noch immer auf etwas anderes schließt als den festen Vorsatz zu einem baldigen Kriegseintritt Deutschland, der lebt in einer Lüge.

Wann genau? Gegen wen? Das ist aus Sicht derer, die diesen Krieg benötigen, absolut zweitrangig. Ihre Kriegsziele wie auch ihren Weg dorthin, die haben sie genau vor Augen. Da gilt der Ausspruch Kayvan Soufi-Siavashs: „Nichts ist je so gut vorbereitet wie ein Krieg, der ‚plötzlich' ausbricht." Dass der erste Gegner in diesem neuen Krieg Russland heißen dürfte, gilt als gesetzt.

Wann genau er denn ganz „plötzlich" beginnen wird, ist deutlich unklarer. Wenn es nach den Figuren an den Schalthebeln der Macht geht, wohl sehr bald. Heiße Kandidaten für das „wo" sind die Klassiker: einerseits das Baltikum, wo die Bundeswehr derzeit ihre erste eigene Auslandsbasis bezieht. Andererseits natürlich der Balkan, in dem es seit dem NATO-Krieg gegen Serbien 1999 nie zur Ruhe kam.

Wahrscheinlicher aber noch, und damit mein persönlicher Tipp, dürfte die Antwort auf das „wo" lauten: im „Cyberspace". Dieser Cyberspace bietet sich aus dem gleichen Grund für die Eröffnung des Gemetzels an wie Corona-Viren für die inszenierte COVID-Pandemie. Niemand nämlich vermag auf den ersten Blick zu erkennen, dass wieder alles eine Lüge ist. Diese Lüge wird lauten, dass der böse Russe im Cyberspace seinen „kriegerischen Angriff" auf Deutschland und die NATO unternommen hat. Und dass dem „friedliebenden Westen" natürlich nichts bleibt, als erneut alle seine Prinzipien und Gesetze zurückzustellen – um ausgerechnet in deren angeblichen Namen zu töten. Wer dann ruft: „Moment mal, woran kann ich denn erkennen, dass ein solcher Angriff überhaupt stattfand und noch dazu durch Russland? Ist das nicht allenfalls eine Vermutung?" Wer solches vorbringt, der ist dann der neue Querdenker und zugleich natürlich noch viel schlimmer als die alte Sorte: ein Kriegsquerdenker nämlich, ein Verräter, wenn nicht gar ein feindlicher Agent.

Deutschlands Armee-Ersatz, die Bundeswehr, hat für dieses neue „Theater of War", wie es die NATO nennt, tatsächlich ein eigenes Kommando. Kaum einer hat das mitbekommen. Die Absurdität dieser Einrichtung könnte nicht größer sein in einem Land, dessen technischer Entwicklungsstand noch immer durch das Faxgerät markiert wird.

Wozu nun aber dieser kommende Krieg? Mit welchem Ziel? Die Antwort ist seit Anbeginn der Menschheit immer die gleiche: aus Gier. Kein Geschäft ist lukrativer als der Krieg, kaum eine Industrie mächtiger als die der Rüstung. Über das Ausmaß der Korruption wie auch der Gier unter den Funktionären unserer Parteienherrschaft kann nach den vergangenen vier Jahren ihres Massenmordes unter dem Vorwand der sogenannten Corona-Pandemie kein Zweifel mehr bestehen. Spätestens seit ihrem „Impf"-Betrug mit den Giften von Biontechpfizer & Co. machen sich diese Täter ja nicht einmal mehr die Mühe, noch die Illusion der Trennung von Politik und Wirtschaft zu erzeugen. Unter der Herrschaft dieses militärisch-industriellen Komplexes wurde die Bundesrepublik in den vergangenen drei Jahren zum Teilhaber der größten Kriegswerften Deutschlands. Sie hat zeitgleich dafür gesorgt, dass die Fabriken für „unser" Kampfpanzer-Premiummodell direkt vor Ort auf dem Schlachtfeld in der Ukraine gebaut werden. In all dem wird der immer gleiche Grund deutlich, aus dem Krieg begonnen wird: die Gier nach Geld, die Gier nach Macht.

Dem Zeitpunkt dieser Gier in ihrer Reinform Krieg wieder freien Lauf zu lassen, bestimmt ein anderer Faktor: der innere Verfall Deutschlands. Er lässt den Machthabern inzwischen keine andere Wahl – so sie den eigenen Kopf noch retten möchten. Die Hauptakteure unserer Parteienkorruption haben es in den letzten drei Jahren zu weit getrieben mit ihrer Ausbeutung unseres Landes; mit der Zerstörung unserer Währung und unserer Infrastruktur. Sie stehen heute mit dem Rücken an der Wand. Das eint sie mit dem Unrechtsregime des Ukrainers Wolodymyr Selenskyi. Um ihre Herrschaft zu erhalten, bleibt inzwischen nur, das offene Morden ins eigene Land zu tragen. Sie werden Deutschland in einen Krieg stürzen, den es aus keinem anderen logischen Grund als diesem geben muss. Dieser Krieg, den sie als „Verteidigungsfall" im Sinne unseres Grundgesetzes zu verkaufen suchen werden, wird wieder nichts als ein Angriffskrieg sein, ein Angriffskrieg, ausgehend von Deutschland.

Dieser Krieg wird ihnen Vorwand sein, all unsere Wahlen auszusetzen im Bund und in den Ländern; Wahlinszenierungen, die ohnehin verkommen sind zu offenem Betrug. Ihr Krieg wird ihnen Vorwand sein, alle jene Dissidenten zu verhaften, die noch nicht im Exil sind. Vorwand, ihre Sendungen und Texte zu verbieten und sie als Spione, als feindliche Agenten abzuurteilen. Wenn Berlins Landesministerin („Senatorin") für Justiz nun fordert, „Desinformation" unter Strafe zu stellen, um eine „Lücke" im Gesetz zu schließen, ist das nichts anderes als eine weitere der inzwischen unübersehbaren Vorbereitungshaltungen für diesen Krieg. Wir müssen diese Wahrheit unserer Gegenwart akzeptieren: Ein Widerstand gegen das herrschende Regime von Verfassungsfeinden, ein zu allem Verbrechen entschlossenes Regime auf Kriegskurs kann nur unter Inkaufnahme eigener Kriminalisierung durch diese Täter möglich sein. Es kann kein Szenario mehr geben, in dem eine Nancy Faeser oder ein Karl Lauterbach noch einer Haftstrafe entgehen könnten. Das wissen sie. Und wer das endlich sieht und ehrlich mit sich ist, muss auch erkennen:

Keine Partei und kein Erlöser wird uns von diesen Verbrechern der herrschenden Parteienkorruption befreien. Es ist allein an uns, den Journalisten Julian Assange aus seiner Folterhaft zu befreien und die Politiker, die gegen ihren Amtseid verstoßen, der Strafe zuzuführen, nach der ihre Taten schreien.

Wir sind es, die den Syndikaten von „EU", „WHO" und „NATO" endlich den Rücken kehren und sie samt aller anderen Besatzer aus unserem Land jagen müssen. Es ist an uns, Deutschland endlich zu dem zu machen, was es auf dem Papier lange sein möchte: ein Land der Freiheit, der Demokratie und der Rechtsstaatlichkeit. Nichts davon wird es je werden ohne eine Revolution: eine Revolution für unser Grundgesetz. Die können wir erreichen in Frieden und mit Humor, ganz einfach dadurch, dass wir die Verbrecher bei ihren Namen nennen und ihnen die Wahrheit ins Gesicht rufen, wo immer wir sie antreffen.

Von klaren Worten zu lebensverändernden Impulsen

Du wirst es sicherlich festgestellt haben: Paul hält von der sogenannten „cancel culture“ rein gar nichts. Die Dinge gehören knallhart zur Sprache gebracht und verändert, basta! Meiner Meinung nach trifft er den Nagel auch zentral auf den Punkt: Es ist an uns, die Dinge jetzt zu verändern. Es ist an uns, aufzustehen, Stimme zu erheben, aufzuklären und für unsere Freiheit einzutreten.

Mit dem Wissen aus diesem Buch und der Verbindung zu uns, dem Team „Gesicht zeigen“, hast du wunderbare Voraussetzungen für deinen aktiven Beitrag an der positiven Entwicklung unseres Landes. Bevor du dich jedoch an die Arbeit machst, lade ich dich zu einem ganz besonderen, um nicht zu sagen außergewöhnlichen elften Kapitel ein. Außergewöhnlich, weil du auf den nächsten Seiten von Dingen liest, die dir bisher vielleicht noch unbekannt waren oder gar befremdlich klingen. Doch eventuell ist gerade auch hier ein Aha-Erlebnis versteckt, das dein Leben in eine bessere Richtung lenkt.

Menschen, die ich als Coach seit nunmehr fast drei Jahrzehnten auf dem Weg zu ihren Zielen, ihrer Berufung und ihrem Lebensglück begleiten darf, bestätigen mir immer wieder, wie wichtig es ist, ab und zu von außen einen positiven Impuls zu erhalten. Und gerade jetzt, in diesen turbulenten Zeiten, in denen der Irrsinn kein Ende zu nehmen scheint, ist es von besonders großer Bedeutung, regelmäßig Impulse zu bekommen, die dich und deine Zuversicht stärken. Daher haben wir dir auf der Zielgeraden dieses Buchs jede Menge davon in ein ganzes Kapitel gepackt.

Du lernst in wenigen Augenblicken eine einzigartige Frau kennen, die ich vor nicht allzu langer Zeit eher als gewöhnlich beschrieben hätte. Doch in den letzten fünf Jahren ist sie in meinen Fokus geraten, weil sie eine unglaubliche Gabe hat. Sie versteht es wie kaum eine andere, Menschen in relativ kurzer Zeit auf die Sonnenseite des Lebens zu führen. Wenn du bereit für Neues bist, wirst du jetzt jede Menge Aha-Erlebnisse haben können. Also bleibe offen und neugierig, es wird zu deinem Vorteil sein ...

Bitte weiterblättern zu Katja Jäger ...

WUNDER GESCHEHEN

Katja Jäger

Zehn hoch spannende Kapitel liegen nun hinter dir. Du bist bereits tief in die Welt der Autoren und ihrer wertvollen Erkenntnisse eingetaucht und hast eine allumfassende Transformation begonnen.

Wie wäre es nun, wenn du am Ende dieser Buch-Reise erkennst, dass es einen Raum gibt – eine Dimension, ein Bewusstsein jenseits aller Konstrukte und Systeme –, der dir, unabhängig von der Zeit und allen Ereignissen im Außen, jederzeit zur Verfügung steht?

Und wenn du erkennst, dass du in diesem Raum unkontrollierbar bist – unkontrollierbar von Politik, von C-Krisen, von K-Krisen, von Gesellschafts-Systemen, von Gesundheits-Systemen, von Finanz-Systemen – und dir in diesem Raum deines Bewusstseins grenzenlose Möglichkeiten zur Verfügung stehen?

Vielleicht fragst du dich jetzt, wie das funktionieren soll und was dieses Thema in diesem Buch „verloren" hat? Doch neben dem Gewinn von Erkenntnissen und dem damit einhergehenden wachsenden Vertrauen in dich und deine Zukunft ist es auch unser Ziel, dich in deinem Urvertrauen in deine eigenen Fähigkeiten und vor allem in deiner Schöpferkraft zu stärken. Denn du bist die Veränderung!

Begib dich daher nun, am Ende dieses Buches, auf eine Reise in deine dir ureigene Schöpferkraft und erkenne, dass du den heiligen Gral deiner Realitätsgestaltung jederzeit inmitten deiner selbst präsent hast. Es geht um die profunde Erkenntnis, dass du niemals ein Opfer der Umstände gewesen bist, sondern dass du dich durch deine Paradigmen, Ansichten und Glaubensmuster in bestimmte Felder begeben hast und gleichzeitig selbst jederzeit über die volle Befehlsgewalt verfügst, diese Einkerkerung zu beenden.

Nimm dir vor, für dieses letzte Kapitel besonders offen und wissbegierig zu sein. Wenn du bereit bist, alte Glaubenssätze, Ansichten, Meinungen und Muster über Bord zu werfen, dann wird dir etwas Wunderbares widerfahren ...

An dieser Stelle bitte ich dich, dir das Universum als eine riesige Bibliothek mit Milliarden von Büchern vorzustellen, die allesamt parallel existent sind. Unzählige Geschichten, unzählige Konzepte, unzählige Ansichten, die dir jederzeit zur Verfügung stehen, und du wählst, zu jeder Zeit in deinem Leben, welchen Büchern, sprich, welchen Konstrukten du deine Aufmerksamkeit, deine Energiemünzen schenkst, sodass sich diese entsprechend als Abdruck in deiner 3-D-Realität ausgestalten.

Wo befindest du dich gerade jetzt in deiner Universums-Bibliothek? In welche Geschichten hast du dich eingewählt, diese als Wahrheit für dich abgekauft und ihnen somit den vollen Raum inmitten des unfassbar großen Geschenkes deiner irdischen Verkörperung gewährt?

Sind in deinem Leben noch viele Mangel-, Drama-, Stress-, Angst-, Lethargie-, Zweifel-, Schuld- und Mittelmaß-Felder präsent? Wie kann es jetzt für dich gehen, in deiner Universums-Bibliothek ein vollkommen neues Kapitel aufzuschlagen?

Wie kannst du endlich in das atemberaubendste Kapitel deines Lebens, in deinen goldenen Fülle-Fluss springen und dich selbst als immerwährenden Schöpfer deiner Realität erkennen, um somit grenzenlosen Zustrom auf allen Ebenen deines Lebens zu kreieren?

Bevor wir gemeinsam den Deep Dive in diese Themen wagen, nehme ich dich zunächst auf meine eigene Reise durch die Universums-Bibliothek mit. Wie konnte ich meine persönlichen „Drama, Mangel, Stress, keine Zeit, kein Geld"-Bücher gegen Bücher über ein Leben im Paradies eintauschen? Ein golden glitzerndes, überströmendes Fülle-Leben, in dem jederzeit Milch und Honig fließen, wenn ich es erlaube?

Wie kam es also dazu, dass ich auf die Idee kam, Online-Kongresse zu veranstalten, mein eigenes Unternehmen zu gründen und immer tiefer und tiefer in das Feld der unbegrenzten Möglichkeiten einzutauchen?

Bis 2017 war ich in meinem früheren Leben, wie ich es heute oft bezeichne, als Projektmanagerin mit einer 60/70-Stunden-Woche ständig unterwegs und mehr oder weniger Wochenend-Mutter, da ich wochentags zumeist sehr spät nach Hause kam.

Unsere Kinder waren damals ein, vier und acht Jahre alt, und nicht nur sie und ich litten zunehmend an der permanenten Stresssituation, sondern auch die Ehe mit meinem Mann Gordon, da wir beide nur noch mechanisch funktionierten und es schlichtweg keinen Raum für eine nährende Verbindung zwischen uns gab.

Mein Leben damals fühlte sich an wie ein permanenter Spagat zwischen zwei Welten. Ich fühlte mich unendlich ausgebrannt, müde und vollkommen erschöpft, mein Körper war absolut am Limit.

Als ich im Herbst 2017 für vier Wochen mit einer schweren Lungenentzündung das Bett hüten musste und nicht sprechen konnte, fand ich mich in einer Situation wieder, in der ich körperlich das erste Mal in meinem Leben vollkommen ausgeknockt war (bis zu diesem Zeitpunkt war ich nie wirklich krank). Seit Jahren hatte ich durch meine Bettlägerigkeit endlich das erste Mal ausgiebig Zeit zum Nachdenken und dazu, die Dinge Revue passieren zu lassen.

Allerlei Gedanken kreisten in mir, unter anderem kam mir auch immer wieder dieser eine Impuls: Warum denkst du eigentlich immer nur für die anderen groß, für deinen Arbeitgeber und für die Kunden-Unternehmen, und was ist mir dir selbst? Mein Auftrag in unserem Vertriebs-Team war es, Millionen-Verträge mit Konzernen sowie mit großen Mittelstandskunden abzuschließen – ein harter, männlich dominierter Vertriebsjob, in dem es vor allem darauf ankam, groß zu denken, um neue Key-Account-Projektverträge zu akquirieren. Und ja, ich war sehr erfolgreich in meinem Job, was sich jedoch in keiner Weise in meinem Gehalt widerspiegelte. Im Gegenteil, auch finanziell kratzte meine Familie zumeist am Limit. Nicht mal die Finanzierung eines Eigenheims war möglich, einen Urlaub konnten wir uns nur einmal pro Jahr leisten.

Was ich also rückblickend zu diesem Zeitpunkt nicht vermochte, war es, für mich selbst groß zu denken, meine eigenen großen Ziele und atemberaubenden Wahlen zu formulieren. Und genau das habe ich dann im Herbst 2017 noch während meiner Krankheit nachgeholt und habe den felsenfesten Entschluss gefasst, ich gehe nicht mehr in mein altes Stress-Leben zurück. Denn: Ich wollte meine Kinder aufwachsen sehen und ich wollte nicht, dass mein Mann mir die Pistole auf die Brust setzt und sagt, dass er keine Zukunft mehr für unsere Ehe sehe, denn dieses in mechanische Strukturen eingeklemmte Hamsterrad-Dasein ließ auch ihn immer unglücklicher werden.

Ich traf in diesen Wochen der Kehrtwende gleich mehrere neue Wahlen – ich wollte ein erfülltes Leben auf allen Ebenen. Ich wollte den Raum und die Zeit dafür schaffen, eine glückliche, entspannte Mutter für meine glücklichen Kinder zu sein sowie eine präsente Frau für meinen Mann in einer Beziehung mit Genuss und Vibration. Und das sollte längst nicht alles gewesen sein, denn gleichzeitig traf ich die Wahl, endlich all meine finanziellen Limitierungen gehen zu lassen und den vollen Geld-Zustrom in mein Leben einzuladen.

Noch im Krankenbett ging ich mit meinen neuen Wahlen förmlich schwanger und fand mich in einem äußerst spannenden Dialog mit dem Universum wieder. Immer und immer wieder stellte ich in diesen Wochen die Fragen ins Feld:

Wie kann das jetzt für mich gehen, diese Matrix der Begrenzungen hinter mir zu lassen? Wie kann das für mich gehen, unendlich viel Zeit zu haben für meine Familie? Wie kann ein orts- und zeitunabhängiges Business für mich gehen? Wie kann finanzielle Freiheit für mich gehen?

Und die Antwort kam prompt in Form eines hartnäckigen, immer wiederkehrenden Impulses, der mir sagte: Geh dorthin, wo Menschen bereits erfolgreich umgesetzt haben, was du willst! Veranstalte einen Online-Kongress und führe Interviews mit Menschen, die auf der anderen Seite stehen, nämlich genau dort, wo du jetzt hinwillst – in einem selbstbestimmten und finanziell freien Leben.

Du kannst dir nicht vorstellen, was dies für ein Glücks-Rauschen in meinem gesamten System auslöste! Die volle Energie kam bis auf Zellebene in meinen Körper zurück und ich fühlte eine noch nie gekannte Vibration und brannte lichterloh, endlich in das Geschenk meines neuen Lebens aufzubrechen.

Ich machte also Nägel mit Köpfen und kündigte nach 14 Jahren im Angestelltendasein meinen Hauptverdiener-Projektmanager-Job, der mir noch für die nächsten 20 Jahre sicher gewesen wäre, und setzte alles auf eine Karte – es gab keinen Plan B!

Ich wusste, die Zeit war reif, mich selbst zu überholen – die Goodbye-Hamsterrad-Erfolgsserie war geboren und sollte zu einem der größten Online-Kongress-Projekte im D-A-CH-Raum werden.

Heute, nur sieben Jahre später, bin ich Business-Coach, energetische Mentorin und die Veranstalterin von zwei der größten Online-Kongress-Projekte im deutschsprachigen Raum – der Goodbye-Hamsterrad-Erfolgskongress-Serie und des Supernova Festivals.

Im Goodbye-Hamsterrad-Kongress führe ich Interviews mit Experten, die bereits über die Meisterschaft mit finanzieller Freiheit und einem selbstbestimmten Leben verfügen, und zeige meinen Teilnehmern den mentalen, energetischen und auch strategischen Weg raus aus ihren Hamsterrädern. Und aus meiner Erfahrung weiß ich, es befinden sich leider viel zu viele Menschen in einer Art Hamsterrad. Insbesondere die letzten vier Jahre haben dazu beigetragen, dass diese Hamsterräder getrieben werden – durch Angst, Sorge, Unsicherheit, Panik, finanzielle Probleme und vieles mehr.

Im Kongress dreht sich alles um Insiderstrategien für passive Einkommensströme als auch darum, den Teilnehmern zu zeigen, wie sie aus der alten Matrix aussteigen und in vollkommen neue Dimensionen ihres aktivierten Fülle-Bewusstsein sowie in ihre ureigene Schöpferkraft eintauchen können.

Während der Entstehungsphase des ersten Goodbye-Hamsterrad-Kongresses habe ich natürlich selbst diesen Prozess vollzogen, mein Hamsterrad verlassen, und wir erzielten direkt nach dem ersten Kongress im Mai 2018 ein fünfstelliges Einkommen. Noch kurze Zeit davor wäre es für mich unvorstellbar gewesen, jeden Monat 20.000 Euro zu verdienen!

Im Laufe der letzten Jahre haben wir diesen Betrag vervielfacht und zeigen heute den Menschen, wie es geht, das Mittelmaß und alle Einklemmungen zu verlassen, irrationalen Zustrom mit Geld, Vibration, Magie sowie übersprudelnder Gold-Glitzer-Energie herzustellen.

Unser Leben heute: Wir führen ein finanziell unabhängiges und komplett selbstbestimmtes Leben an einem traumhaft schönen Ort im Chiemgau und leben dort mit unseren drei Kindern in unserem Traumhaus am See. Im Gegensatz zu früher genießen wir heute jede Menge Zeit mit unseren Kindern und natürlich auch als Paar und es gibt eine goldene Regel für uns:

Habe jeden Tag maximal Spaß und lade jeden Tag ein Wunder in dein Leben ein!

Ich berichte dir das nicht, um zu zeigen, wie toll ich bin. Weit gefehlt. Es geht mir darum, dir aufzuzeigen, was binnen kürzester Zeit möglich ist, wenn du dich entscheidest, dein Leben und deine Zukunft selbst in die Hand zu nehmen.

Ich kann für mich sagen, es gab ein Leben vor unserem Ausstieg aus dem Hamsterrad und eines danach. Heute ist es uns ein großes Herzensanliegen, Menschen auch ihren Weg aus ihren Hamsterrädern zu zeigen und vor allem zu zeigen, dass ALLES möglich ist. Und glaube mir, wenn ich schreibe ALLES, dann meine ich auch ALLES!

Wenn ich die Zeit noch mal sieben Jahre zurückdrehe, dann sehe ich 2017 auf eine Frau zurück, die mit all ihren Programmierungen und wirksamen Mustern vollkommen erschöpft und ausgebrannt war. Ich sehnte mich so sehr nach einer Strategie, mit der ich ein selbstbestimmtes Leben in finanzieller Freiheit verwirklichen konnte. Ich wünschte mir eine gute Fee mit einem Glitzersack voller Zaubertools, die meine alten Programme mit Leichtigkeit eliminieren und mich auf vollkommen neue Frequenzen katapultieren würde.

Meine tiefsten Wünsche sollten wahr werden und ich erfuhr nicht nur eine Einweihung in die Alchemie des Geld-und-Zustrom-Kreierens, sondern in die Gesetzmäßigkeiten, um Zustrom auf ALLEN Ebenen zu kreieren.

Die erste wichtige, fundierte Erkenntnis, die ich bereits 2018 unmittelbar nach dem Launch meines ersten großen Goodbye-Hamsterrad-Kongresses hatte, war:

Ich habe verstanden, dass alles, was ich glaube, alle meine Ansichten und Überzeugungen, sich als präziser Abdruck in meiner Realität formen.

Mein Leben war jahrzehntelang geprägt von meinen Ansichten und Bewertungen, dass viel Geld in unmittelbarem Zusammenhang mit sehr viel Leistung, Arbeitszeit und mit Stress, einem vollen Terminplaner und vor allem unter Druck stattfindet.

Und obwohl ich bis 2017 sehr viel arbeitete, war trotzdem nie genug Geld für große Extras oder gar Luxus vorhanden.

Warum war das aber so? Warum präsentierte sich meine Welt, mein Leben, meine Realität als Hamsterrad und nicht als goldener Fülle-Fluss?

1. Weil ich glaubte und total darauf konditioniert war, dass Geld verdienen nur unter Anstrengung und dem vollen Einsatz all meiner zeitlichen Ressourcen möglich ist.

Und 2. hatte ich vor 2017 zu keinem Zeitpunkt eine bewusste Wahl für mein Next-Level-Leben getroffen beziehungsweise dies schlichtweg nicht vom morphogenetischen Feld, dem Universum, eingefordert.

Bevor wir zum Kern dieses Kapitels, dem Thema Manifestation kommen, das auch die Essenz meiner Ausbildungsprogramme darstellt, lass uns über die absolut entscheidende Grundlage hierfür, nämlich über deine Wahl für ein Leben in der Next-Level-Frequenz, sprechen.

Lass uns direkt in das Thema Wählen, eine bewusste Wahl treffen, einsteigen. Wie ich es bereits sagte, deine Ansichten kreieren immer deine Realität.

Stell dir vor, du würdest über Geld folgende Ansicht haben: Darf ich das Universum überhaupt nach den ganz großen Wünschen fragen, zum Beispiel 10.000 Euro jeden Monat wären schon genial, aber eigentlich reichen mir 5.000 Euro locker. Doch wie wäre es, wenn es dem Universum, dem morphogenetischen Feld, vollkommen egal ist, wonach du fragst? Was, wenn es keine Ansichten darüber hat, ob es möglich ist oder nicht möglich ist? Und darüber, ob du nach viel oder wenig fragen darfst?

Wie kann das jetzt für dich gehen, welche großartige Wahl kannst du heute hier und jetzt für dich treffen, um dich aus dem Mittelmaß herauszuwählen? Formulierst du denn bereits glasklar, wie dein Leben auf allen Ebenen sein soll?

Mein heutiges Leben in der Zustrom- und Wunderfrequenz, im goldenen Fülle-Fluss, wie ich diesen Zustrom bezeichne, wäre noch vor sieben Jahren für mich undenkbar gewesen und es wird immer noch genialer und größer – und was ist der Grund hierfür?

Ich habe für meine neue Realität BEWUSST eine andere, eine höhere Ebene gewählt. UND ich fordere die göttlichen Verheißungen Tag für Tag ein.

Das mag für dich zu diesem Zeitpunkt verrückt klingen. Und bis 2017 wäre auch ich nicht im Traum auf die Idee gekommen, ich könnte Multi-Millionärin und finanziell frei sein.

Doch fangen wir bei deiner aktuellen Realität an. Schau dich mal in deiner Welt um, genauso wie sie jetzt ist, und mach dir bewusst, das alles, was du da vorfindest, hast du dir selbst kreiert, hast du selbst gewählt. Das ist eine quantenphysikalische Gesetzmäßigkeit: Du manifestierst immer, bewusst oder eben unbewusst. Deine Wohnung oder dein Haus, die Kleidung, die du trägst, dein Handy, dein Auto, all das hast du selbst kreiert. Im Übrigen hast du dir auch deine Beziehung kreiert, und zwar präzise so, wie sie sich jetzt präsentiert, zum Beispiel mit der Intimität, die dort gelebt wird. Oder eben auch nicht gelebt wird.

Du hast im Laufe deines Lebens immer noch etwas hinzugefügt und deinen Standard erhöht. Von der WG in die erste eigene Mietwohnung, später gegebenenfalls der Einzug in dein Eigenheim, vom Studenten-Auto zum komfortablen Mittelklasse-Wagen und so weiter. Du hast das alles bis zu einem bestimmten Status für dich bewusst gewählt. Möglicherweise hast du jedoch irgendwann aufgehört, nach MEHR zu fragen, und hast dich somit auf einem bestimmten Niveau festgetackert. Eventuell hast du den Paradigmen deines Umfeldes und der Gesellschaft abgekauft, dass ab einem gewissen Lebensstandard keine große Wahlmöglichkeit nach oben für dich existent ist.

Doch wichtig zu verstehen ist:

Du bist der Einzige, der entscheidet, dass die morgendliche Wahl deines Kleidungsstücks oder auf der Speisekarte deines Lieblingsitalieners problemlos umsetzbar ist, aber bei der Wahl deines Traumautos oder monatlichen Einkommens oder einem dauerhaft vibrierenden und ekstatischen Leben bist du begrenzt. Punkt.

Das ist deine Ansicht. Und diese Ansicht kreiert deine Realität.

Doch wie wäre es, wenn du deine großen Wahlen genauso easy-peasy handhaben könntest wie deine kleinen Wahlen?

Du kannst dir nicht nur deine Kleidung, die Kaffeesorte oder deine Lieblingsschokolade heraussuchen, sondern diese Wahlen funktionieren genauso mit deinem Einkommen, deinem Kontostand, deiner Wohnsituation, einer ekstatischen Beziehung, deiner Gesundheit, einer hohen Körperenergie und für alles, was auch immer du willst. Du wählst.

Doch welche Ansichten hast du in deinem Energiefeld aktiv, dass du nicht Millionen erschaffen, dass du nicht das ganz große Glück, die Beziehung deiner Träume erschaffen, nicht alles haben kannst, was auch immer du dir wünschst?

Schau dich bitte in deinem persönlichen Universum um: Hast du schon mal ganz bewusst eine Million Euro auf deinem Bankkonto gewählt? Hast du schon mal 30.000 Euro Einkommen Monat für Monat eingefordert?

Nein? Wenn du alles haben möchtest, musst du bereit sein, alles zu empfangen, aber dazu später mehr. Solange du dir immer wieder sagst, dass du mit den Dingen, wie sie sich in deinem Leben präsentieren, zufrieden bist, wird dir das Universum auch nur genau das liefern – denn du hast die entsprechenden Wahlen getroffen.

Wie wäre es stattdessen, wenn du nicht mehr bereit bist, ein Leben im Mittelmaß zu führen, und es hierfür einzig und allein entscheidend ist, dass du zunächst großartige Wahlen triffst?

Du bist derjenige, der entscheidet: „Ich brauche keine Millionen, ich will keine Millionen, Geld ist nicht so wichtig."

Geld ist einfach nur eine Energie, doch welche wunderbaren Dinge könntest du damit nicht nur für dein eigenes Leben umsetzen, sondern ein echter Beitrag für diese Welt sein, um geniale Projekte zu unterstützen?

Du bist ein Energiefeld und alles, was du in deiner Realität wahrnimmst, richtet sich nach diesem Energiefeld aus: Wenn sich deine vorherrschenden Gedanken um Einsamkeit drehen, werden sich alle Moleküle deiner Wahrheit genauso ausgestalten, dass dir dieses Energiefeld im Außen gespiegelt wird.

Wenn sich deine vorherrschenden Gedanken mit Mangelfrequenzen beschäftigen, werden sich alle Moleküle deiner Wahrheit genauso ausgestalten, dass diese Mangelfelder in deiner 3-D-Realität gespiegelt werden.

Doch was, wenn du wirklich diszipliniert und bewusst mit diesen energetischen Mustern hantierst? Verinnerliche, du bist derjenige, der stets alles erschafft.

Wie wäre es, wenn du wirklich frei wärst?

Ich möchte dich dazu einladen, auf allen Ebenen deines Lebens großartige Wahlen zu treffen und dich dafür zu öffnen, mit deinem Energiefeld auf magische Art und Weise Zustrom zu kreieren. Ich selbst bin diesen Weg gegangen und es ist genau so einfach, wie ich es hier sage: Next-Level ist immer nur eine Wahl – sag Goodbye zu jeglichem Mittelmaß, es ist deine Entscheidung!

Es geht nicht darum, ein bisschen glücklich oder zufrieden zu sein, sondern es geht darum, das Feld aller Möglichkeiten für dich zu öffnen – ein Leben voller Abenteuer, Lebendigkeit, Magie, Vibration und Spaß.

Wie würde es sich für dich anfühlen zu sagen: Es stimmt einfach alles. Ich bin gesund. Ich habe ein prall gefülltes Konto. Ich habe eine wundervolle, erfüllende Beziehung. Ich habe mit meinen Kindern eine Beziehung voller Spaß und Lebendigkeit. Ich bin total erfüllt von meinem Job. Ich bin ein Beitrag für diese Welt, sei es für deine Kunden oder wenn du spenden oder Herzens-Projekte ins Leben rufen willst.

Eine neue Ära ist für dich angebrochen. Vielleicht kannst du es schon fühlen. Sei bereit für das Empfangen, sei bereit für deine neue großartige Wahl!

Mein Herz fließt über vor Freude, dir das Feld eines Lebens der grenzenlosen Möglichkeiten zu öffnen. Manifestation ist ein Kinderspiel, wenn du die Gesetze und Spielregeln kennst. Schnapp dir jetzt einen Stift und ein Blatt Papier und tauche mit mir in die drei Geheimnisse der Manifestation ein.

Das erste Geheimnis der Manifestation ist, eine glasklare Zielsetzung für alle Ebenen deines Lebens zu formulieren – die Basis hierfür habe ich bereits im ersten Teil dieses Kapitels mit meinen Ausführungen zum Thema einer bewussten Next-Level-Wahl geschaffen.

Kommuniziere dem Universum, dem morphogenetischen Feld exakt, was du willst, das heißt, definiere sehr genau, wie die beste Version deines Lebens aussieht. Es geht um deine glasklare Zielsetzung – in jedem Lebensbereich.

Und zwar nicht nach dem Modell, wie es dir deine Eltern vorgelebt haben, nicht wie deine Freunde, deine Verwandtschaft, deine Arbeitskollegen, deine Nachbarn, die Gesellschaft dies in bestimmten Paradigmen für gut befinden, sondern definiere die beste Version deines Lebens, so wie DU es bestimmst.

Stell dir die Frage: Wie will ICH es eigentlich haben? Nimm dir jeden einzelnen Lebensbereich vor und notiere dir: Wie viel Geld will ich auf dem Konto haben, wie will ich meinen Tag gestalten, in welche Projekte möchte ich meine Energiemünzen fließen lassen? An welchem Ort der Welt möchte ich leben, mit wem möchte ich dort leben, wie soll mein Haus aussehen? Wie fühlt sich eine superglückliche Beziehung für mich an? Welcher Job wäre am erfüllendsten für mich? Wie viel Zeit möchte ich an welcher Herzensmission arbeiten? Für welche Projekte möchte ich ein Beitrag sein und so weiter.

Und geh unbedingt auch in die Details, du wirst dies sicherlich in den nächsten Tagen ins Finetuning bringen, aber wichtig ist es, JETZT damit zu starten.

Das erste Geheimnis der Manifestation ist es also, dir glasklare Ziele zu setzen und dich intensiv mit der Frage auseinanderzusetzen: Wie hätte ich es gerne?

Das zweite Geheimnis der Manifestation ist ein tiefes Vertrauen in den Schöpfungsprozess beziehungsweise in das morphogenetische Feld, in den Universums-Kellner, der dir die entsprechende Lieferung überbringt.

In dieser Phase der Manifestation steigen viele wieder aus beziehungsweise fahren ihren Kontrolletti-Verstandes-Modus hoch und die Schallplatte des alten Energiefeldes übernimmt sozusagen erneut die Drehbuch-Regie.

In der Bibel steht bereits:
„Es geschehe Euch nach Eurem Glauben."
Und genau das werdet ihr bekommen.

Doch wie funktioniert Stufe 2 jetzt in der Praxis? Es ist die 100-prozentige Überzeugung, dass die Lieferung deiner Bestellung bereits auf dem Weg zu dir ist sowie die freudige und gleichzeitig selbstverständliche Erwartung, dass du diese schon in Kürze in deiner Wirklichkeit real vorfindest.

Hierfür ist es erforderlich, aus deinen alten Paradigmen, Geschichten, Ansichten und Überzeugungen auszusteigen und dir immer wieder bewusst zu machen, dass DU ein mächtiges Schöpferwesen bist, das heißt, dein Wunsch ist dem Universum ein Befehl.

In meinen Ausbildungs-Programmen betitle ich Punkt 2 als die hohe Schule der Manifestations-Praxis, denn egal, welcher Orkan im Außen weht, du bleibst in der Energie verankert, dass du der Schöpfer deines Lebens bist und dass mit einer absoluten Selbstverständlichkeit die Erfüllung all deiner Wünsche zu dir herangetragen wird.

Und an dieser Stelle kommt das Thema Disziplin ins Spiel, in diesem tiefen Vertrauen verankert zu bleiben und nicht mehr aus dieser Energie herauszufallen. Und geh mal in die Wahrnehmung: Wie oft passiert es dir, dass du in Nichtglauben und in deinen Verstand zurückfällst? Wie oft erzählst du dir die Geschichte, dass dein Leben eben kein Ponyhof ist, sodass du in irgendwelchen Wenn-Dann-Konstrukten eingeklemmt bist, zum Beispiel „wenn ich viel arbeite, kann ich mir einigermaßen etwas leisten", oder du erzählst dir die Geschichte, dass dein Leben eigentlich ganz okay ist und du gar nicht Next-Level gehen möchtest.

Wie viel Zeit des Tages befindest du dich bereits im Energiefeld deiner wahren Wünsche und nährst dieses mit deinen Gedanken, Worten und Handlungen?

Wahrscheinlich kommt dir das sehr bekannt vor, immer wieder aus der Energie zu fallen und nicht im tiefen Vertrauen verankert zu bleiben. Wie oft hast du schon eine Zielcollage erstellt, affirmiert und konntest die Dinge dennoch nicht manifestieren? Ich kann dir sagen, warum das für dich nicht klappt, denn es ist in der Tat so, dass du dir mit deinem Verstand, mit deinem Rückfall in den Zweifel dir die Dinge wieder abbestellst.

Wenn du deinen Verstand führen lässt, funktioniert Manifestation nicht.

Und hier schließt sich sehr schön der Kreis zum Thema Quantenenergie. Du bist ein Energiefeld und dieses Energiefeld hat eine bestimmte Frequenz. Und mit dieser Frequenz ziehst du präzise alles in dein Feld. Im Rahmen deiner Verstandes-Kontrolletti-Energie ist eben genau die Frequenz deiner Paradigmen wirksam, in denen du stark begrenzt und nicht an das Feld der Wunderfrequenzen angedockt bist.

Am Ende dieses Kapitels werde ich dir verraten, wie du dieses Wunderfeld für dich öffnen und in diesen Wirbel rutschen kannst, der dir alles bringt, was du dir wünschst. Wichtig zu verstehen ist an dieser Stelle, dass es essenziell ist, deinem Verstand und deinen Ansichten aus dem Weg zu gehen, um alles zu empfangen, was du dir wünschst.

Damit sind wir schon beim dritten Aspekt der Geheimnisse der Manifestation – dem Empfangen. Und für die meisten Menschen ist Empfangen der herausforderndste Teil.

Du hast das Universum nach etwas gefragt und glasklar deine Wünsche geäußert. Du bist im tiefen Vertrauen geblieben, dass die Lieferung erfolgen wird, und du hast das entsprechende Energiefeld genährt. Und jetzt kommt ein ziemlich entscheidender Punkt, die Lieferung erfolgt immer – allerdings in einer anderen Form, als du dir das vorstellst.

Es ist nicht so, dass der Porsche-Lieferservice an deiner Tür klingelt und dir den Carrera direkt in deine Garage fährt. Nein, aber Empfangen funktioniert, indem das Universum dir Impulse schickt. Und dass du diese Impulse nicht nur empfängst und wahrnimmst, sondern vor allem die Bereitschaft hast, diese umzusetzen.

Und gleichzeitig heißt das eben auch, allen Empfangs-Hindernissen aus dem Weg zu gehen, dir keine Geschichten mehr zu erzählen, was alles nicht geht, dass du ein schwieriger Fall bist, sondern deine Blockaden und Programmierungen endlich gehen zu lassen und in deinem Energiefeld Platz für das Neue zu schaffen.

Und ein ganz wichtiger Aspekt beim Thema Empfangen ist die Bereitschaft, deine sogenannte Komfortzone zu verlassen und in die Impulse zu springen, das heißt, Dinge zu tun, die du so noch nie getan hast. Und glaub mir, es werden ziemlich verrückte Impulse kommen!

Ich habe mich in den letzten sieben Jahren auf allen Ebenen neu erschaffen. Ich habe mich und mein Leben, meine Gesundheit, meinen Freundeskreis, ein absolutes Traumhaus, meinen Kontostand, mein Multi-Millionen-Business, meine Körper-Vibration, ich habe alles das erschaffen. Weil ich in das NEUE gesprungen bin. Immer und immer wieder.

Empfangen bedeutet, du gehst davon aus, dass alles zu dir kommt!

Umso mehr Wahrheit und Gewissheit du damit hast, dass alles zu dir kommt, dass alles zu dir getragen wird, umso schneller zeigen sich die Dinge.

Welcher Raum, welche Energie, welches Bewusstsein können dein Körper und du jetzt sein, um wahrzunehmen, wie engmaschig du deine Welt innerhalb einer bestimmten Komfortzone erschaffen hast und in der die ganzen Superlativen, Höhepunkte, Spannung und Spaß nicht in voller Intensität vorkommen?

Wie wäre es, wenn du plötzlich die Möglichkeit hättest, die volle Vibration zu sein, die du bist? Und das setzt voraus, dein Energiefeld, dein System für den Raum aller Möglichkeiten zu öffnen und vor allem in das Neue, in das Unbekannte zu springen.

Und es ist so wundervoll, wenn du dich einmal dafür öffnest und in die Veränderung, in die Impulse springst, dann wird dein Leben magisch. Dann fängst du an, Harry Potter zu spielen. Dann fängst du an, Dinge zu kreieren. Dann fängst du an, Dinge zu empfangen. Dann fängst du an, im Bewusstsein, ein unendlich machtvolles Schöpferwesen zu sein, ein atemberaubendes, vibrierendes und magisches Leben zu gestalten.

Welche Möglichkeiten gibt es für dich, dass du dich aus deiner Realität, die aus Denken, Wissen und Signifikanz besteht, katapultierst in eine Realität der großen Wahlen? Wie kann das für dich gehen, dass du total außerhalb von Zeit, Kontrolle, frei von Ansichten sein kannst – dass du der totale Raum sein kannst, die totale Magie?

Wie kann es gehen, dass du ausschließlich Dinge tust, die dich ins Next-Level katapultieren, mit denen du maximale Vibration, maximale Frequenz, maximale Schwingung herstellen kannst? Wie kann es gehen, noch freier zu sein, noch weiter? Noch grenzenloser? Noch ekstatischer?

Und vielleicht kannst du bereits beim Lesen dieser Zeilen die Vibration in deinem System wahrnehmen und genau diese Energie gilt es jetzt dauerhaft in dein Leben zu transportieren.

Wie sind all diese Erkenntnisse nun für dich in der Praxis umsetzbar?

Du hast es sicherlich im Verlauf dieses Kapitels schon gemerkt: Eines meiner Zaubertools ist das Leben in der Frage, da genau dieses Vorgehen instant neue Felder öffnet. Raus aus dem karierten Blockblatt von Wenn-Dann-Konstrukten hinein in eine magische Welt aller Möglichkeiten.

Hierfür unterrichte ich in meinen Ausbildungsprogrammen, im Gegensatz zu den ausschließlich mentalen Techniken wie Affirmationen sprechen, Ziele aufschreiben und so weiter, wie entscheidend es für deine erfolgreiche Manifestation ist, deinen Körper mitzunehmen und durch die Fragen dein Energiefeld zu öffnen und dieses wahrzunehmen. Hierfür gebe ich dir eine kleine Übung an die Hand:

Nimm einmal voller Genuss einen tiefen Atemzug. Und dann senke all deine Ansichten, Bewertungen und Schlussfolgerungen, alles, was du dir aufgebaut hast, dein ganzes Regelwerk, deine ganze Matrix, die du dir zurechtgelegt hast, lass das alles in die Erde absinken – senke deine Barrieren und senke sie noch tiefer. Es ist, wie wenn mit einem Wimpernschlag alle Mauern um dich herum einfach zusammenstürzen. Lass deine Mauern ganz tief in die Erde absinken. Und dann dehnst du dich ganz einfach aus.

Nimm Kontakt mit diesem wunderschönen Leuchten in dir auf, diese Sonne, diese Energie-Kugel, die jetzt die Strahlen nach außen ausfährt in alle Richtungen. Du kannst dir auch vorstellen, wie sich dein Laserschwert in alle Richtungen ausfährt. Nach oben, hinten, vorne, zu allen Seiten und lass dieses Licht aus dir heraus in die ganze Welt hinaus erstrahlen. Und wem das noch zu schnell geht von der Ausdehnung: Du dehnst dein Licht über den Körper, über diese körperliche Grenze in den Raum hinaus, in dem du sitzt, bis deine ganze Energie, dein unendliches Wesen sich in den Raum hineindehnt. So wie du Tinte ins Wasser tropfst und das Wasser kann es gar nicht vermeiden, dass es sich komplett einfärbt. Und so fährst du dich über den Raum hinaus, über Wälder, Wiesen, Bäche, Flüsse, Berge, Tausende Kilometer zu allen Seiten. Steig auf dein energetisches Gaspedal und jetzt geht es ganz schnell. Dehne dich 100.000 Kilometer zu allen Seiten aus, eine Million Kilometer zu allen Seiten aus und dehne dich ganz besonders auch nach hinten und auch nach unten aus. Nimm deinen Körper bewusst wahr und nimm dieses unendliche Wesen wahr, das sich in alle Richtungen ausdehnt. Dehne dich so weit aus, bis nichts mehr größer ist als du.

Und nun lasse eine Frage in dir klingen, zum Beispiel: Welcher Raum, welche Energie, welches Bewusstsein kann ich jetzt sein, um Spaß anzuzetteln? Und nun nimm einfach nur mit deinem Körper die Energie dieser Frage wahr, lasse das Energiefeld in dir entstehen – ohne eine Antwort zu suchen oder irgendetwas tun zu müssen, sondern geh einfach nur in die Wahrnehmung. Nimm wahr, was passiert, wenn du diese Frage in dir klingen lässt: Welcher Raum, welche Energie, welches Bewusstsein kann ich sein, um Spaß anzuzetteln? Um Spaß in mein Leben zu ziehen und Vibration zu sein? Nimm wahr, ohne eine Antwort zu finden. Lass die Frage in dir klingen. Was passiert in deinem Körper, wenn du dir erlaubst, diese Frage in dir klingen zu lassen? Was erlebst du? Was geschieht, wenn du die Frage in dir aufrufst, wenn du dich in die Frage hineindehnst: Welcher Raum, welche Energie, welches Bewusstsein kann ich sein, um Spaß anzuzetteln, um Vibration zu sein, um in Lebendigkeit einzutauchen?

Diese Fragen eröffnen ein Energiefeld und erlauben dir, instant in eine andere Frequenz einzutauchen. Du rufst also durch Fragen ein vollkommen neues Energiefeld auf, es ist eine Einladung an das morphische Feld, dir die entsprechenden Felder zu öffnen und dir instant die entsprechenden Impulse zur Materialisierung in deiner 3-D-Realität zu senden. Wie viel mehr kann es in deinem Leben kreieren, wenn du beginnst, in der Frage und den sich ergebenden Antworten zu leben? Vor jedem Hineintauchen in eine Frage ist es wichtig, deine Barrieren zu senken. Senke all deine Ansichten, Schlussfolgerungen, alles, was du gelernt hast, alles, was dein Leben schwer macht, ab, um in den Raum der Möglichkeiten einzutauchen.

Ein großer Game Changer wird hierbei für dich sein, wenn du lernst, mit deinem Körper ein kristallklares Ja sowie Nein wahrzunehmen. Hierfür senkst du einmal deine Barrieren, so wie oben beschrieben, und gehst in die Frage: Lieber Körper, zeig mir ein JA, zeig mir, was bedeutet ein JA für dich? Wie macht sich dein JA in deinem Körper bemerkbar?

Von meinen Coachees höre ich dann oft Dinge wie:

„Es ist eine Weite im Oberkörper spürbar."
„Ich fühle ein Kribbeln im Bauch."
„Mein Bauch entspannt sich und strahlt wie eine Sonne."
„Ich kann unglaublich tief atmen."
„Es wird total weit und eine starke Wärme."
„Ich nehme einen Energiestrahl im Brustbereich wahr."
„Ich habe eine enorme Weite im Herzraum."
„Es geht eine enorme Vibrationswelle durch meinen gesamten Körper."
Diese Empfindungen werden von jedem unterschiedlich wahrgenommen. Es muss sich nicht so oder so anfühlen, sondern du kannst bewusst darauf achten, wie dein Körper dir DEIN JA kommunizieren will. Wie möchte dir dein Körper diesen Impuls

zeigen von: „Ja, das ist unser Weg, das ist die Energie, der wir folgen wollen.“

Und jetzt stell deinem Körper die Gegenfrage: Lieber Körper, wie schaut ein Nein aus? Zeig mir ein Nein.

Es zeigt sich bei jedem anders. Wie ist es bei dir, was passiert in dir? Was ist anders, was nimmst du bei deinem Nein wahr?

Wie macht sich dein NEIN in deinem Körper bemerkbar?

Von meinen Coachees höre ich dann oft Dinge wie:

„Ich fühle eine Enge im Brustraum.“
„Meine Energie fällt ab, die Schultern fallen runter, mein Kopf wird schwer.“
„Alles wird eng, kalt, dunkler, fällt innerlich runter.“
„Ich fühle, wie es mich nach hinten zieht.“
„Es fühlt sich an, wie wenn mein Körper sich zusammenfaltet.“
„Mein Brustkorb wird eng, ich bekomme schwerer Luft.“
Auch eine Stille ist möglich.

Wie wäre es, wenn du dir erlaubst, in die volle Intimität mit deinem Körper zu fallen und in eine vollkommen neue Verbindung mit ihm zu gehen?

Ein guter Start wäre, dich jetzt einfach dafür anzuerkennen, dass du diese Körperimpulse wahrnehmen kannst. Und bleib in dieser Anerkennung verankert, denn Anerkennungen sind das, wovon du mehr in deinem Leben bekommst, wenn du dieses Energiefeld nährst.

Diese Anerkennungen auszusprechen, gibt deinem Körper den Impuls: „Davon hätte ich gerne mehr.“ Und dann wird diese Kommunikation, diese goldene Verbindung mit deinem Körper, auch immer intensiver, immer stärker werden. Anerkenne dich dafür, dass du diese Körperimpulse wahrnimmst. Und was wäre es für ein Game Changer, wenn du dir ab sofort die Frage erlaubst: Kreiert es mehr Vibration, Gesundheit, Spaß, Ekstase, Geld und eine neue Realität, wenn du diese oder jene Wahl triffst?

Du hast durch die oben beschriebenen Übungen jetzt Referenzerfahrungen in dir. Du weißt, wie es sich anfühlt, ein Ja und ein

Nein in dir zu haben. Du weißt, wie es sich anfühlt, eine Wahl zu treffen, die deinem Körper / deinem Energiefeld kein Beitrag ist. Du weißt, wie es ist, eine Wahl zu treffen, wo alles möglich ist. Dein Körper ist derjenige, der dir ganz klar zeigt, wo es für dich weitergeht beziehungsweise welcher Energie du folgen darfst, um in neue, glanzvolle Dimensionen und explosionsartigen Zustrom von allen Seiten einzutauchen.

Du wirst sehr schnell feststellen, dass jede Entscheidung ein anderes Energiefeld nach sich zieht, und du wirst überrascht sein, welche großartigen Fülle-Felder sich für dich öffnen, wenn du dir erlaubst, der Energie zu folgen, wo mehr Vibration entsteht.

Entscheidend ist es schließlich, dieser Energie deiner Körperwahrnehmung bei allem, was du machst, zu folgen.

Ganz praktisch gesprochen, kannst du das direkt in deinen Alltag transportieren, indem du dir deine drei größten Ziele auf einem Notizzettel notierst, den du ab sofort immer dabeihast. Und du gehst bei allem, was gerade ansteht, bei all deinen Planungen und deinen Terminen sehr konsequent mit deinem Körper in die Frage: Kreiert mir das mehr von dem, was ich mir wünsche? Zum Beispiel: „Wenn ich am Wochenende zum Geburtstag von Tante Erna gehe, bringt mir das mehr Vibration, bringt mir das mehr Spaß, bringt mir das mehr Geld, bringt mir das mehr Freude?“ Und dann nimm gemeinsam mit deinem Körper wahr, welches Energiefeld beim Öffnen dieser Frage in dir entsteht.

Wenn du mit deinem Körper kreierst, wird er dich in Welten bringen, die du nicht mit dem Verstand greifen kannst.

Durch die Frage, die du stellst, werden Räume von Dingen und Dimensionen geöffnet, die du nicht erdenken kannst.

Geld ist ein sehr gutes Beispiel, wenn Menschen sich fokussieren und sagen: Ich habe diesen Job und nur auf die Art und Weise kann Geld zu mir kommen. Wie wäre es, wenn das nur abgekaufte Geschichten sind und es parallel unzählige Möglichkeiten gibt? Was, wenn du den Zustrom verhinderst in Form von Ansichten und Bewertungen, die in deinem Energiefeld aktiv sind?

Anstatt deine Energiemünzen in Mangelfelder zu geben, empfehle ich dir, all deine Barrieren zu senken, dich auszudehnen und in der Frage zu bleiben: Universum, zeig mir Zustrom! Welcher Raum, welche Energie, welches Bewusstsein kann ich sein, um irrationalen Zustrom in mein Leben zu ziehen? Universum, öffne alle Schleusen von explosionsartigen Segnungen für mich!

Nimm die Energie wahr, die entsteht, und du wirst erleben, welche Dimensionen, welche Räume von Möglichkeiten für dich aufgemacht werden, und plötzlich erhältst du Zustrom aus allen Kanälen des Universums.

Eine der wichtigsten Fragen für mich war die nach der Wunderenergie, um diese in mein Leben einzuladen: „Wie können in meinem Leben jetzt wahre Wunder geschehen?"

Und weil mir in den letzten sieben Jahren durch das Öffnen dieser Energiefelder unfassbare Segnungen zuteilwurden, möchte ich dieses Wissen um den Einzug in die goldene Stadt, in ein Leben der göttlichen Verheißungen nun so gerne mit dir teilen!

Wie kannst du jetzt ein Wunder in dein Leben ziehen?

Es geht darum, die ganzen Geschichten, die du dir noch erzählst, aus dir herauszulösen, aus deinem System herauszulösen, um überhaupt erst einmal Raum zu schaffen für diese Wunderenergie.

Du hast in diesem Kapitel bereits erfahren, aus allem, was du bist oder was du weißt, hast du eine Energie gestrickt, von der du durchwebt bist. Dein Energiefeld ist der Motor der Frequenzen, der Resonanz, die dann bestimmte Dinge in dein Leben bringt. Egal, ob du immer wieder unglücklich verliebt bist oder eine andere Mangelfrequenz lebst. Oder auch, ob du Zustrom auf allen Ebenen hast.

Es geht darum, dass dein Energiekörper so beschaffen ist, dass du magnetisch wirst für alles, was du dir wünschst.

Wie kannst du dein Wunder jetzt herstellen und wie kannst du die Wunderfrequenz zu deiner Grundenergie machen?

Lass uns noch mal dorthin schauen, warum bei vielen ein Wunder eben nicht erscheint. Wenn du viel Energie in bestimmte Ansichten/Geschichten/Bewertungen steckst, dann weißt du bereits, dass du davon mehr bekommen wirst beziehungsweise die Resonanz, die Ausstrahlung von jemandem hast, der diese Geschichten immer wieder empfängt.

Wie viel Energie steckst du dagegen bereits in das Wunder, das du dir wünschst? Wie oft fragst du nach einem Wunder? Stehst du jeden Morgen auf und sagst: „Universum, zeig mir heute die Wunderenergie und überzuckere meinen Tag mit einer Sinfonie der Wunderessenzen! Universum, überschütte mich mit Lebendigkeit und Pulsieren und Magie-SEIN! Wunder, ich bin bereit, erscheine!“

Du kannst es sicherlich prozentual für dich Stand heute sagen:

Wie viel Energie, Raum und Bewusstsein steckst du an einem durchschnittlichen Tag in die Dinge, von denen du nicht mehr haben möchtest, wie zum Beispiel Gespräche über Mangelfelder führen (Politik, Inflation, kein Geld – keine Zeit, schlechte Ernährung, Stress oder auch monotone Abläufe und so weiter), und wie viel Energie steckst du bewusst in deine Wunderenergie, die du wachsen lassen möchtest?

Und ganz wichtig zu verstehen ist, dass dies der einzige Grund ist, warum das Wunder woanders ist als du.

Ganz banal gesprochen, so hast du dieses Wunderenergiefeld bisher schlichtweg nicht in Anspruch genommen beziehungsweise als etwas von dir Getrenntes betrachtet.

Es ist also höchste Zeit, Intimität mit der Wunderfrequenz zu haben und dir diese förmlich einzuverleiben. Es geht um dein Leben und dass du für dich wählst, durchdrungen zu sein von der Energie, die das in dein Leben zieht, was auch immer du willst: „Universum, bring mir mein Wunder! Jetzt!“

Und auch an dieser Stelle gestaltet sich das Öffnen dieses Wunderfeldes dadurch, dass du eine Frage stellst: „Wo ist mein Wunder? Universum – öffne die Pforte aller Wunderfrequenzen. JETZT!“

Wenn du dich mit deiner Wunderenergie beschäftigst, dann wird sich diese auch zeigen, sodass du all diese magischen Glitzerfäden für dich ziehen kannst.

In der Bibel steht, dass du Gott aus dem Weg gehen sollst, sodass er das Wunder an dir vollbringen kann. Lass uns dort noch mal etwas genauer hinschauen: Was bedeutet es konkret, Gott aus dem Weg gehen?

Es geht darum, deine Ansichten, die ganzen menschlichen Gesetze, abgekaufte Paradigmen und Wenn-Dann-Konstrukte der Matrix zu eliminieren. Andernfalls verwendest du eine Ansicht als eine Ablenkung, als ein Verhinderungsimplantat, dass du nicht die Kräfte entwickeln kannst, die dir zum Beispiel die Bibel mit all ihren Werkzeugen zur Verfügung stellt.

Und jetzt sind wir wieder bei der absoluten Basis deiner Realitäts-Erschaffung: Deine Ansicht kreiert deine Realität – es geschehe nach deinem Glauben.

Die Frage ist, wie du es vollbringen kannst, deine geistigen sowie deine energetischen Fähigkeiten zu nutzen, um alles das, was du als Wunder bezeichnest, in dein Leben zu ziehen!

Nehmen wir an, du hättest gerne viel Geld, aber in deiner jetzigen Realität herrscht Geldmangel. Auf deinem Konto herrscht regelmäßig Ebbe und von Luxus, wie drei bis vier Urlaube pro Jahr, kannst du nur träumen. Jetzt ist es sehr wichtig zu verstehen – das, was für dich ein Wunder wäre, zum Beispiel reich zu sein, Multimillionen auf deinem Bankkonto zu haben, absolute Fülle mit Geld, deiner Ansicht nach für dich nicht oder nur sehr schwer möglich ist. ABER: Andere Menschen teilen diese Ansicht überhaupt nicht, dass dies schwierig umzusetzen ist, und ziehen mit ihrem Energiefeld mühelos Geld an. Ihr System sowie ihre geistigen Kräfte sind vollkommen darauf ausgerichtet, dass sie einfach Geld haben.

Und glaub mir, ich habe in meinem Netzwerk, unter anderem durch die Goodbye-Hamsterrad-Kongresse, sehr viele Menschen mit Unmengen Geld und ohne jeglichen Zweifel, wie das für sie nicht möglich sein könnte. Oder anders ausgedrückt, gehen sie wie selbstverständlich davon aus, dass ihnen einfach alles zufällt.

Für dich wäre das ein Wunder, aber die Geldenergie ist grundsätzlich omnipräsent um dich herum verfügbar, nur bist du nicht wie selbstverständlich auf diese ausgerichtet. Alles, was dir im Weg steht, sind deine Ansichten darüber, weil du zum Beispiel denkst, Geld ist schwierig zu bekommen. Dann ist es aber nur für dich das Wunder, denn für andere ist es normal, dass sie viel Geld und Zustrom sowie eine glückliche Partnerschaft haben.

Wichtig zu verstehen ist, wenn du etwas für ein Wunder und es für unerreichbar hältst, zum Beispiel finanzielle Freiheit, dann frage genau DANACH und fordere die göttlichen Verheißungen für dich ein!

Du musst hierfür absolut bereit und willig sein, das Wunder nicht nachvollziehen zu wollen, keine Ansichten drüber zu haben und zu sagen: „Im Rahmen der menschlichen Gesetzmäßigkeiten weiß ich nicht, wie dieser Wunsch jetzt für mich zur Realität werden kann“, sondern dann fragst du einfach danach: „Universum, wie kann das Wunder jetzt für mich möglich werden? Ich weiß nicht, wie das jetzt für mich möglich werden kann, aber: Ich fordere jetzt mein Wunder ein!“

Denn du kannst das Wunder nicht verstehen, das heißt, du kannst das Wunder mit Denken nicht nachvollziehen – du musst bereit und willig sein, dieses nicht nachvollziehen zu können, es nicht zu verstehen und keine Ansichten darüber zu haben. Du bleibst einfach, wie in den drei Stufen der Manifestation erklärt, im 100-prozentigen Vertrauen, dass die Lieferung auf dem Weg zu dir ist. Die Wunderenergie ist eine Frequenz, in der magische Entitäten für deine großartigen Wahlen all-in gehen. Deine Aufgabe ist es nur noch, auf Empfangen zu gehen, dass diese Felder in deinem Leben ihre volle Wirksamkeit entfalten dürfen.

Wenn du diese tiefe Erkenntnis, dieses Geschenk, diese ganzen Kräfte nicht in dein Leben einlädst, dann wirst du nur ein normal menschliches Leben führen.

Ich spreche dann von der menschlichen Matrix-Gesetzlichkeit, wo dir diese Kräfte nicht zur Verfügung stehen, sondern wo du einen Körper hast, um deine Arbeitsberge zu bewältigen. So wie ich in meinem früheren Hamsterrad-Leben.

Wenn du aber lernst, die geistigen Kräfte und Wunderfelder für dich zu nutzen, dann bist du übermenschlich, dann bist du ein besonderes Kind Gottes. Besonders deshalb, weil du dann auch eminent viel Positives an anderen Menschen bewirken wirst. Du wirst mit deinem Sein jede Menge positive Veränderungen herbeiführen. Und das macht dich in der jetzigen Zeit enorm wertvoll für die gesamte Menschheitsfamilie.

Deswegen lernen meine Schüler als absolut wichtigste Grundlage, ihre Barrieren zu senken und in die volle Ausdehnung zu gehen. Nach einiger Zeit vollzieht sich dies innerhalb einer Sekunde – ein Wimpernschlag und du befindest dich in einem Zustand, in dem dir unbegrenzte Möglichkeiten, Felder, Wahlen und Zustrom zur Verfügung stehen.

Dann wirst du in dieser Ausdehnung das empfangen, wovon du mehr willst, zum Beispiel Zustrom mit glücklicher Partnerschaft, Zustrom mit Vibration und ekstatischer Energie, Zustrom mit Geld, Zustrom mit deiner Herzensmission, und du bist bereit, alles, was diesem Wunsch beiträgt, in dein Energiefeld zu ziehen.

Das bedeutet, du bist bereit, dass die Wunderenergie aus dieser unendlichen Größe heraus zu dir ins Fließen kommt. Du bist bereit, die Wunderfrequenzen zu empfangen und die entsprechenden Felder zu öffnen. Du dehnst dich aus und lässt dich in diese Kräfte eintauchen und aus diesem Feld heraus stellst du deine Fragen: „Universum, wie kann ich mich mit meiner Wunderfrequenz verbinden?" „Universum, wie kann ich mehr Geld haben, mehr Zustrom?" „Ich bin unglücklich in meiner Partnerschaft – liebes Universum, was ist jetzt zu tun, lass ein Wunder auf mich herabregnen!"

Du übergibst somit alles in das Gottes-Feld, das durch dich wirken darf. Du forderst die göttlichen Verheißungen für dich ein, bist im vollen Vertrauen auf diese Instanz und sagst: „Im Rahmen von Wissen, Verstehen, Nachvollziehen, Denken bin ich mit meinen Ansichten nur ein Mensch, aber die Wunderenergie ist schlauer als ich und Gottes Wege sind unergründlich."

So kommt das Wunder in dein Leben, wenn du bereit bist, die Matrix zu verlassen.

Wenn du bereit und willig bist, alles, was du da konstruiert hast, alles, was dazu geführt hat, dass diese Realität sich so zeigt, alles, was du nicht mehr haben magst, in dieses Gottesfeld, in dieses Wunderfeld zu übergeben und in 1.000-prozentigem Vertrauen zu sein, dass dort die Dinge von Grund auf für dich gelöst und geheilt werden können. Ein Wunder definiert sich dadurch, dass es nicht erklärbar ist und außerhalb der Naturgesetze funktioniert. Wenn du etwas Übernatürliches in deinem Leben haben willst, dann musst du auch genauso übernatürlich danach fragen. Wenn du immer alles besser weißt, alles widerlegst, wenn du in so einer signifikanten Welt lebst, dann kannst du nichts empfangen und dann kann in aller Regel auch kein Wunder in dein Leben treten.

Wenn du keine Ansichten mehr hast, kannst du dir alles in dein Leben ziehen, was du willst. „Universum, welche unendlichen Möglichkeiten für ein Wunder gibt es hier?" „Wie viel mehr Wunderenergie bin ich bereit zu empfangen?" „Wie kann es gehen, das totale Empfangen und die totale Erlaubnis für mein Wunder zu sein?" „Wie kann es gehen, unermesslichen Zustrom an Wunderfrequenzen zu empfangen?" „Wie kann ich in meinem Universum der Wunder Platz nehmen und mich immer tiefer in dieses hineindehnen?" „Universum, zeig mir Erfüllung! Universum, zeig mir Magie! Universum, zeig mir Glitzer!"

Von manifestierter Veränderung zum Schlussakkord

Da ich mit Katja Jäger bereits einige Interviews geführt habe und sie auch schon Gast in meinem Format „Spielmacher AUF1" war, kenne ich natürlich die Reaktionen der Zuschauer beziehungsweise Leser auf das Thema Manifestationen. Da wir in aller Regel von dieser Methode weder in der Schule noch während unserer Ausbildung gehört haben, geschweige denn darauf ausgebildet wurden, ist es für manche unvorstellbar, wozu ein Mensch unter Anwendung von Manifestationen tatsächlich in der Lage ist.

Für mich steht mit der Erfahrung von fast drei Jahrzehnten als Coach fest: Der Prozess der Manifestation ist ein, wenn nicht sogar der mächtigste Prozess zur persönlichen Weiterentwicklung und des persönlichen Wachstums. Sehr wohl weiß ich, dass es etwas Übung braucht, um darin ein Meister zu werden. Aus diesem Grund habe ich Katja Jäger auch gebeten, dass wir gemeinsam einen Kurs anbieten, bei dem du die Kunst des Manifestierens von der Pike auf erlernst. Wenn du dich in unseren Newsletter auf www.gesichtzeigen.info eingetragen hast, wirst du in naher Zukunft von uns lesen.

Was ich mir aus den ersten Gesprächen mit Katja mitgenommen habe, kann auch dir aktuell guttun. Mir gefiel zum Beispiel die Idee der Energiemünzen und Energiefelder. In welches Feld zahlst du zumeist ein? Wenn dich eine schlechte Nachricht erreicht, hast du drei Möglichkeiten. Du reagierst negativ und gibst deine Energiemünzen in das Feld der schlechten Energie. In aller

Regel wird das nicht zur Verbesserung deiner Laune beitragen. Du kannst jedoch auch neutral reagieren, die Nachricht perlt quasi an dir ab. Du gibst deine Energiemünzen in das Feld der Neutralität und bleibst gelassen. Du könntest jedoch selbst eine schlechte Nachricht nutzen, um darin etwas Positives zu sehen. Deine Energiemünzen fließen in das entsprechende Energiefeld und deine Stimmung ist ebenso positiv.

Ich persönlich achte heute mehr denn je darauf, wohin ich meine Energiemünzen gebe. Und ja, ich bin mir durchaus bewusst, das klingt jetzt sehr einfach. Doch ich versichere dir, es ist einfach! Im Übrigen gilt auch hier, was einst der amerikanische Unternehmer Henry Ford zum Besten gegeben hat:

„Ob du glaubst, es ist schwer, oder ob du glaubst, es ist leicht, du hast immer recht!"

EPILOG

Thomas Eglinski

Als im März 2020 der erste Lockdown verhängt wurde, war ich noch am Deutschen Fußball Internat beteiligt und hatte für das Jahr rund 100 Fußballevents mit Kindern geplant. Meiner Verantwortung für die Gesundheit der Jugendlichen bewusst, recherchierte ich Tag und Nacht. Dabei stieß ich auf die Analysen des Dr. Bodo Schiffmann – und war beruhigt. Dieser Arzt zeigte mit Kompetenz, Souveränität und Gelassenheit auf, dass jede Sorge von Eltern bezüglich ihrer Kinder unbegründet sei.

Ich bin Dr. Bodo Schiffmann heute noch dankbar für seine großartige und enorm wertvolle Arbeit! Er ist mein ganz persönlicher Held!

Ich informierte in meinem Newsletter rund 20.000 Eltern und versicherte ihnen, sie bräuchten sich keine Sorgen zu machen. Die Abmeldequote war zwar etwas höher als bei meinen üblichen Aussendungen, doch ich fühlte mich richtig gut: Hatte ich doch allen Eltern eine eminent wichtige Botschaft überbracht.

Ich blieb mit meinen Recherchen am Ball und war mir sicher, dass auch die Experten der Bundesregierung bald erkennen würden, dass sie mit ihren Einschätzungen und Maßnahmen völlig falsch liegen. Das teilte ich auch meinen Kunden in einem weiteren Newsletter mit. Die Abmeldequote stieg, und ich erhielt die ersten Rückmeldungen, dass ich mich um Dinge kümmern sollte, von denen ich eine Ahnung habe. Dennoch wartete ich jeden Tag darauf, dass die Pandemie für beendet erklärt wird.

In dieser Zeit, die mir als Unternehmer enormen Schaden zugefügt und an den Rand einer Insolvenz gebracht hat, entschied ich mich, endlich Verantwortung zu übernehmen. Verantwortung, der ich jahrelang nicht gerecht geworden bin. Ich dachte stets, andere werden es schon richten.

Ich erinnere mich noch sehr genau, als Angela Merkel das erste Mal zur Bundeskanzlerin gewählt wurde. Ich sagte zu meinen Freunden, dass es für mich nahezu unfassbar sei, eine solche Frau, mit ihrer Vergangenheit und ihren Ansichten, an der Spitze unseres Landes zu wissen. Doch wir lebten im Freistaat Bayern. Und in Bayern ging man stets davon aus, dass die bayerischen Ministerpräsidenten die Kanzlerin schon im Griff haben würden. Wie wir heute wissen, entpuppten sich diese jedoch als zahme Bettvorleger. Gebellt haben sie häufiger, doch beißen hat sich keiner von ihnen getraut. Und das trifft auf alle zu: auf Stoiber, Beckstein, Seehofer und insbesondere auf Söder.

Während ich also viele Jahre in völliger politischer Verantwortungslosigkeit zusah, wie sich unser Land von Jahr zu Jahr in allen relevanten Bereichen zu seinem Nachteil veränderte, entschloss ich mich, angesichts der unsäglichen Corona-Maßnahmen endlich meine Stimme zu erheben. Ich gestehe, das war reichlich spät, aber besser spät als nie.

Mein Leben hat sich seither in einer Art und Weise entwickelt, wie ich es nie für möglich gehalten hätte. Verantwortete ich noch vor wenigen Jahren einen Stab von 100 Mitarbeitern mit mehreren Millionen Euro Jahresumsatz, bin ich heute so etwas wie eine „One-Man-Show“. Definierte ich mich früher nahezu ausschließlich über die von mir gegründeten Institutionen, wie das Deutsche Fußball Internat oder die Deutsche Sport Privatschule, und die Erfolge der von uns ausgebildeten Fußballnationalspieler und Bundesligaprofis, so finde ich mich heute als Aufklärer, Fernsehmoderator, Autor und Coach in meiner wahren Berufung wieder.

Im zarten Alter von 60 Jahren habe ich eine neue Leidenschaft entdeckt. Aufklären, informieren, aktiv dazu beitragen, dieses Land vom Kopf auf die Füße zu stellen und auch die Menschen wieder rundum glücklich zu machen.

Ich bin getrieben davon, meinen Mitmenschen unabhängige Informationen zu verschaffen, damit sie sich ihre eigene Meinung bilden und als Folge dessen auch die für sie richtigen Entscheidungen treffen können. Insbesondere die sogenannte Impfung betreffend bin ich tatsächlich enorm stolz, viele Menschen, vor allem Eltern und deren Kinder, so aufgeklärt zu haben, dass sie die Gen-Spritze ablehnten. Und hin und wieder sagt einer von ihnen noch heute: „Danke, Thomas." Das zaubert mir ein Lächeln ins Gesicht, und ich weiß, ich tue das einzig Richtige!

Das einzig Richtige tat ich auch, als AUF1 TV (Alternatives, unabhängiges Fernsehen) via Telegram einen neuen Moderator suchte. Unmittelbar in dem Moment, da ich die Ausschreibung las, war für mich klar, das ist meine neue Aufgabe. Minuten später fertigte ich im Home-Office ein mehr oder weniger professionelles Bewerbungsvideo an. Ich vermute, wenn ich mir das heute ansehen würde, wäre ich von der Qualität entsetzt. Doch dem Video folgte sehr schnell ein Vorstellungsgespräch, bei dem ich den AUF1-Gründer Stefan Magnet und seinen heutigen Generalsekretär Andreas Retschitzegger von meiner Begeisterung für diese Aufgabe überzeugen konnte. Wenige Wochen später moderierte ich zum ersten Mal die AUF1-Nachrichten, mit 61 Jahren meine ersten Fernsehnachrichten überhaupt.

Heute darf ich gleich in mehreren Formaten meine Leidenschaft für die Aufklärung ausleben. Ob Spielmacher, Schlagabtausch, Wahlsendungen oder Interviews: Ich liebe, was ich tue, weil ich mir auch bewusst bin, wie wichtig diese Arbeit für unsere Gesellschaft ist. Übrigens: Für den unwahrscheinlichen Fall, dass du AUF1 und insbesondere seine hervorragenden täglichen Nachrichten noch nicht kennen solltest, informiere dich auf der Webseite www.AUF1.TV über das Programm, das im deutschsprachigen Raum wohl das umfangreichste und beste der neuen Medien darstellt.

Meine persönliche Geschichte halte ich beispielhaft für das, was mit dir geschehen kann, wenn du dich entscheidest, Gesicht zu zeigen. Es werden sich neue Möglichkeiten für dich ergeben, die du zuvor für unvorstellbar gehalten hast. Und immer wenn sich irgendwo eine Tür für dich schließt, geht an anderer Stelle eine auf, und sehr oft eine, hinter der sich eine viel bessere Perspektive für dich ergibt.

Daher schmeiß deine Ängste über Bord, hab Vertrauen und folge deiner inneren Stimme, wenn diese permanent ruft: „Mach es, mach es!"

Und wenn du noch immer glauben solltest, dass du nichts ausrichten kannst, dann mach dir bitte nochmals bewusst, was Teile der Menschheitsfamilie in den letzten Jahren gemeinsam bewegt haben. Sie sind auf die Straße gegangen und haben mit ihren friedlichen Protesten und der Verbreitung der wahren Fakten am Ende dazu beigetragen, dass es die Regierung nicht gewagt hat, eine allgemeine Impfpflicht in Kraft zu setzen.

Wenn wir still in unserem Kämmerlein sitzend zu Hause geblieben wären und kein Gesicht gezeigt hätten, dann hätte es nach heutigem Kenntnisstand eine Katastrophe gegeben!

Und bei dem vor Kurzem auf Eis gelegten Pandemievertrag sowie der Erneuerung der Internationalen Gesundheitsvorschriften haben wir mit unserer Aufklärungsarbeit ebenfalls Großartiges geleistet. Wir haben dem WHO-Clan so viel Feuer unter dem Hintern gemacht, dass sie am Ende ihr Vorhaben stoppen mussten.

Zu unseren besonders wichtigen Erfolgen in der Aufklärung zähle ich auch, dass die Duldungspflicht für die Bundeswehrsoldaten für die COVID-19-„Impfung" gefallen ist. Als „Kriegsminister" Boris Pistorius vor Gericht den Nutzen dieser Maßnahme belegen sollte, kapitulierte er. Das sind drei riesige Erfolge für unsere Bewegung, zu denen jeder Einzelne von uns beigetragen hat.

Und auf uns warten noch zahlreiche weitere Herausforderungen, die zu unserem Nachteil werden, wenn wir sie nicht gemeinsam meistern. So planen die Vereinten Nationen (UNO) mit ihren Mitgliedsstaaten ein Abkommen, das ähnlich gravierende Auswirkungen hätte wie das der WHO: die Abgabe von staatlicher Souveränität beim Eintritt außergewöhnlicher Ereignisse.

Doch auch in Deutschland droht uns Ungemach von unserer eigenen Innenministerin, die mit dem Demokratiefördergesetz exakt das Gegenteil von dem erreichen will, was der Titel des Gesetzes vermuten lässt. Wir werden derart in unserer Meinungsfreiheit beschnitten, dass es nicht mehr ohne Weiteres möglich sein wird, die Regierung oder die Politiker öffentlich für deren Handlungen zu kritisieren. In diesem Zusammenhang gilt es, den Verfassungsschutzpräsidenten wieder einzufangen, der sich auf einem Höhenflug befindet und bald jeden verfolgen lässt, der in den sozialen Netzwerken einen nichtregierungskonformen Post veröffentlicht beziehungsweise einen solchen mit „Gefällt mir" kennzeichnet.

Dieser Verfassungsschutz entwickelt sich unter seinem Präsidenten „Mecki" Haldenwang zu einer lupenreinen Stasi 2.0, wenn man den Worten ehemaliger DDR-Bürger Glauben schenken darf. Und dieser wider unser Grundgesetz handelnden Einrichtung gilt es, massiven Widerstand entgegenzubringen, sonst wachen wir eines Tages in einer vollendeten Diktatur auf. Dass unser „Superminister" Robert Habeck dieses Modell nach chinesischem Vorbild präferiert, hat er mehrfach öffentlich zum Ausdruck gebracht.

Und während ich diese Zeilen schreibe, wird eine neue Biografie der Dauerkanzlerin angekündigt. Ironischerweise trägt sie den Titel „Freiheit". Erscheinen wird sie im November 2024 und laut Verlag ist es ein Buch, das unter jedem Weihnachtsbaum liegen sollte. Ganz ehrlich, auch wenn ich jemanden nicht leiden könnte, würde ich ihm niemals ein verherrlichendes Buch über das Leben einer Frau schenken, die meiner Meinung nach ihren Amtseid mehrfach gebrochen hat und für mich ohne Wenn und Aber auf eine Anklagebank gehört. Und die Anklage lautet: Hochverrat! Und an dieser Stelle zitiere ich gerne den Bestsellerautor und ehemaligen ZDF-Moderator Peter Hahne:

„Ich möchte Handschellen klicken hören!"

Du siehst, es gibt noch jede Menge für uns zu tun. Nicht nur zu unserem eigenen Wohlstand, sondern in erster Linie für den Wohlstand und die Zukunft unserer Kinder und Enkelkinder.

Natürlich wird dann immer wieder die Frage gestellt, was man denn konkret unternehmen kann. Da gibt es unzählige Möglichkeiten, von denen ich am Ende dieses Buches einige der Wichtigsten aufzeigen möchte.

Geh wählen! In diesem wie im nächsten Jahr stehen wichtige Wahlen an. Zunächst blicken wir in diesem Herbst in die Bundesländer Sachsen, Thüringen und Brandenburg. Dort wären nach letzten Umfragen regelrechte Wahlbeben möglich. Mach von deiner Stimme Gebrauch und überlege dir gut: Hat sich in den letzten 10 Jahren in nur einem einzigen wichtigen Bereich irgendetwas zum Positiven entwickelt? Rente? Bildung? Löhne? Inflation? Wirtschaft? Gesellschaft? Gesundheit? Einwanderung? Wohnungsbau? Energiesektor? Nein? Okay, wer ist deiner Meinung nach dafür verantwortlich? Wenn du wieder einer dieser dafür verantwortlichen Parteien deine Stimme gibst, dann wundere dich nicht, wenn sich erneut nichts zum Positiven wandelt.

Und lass dich nicht von den Wahlkampfmanövern beirren. Mancher Oppositionspolitiker wird für eine Aussage bestraft, die bei den Altparteien und selbst bei einem Bundeskanzler Wahlkampfslogans waren. Zitat:

„Immer im Dienst, einer für alle, alles für Deutschland!"

Gerhard Schröder im Jahr 2002

Und während ein Oppositionspolitiker ohne jegliche Beweise der Vorteilsnahme beschuldigt wird und sich die Gazetten mit ihrer rufschädigenden Berichterstattung darin suhlen, wird über Altparteienpolitiker, die nachweislich von Schleuserbanden Spendengelder angenommen und Asiaten zu Bleiberechten verholfen haben, der Mantel des Schweigens ausgebreitet.

Solche Tatsachen darfst du wissen und dein Umfeld auch darüber informieren – wie auch über die Tatsache, dass gegen die EU-Präsidentin staatsanwaltschaftlich ermittelt wird, die Ermittlungen jedoch aufgrund der aktuell anstehenden Wahlen erst einmal für sechs Monate auf Eis gelegt wurden. Einen solchen Vorgang wirst du bei einem Oppositionspolitiker nicht finden. Im Gegenteil, in einem solchen Fall wird alles unternommen, um diesen noch vor der Wahl so zu diskreditieren, dass er erst gar nicht mehr antritt.

Paul Brandenburg sagt immer: „Entzieht ihnen die Mittel." Und damit könnte er durchaus auch die Kirchen meinen. Ich frage mich angesichts der unzähligen Skandale um misshandelte Kinder ohnehin, wie man diesen Einrichtungen noch Gelder zur Verfügung stellen kann. Und auch während der Corona-Zeit haben die Kirchen eine unrühmliche Rolle gespielt, wie auch im unsäglichen Ukraine-Russland-Konflikt. Statt sich vehement für den Frieden einzusetzen, befeuern die Kirchen den Krieg. Jeder Cent für diese Einrichtungen ist ein Cent zu viel!

Das gilt auch für die GEZ-Gebühren, die von den Staatsmedien ohne Hemmungen für ihre dauerschallende Propaganda, für üppige Gehälter, überbordenden Luxus in Form von Massagesesseln und Oberklasselimousinen sowie riesigen Pensionen verprasst werden. Doch auch hier sehe ich einen Silberstreif am Horizont. Möglicherweise wird ein einziges Bundesland dazu in der Lage sein, dieses nicht reformierbare Gebilde zum Einsturz zu bringen.

Apropos zum Einsturz bringen: Seit Jahren befinden sich die Abonnenten- und Auflagenzahlen der Altpapiermedien im freien Fall. Wir können diesen noch beschleunigen: Keinen Cent mehr für ein Medium, das Regierungspropaganda verbreitet. Und wenn wir gerade beim Entziehen sind, könnten wir sogleich bei Netflix und Prime fortfahren. Kein Cent mehr für Medien-Abos, die in erster Linie dazu dienen, uns zu framen und zu manipulieren.

Ich bin zu 100 Prozent überzeugt davon, dass wir gemeinsam all die auf uns zukommenden Herausforderungen meistern werden. Wir sind in der Summe unglaublich viele und wir sind stark. Zudem sehe ich mit den heranwachsenden Jugendlichen einen weiteren Silberstreif am Horizont. Die sind nämlich nicht so dumm, wie manche Grünen-Politiker meinen. Die dachten, dass sie mit der Herabsetzung des Wahlrechts ab 16 Jahren zukünftig mehr Stimmen erhalten würden. Doch diese Generation glaubt in weiten Teilen nicht mehr uneingeschränkt an das Klima-Narrativ. Zudem hat sie keine Lust, sich alles vorschreiben und sich permanent gängeln zu lassen. Und eines kommt noch hinzu:

Die jungen Heranwachsenden wollen keinen Krieg, sie wollen mehrheitlich Frieden!

Auch hierbei gilt es, uns einzubringen. Wir müssen unseren Politikern bei jedem ihrer Auftritte verdeutlichen, dass wir Frieden wollen! Und wenn wir das in der breiten Masse tun, dann werden wir am Ende auch die Oberhand behalten.

Wann immer wir Gelegenheit haben, mit einem Politiker – sei es ein Bürgermeister, Stadt- oder Landrat – zu sprechen, dann dürfen, ja müssen wir ihm auch unsere Meinung zur aktuellen Migrationspolitik mitteilen. Dass diese zur Gänze am Willen der Bevölkerung vorbeigeht, verdeutlicht sich in jeder Umfrage mehr und mehr. Übrigens ist auch das ein probates Mittel, etwas zum Positiven zu verändern: eine Aufgabe in der Politik zu übernehmen. Vielleicht anfangs örtlich oder regional, und am Ende landes- oder bundesweit. Warum eigentlich nicht, lieber Leser.

Für was auch immer du dich am Ende entscheidest, sei dir unserer Unterstützung gewiss. Das Team „Gesicht zeigen“ wird seine Mission fortführen. Mit diesem Buch sind wir zunächst einmal an den Start gegangen. Vorträge, Interviews, Coachings und auch Kongresse werden folgen. Auf unserer Webseite www.gesichtzeigen.info wirst du mit allem Wissenswerten und aktuellen Informationen versorgt, insbesondere auch zu Auftritten der Autoren dieses Buches. Trage dich in unseren Newsletter ein, um mit uns in Kontakt zu bleiben. Und wenn du Fragen haben solltest, stehen wir dir ebenfalls zur Verfügung.

Nun ist es an dir, Gesicht zu zeigen. Und wenn du Gegenwind verspürst, setze deine Segel und beschleunige deine Fahrt. Und auch wenn das Zitat von Friedrich Nietzsche uralt ist, so trifft er immer noch des Pudels Kern:

„Alles, was mich nicht umbringt, macht mich stärker!"

Sei dir gewiss: An jeder Herausforderung, die du meisterst, wirst du wachsen. Jedes Problem, das du löst, macht dich besser. Und jedes Hindernis, das du überwindest, macht dich stärker und mutiger. Und so wünsche ich dir im Namen aller Autoren, dass du wächst, besser und immer stärker und mutiger wirst.